国家出版基金项目 NATIONAL PUBLICATION FOUNDATION

"十二五"国家重点图书出版规划项目

国医大师临床研究

中华中医药学会 组织编写

张琪论伤寒与临证

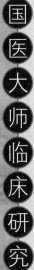

张琪临床医学丛书

刘雅丽 张娜 主编

张佩青 曹洪欣 总主编

科学出版社
北京

内 容 简 介

本书是"十二五"国家重点图书出版规划项目《国医大师临床研究·张琪临床医学丛书》分册之一，获得国家出版基金资助。全书收集整理了张琪教授多年来学习《伤寒论》的心得体会及运用《伤寒论》治疗各科疾病及疑难杂病的经验验案，验案后均附按语。本书按方分类，以方统病，论述翔实，病案典型，分析通俗精辟，实用性强。

本书可供广大中医临床医生、中医药院校学生参阅，具有较高的临床价值和学术价值。

图书在版编目（CIP）数据

张琪论伤寒与临证 / 张雅丽，刘娜主编 . —北京：科学出版社，
2014.12

（国医大师临床研究·张琪临床医学丛书）

国家出版基金项目·"十二五"国家重点图书出版规划项目

ISBN 978-7-03-042671-0

Ⅰ. 张…　Ⅱ. ①张…②刘…　Ⅲ. 《伤寒论》-研究　Ⅳ. R222.29

中国版本图书馆 CIP 数据核字（2014）第 284667 号

责任编辑：刘　亚　郭海燕　曹丽英 / 责任校对：朱光兰
责任印制：赵　博 / 封面设计：黄华斌　陈　敬

科 学 出 版 社 出版
北京东黄城根北街 16 号
邮政编码：100717
http://www.sciencep.com

北京建宏印刷有限公司印刷
科学出版社发行　各地新华书店经销

*

2015 年 1 月第 一 版　开本：787×1092　1/16
2024 年 10 月第五次印刷　印张：15
字数：423 000

定价：78.00 元
（如有印装质量问题，我社负责调换）

《国医大师临床研究》丛书序

2009 年 6 月 19 日，人力资源和社会保障部、卫生部和国家中医药管理局在京联合举办了首届"国医大师"表彰暨座谈会。30 位从事中医临床工作（包括民族医药）的老专家获得了"国医大师"荣誉称号。这是新中国成立以来，中国政府部门第一次在全国范围内评选国家级中医大师。国医大师是我国中医药事业发展宝贵的智力资源和知识财富，在中医药的继承创新中发挥着不可替代的重要作用。将他们的学术思想、临床经验、医德医风传承下来，并不断加以发展创新，发扬光大，是继承发展中医药学，培养造就高层次中医药人才，提升中医药软实力与核心竞争力的重要途径。

为了弘扬中华民族文化，广泛传播和充分利用中医药文化资源，满足中医药人才队伍建设的需要；进一步完善中医药传承制度，将国医大师的学术思想、经验、技能更好地发扬光大。科学出版社精心组织策划了"国医大师临床研究"丛书的选题项目，这个选题首先被新闻出版总署批准为"十二五"国家重点图书出版规划项目，后经科学出版社遴选后申报国家出版基金项目，并在 2012 年获得了基金的支持。这是国家重视中医药事业发展的重要体现，同时也为中医药学术传承提供良好契机。国家出版基金是国家重大常设基金，是继国家自然科学基金、国家社会科学基金之后的第三大基金，旨在资助"突出体现国家意志，着力打造传世精品"的重大出版工程，在"弘扬中华文化，建设中华民族共有精神家园"方面与中医药事业有着本质和天然的相通性。国家出版基金设立六年以来，对中医药事业给予了持续的关注和支持。

作为我国成立最早、规模最大的中医药学术团体，中华中医药学会长期以来为弘扬优秀民族医药文化、促进中医药科学技术的繁荣、发展、普及推广发挥了重要作用。本丛书编辑出版工作得到了中华中医药学会大力支持。国家卫生和计划生育委员会副主任、国家中医药管理局局长、中华中医药学会会长王国强亲自出任丛书主编。

作为中国最大的综合性科技出版机构，60 年来科学出版社为中国科技优秀成果的传播发挥了重要作用。科学出版社为本丛书的策划立项、稿件组织、编辑出版倾注了大量心血，为丛书高水平出版起到重要保障作用。

本丛书同时还得到了各位国医大师及国医大师传承工作室和所在单位的大力支持，并得到各位中医药界院士的支持。在此，一并表示感谢！

本丛书从重要论著、临床经验等方面对国医大师临床经验发掘整理，涵盖了中医原创思维与个性诊疗经验两个方面。并专设《国医大师临床研究概览》分册，总括国医大师临床研究成果，从成才之路、治学方法、学术思想、技术经验、科研成果、学术传承等方面疏理国医大师临床经验和传承研究情况。这既是对国医大师临床研究成果的概览，又是研究国医大师临床经验的文献通鉴，具有永久的收藏和使用价值。

文以载道，以道育人。丛书将带您走进"国医大师"的学术殿堂，领略他们深邃的理论造诣，卓越的学术成就，精湛的临床经验；丛书愿带您开启中医药文化传承创新的智慧之门。

《国医大师临床研究》丛书编辑委员会
2013 年 5 月

路　序

　　吾友张琪教授天性敦敏,无涉虚浮,皓首穷经,师而不泥,诊病疗疾,出奇制胜,化险为夷,诚吾辈之翘楚,国医之栋梁。近闻张老于九十大寿之际,又将其学术思想和宝贵经验系统整理成书,即将付梓,欣喜之余,仅弁言数行,以表贺忱。

　　张老系首获国医大师殊荣之一,但其素性谦和,毫无骄姿,而是愈感不足,团结同道,唯善是从。不尚空谈重疗效,知行合一。常曰:"医乃活人之道,余不自欺亦不欺人也。"故博及各科,尤精研肾病数十载,救人无数,成果丰硕,蜚声华宇。医之大者天下为公,寿臻耄耋,常思中医之振兴,多次建言献策,可谓用心良苦。年虽九十,犹亲临一线,为民服务,实杏苑之楷模。

　　夫名垂青史者,非独名钟鼎于庙廊,垂竹帛于殿堂。《左传》有言:"太上立德,其次立功,其次立言,谓之不朽。"而张老利济苍生七十载,起民之天札,而增其寿者,难以数计。自轩辕尊岐伯为天师,探鸿蒙之秘,阐生生之机。制九针,尊养生。神农尝百草,医药始成,开世界医学之先。厥后仲景、皇甫、思邈等历代医家,纷纷著书立说,使中国医药学不断发展,日臻完善。至于近代,运气有别,习性有异,新知不应束之高阁,古论不能弃之不用,发皇古意,融汇新知,为治学之道。张老于鲐背之年,医湛德高,仍好学不倦,立言以传后世,毫无保留公之于众,乃龙江医派今之旗帜。

　　张老养生有术,守恒有节,九十高龄仍耳聪目明,心广体健,实大德者有其寿,为中医之福。研索经典,老而弥坚,博采众长,推陈创新,临证思维,跃然纸上。叹书之宏富,辨病与辨证之精,立法处方遣药之妙等,足可为后世登堂入室之舟楫。

　　吾与张老,既是同乡,又是同道,相知相交数十年,互相砥砺,切磋学问,日有所益。惜吾辈年事已高,不觉间年近期颐,忆往昔民生之多舛,国医之浮沉,感慨良多。曾几何时,中医将废,幸中医同道奋起反抗,仗义执言。看今朝,中医药事业蒸蒸日上,国泰民安,不仅国内繁荣发展,且走出国门,跻于世界医学之林,为人类造福,吾辈欢欣鼓舞,难以言表。

　　祝张老福体康泰,传承后学,再续佳作。愿我后学,若能参阅本书,捷足先登,步入大医之途,则幸矣!

壬辰年孟冬于北京怡养斋

颜　序

　　杏林耆宿，张琪国医大师，河北乐亭名医之后。幼承庭训，早窥国医之堂奥；未及弱冠，只身闯荡东北。从事中医药临床、教学、科研工作七十春秋，既登堂执鞭，饱育桃李，又坚守临证，未尝一日懈怠；既衷岐黄仲景，遍览金元明清诸家，又与时俱进，借鉴今人之医学成果，通古贯今，活人无算，为北疆龙江医派当今之旗帜，名扬寰宇。近年来兼任上海同济大学中医大师人才传承首席教授，循循善诱，不远万里，几下江南，大家风范，为世所重。为医精勤，诊必有得。关心中医事业，八老上书，传为佳话。

　　余与张琪先生以医会友，交厚数十载，谈医论艺，获益良多。今逢老友九十寿诞，门人弟子将其历年著作、论文、验案、讲课资料多方整理，汇成一轶。余觉其收罗宏博，取舍谨严，珠玉琳琅，皇然巨制，蔚为大观，兹一出版，必将补苴前失，嘉惠后来，诚为医门盛事，意至美也。欣见杏林又增大作，乐为之序。

颜振馨

壬辰大雪于餐芝轩

总 前 言

张琪是我国著名中医学家、中医临床家、中医教育家，全国著名中医肾病专家，首届国医大师，黑龙江省中医研究院的创建人之一，全国肾病治疗中心奠基人，位列黑龙江省四大名医，当代龙江医派的旗帜，是黑龙江中医发展史上的一座丰碑，更为中医学术上的一代宗师。

张琪历任黑龙江省祖国医药研究所（现黑龙江省中医研究院）研究员、内科研究室主任、副所长、技术顾问；黑龙江中医药大学教授、博士生导师；中华中医药学会常务理事、顾问、终身理事；中国中医科学院学术委员会委员；国务院首批享受政府特殊津贴专家；首批全国老中医药专家学术经验继承工作指导老师；曾当选第五届、第六届全国人民代表大会代表，第七届、第八届黑龙江省政协常委；九三学社黑龙江省省委员会常委、顾问。

张琪出生于中医世家，少承庭训，克绍箕裘，自幼熟读中医经典，秉承祖父"不为良相，便为良医"的谆谆教诲，勤学不倦。青年时期，他亲历国难，为解民众之疾苦，他不顾中医界每况愈下之前景，毅然决然地投身于哈尔滨汉医讲习所，精研中医理论，密切临床实际，博采众长，开始了悬壶济世的一生。新中国成立后，张琪积极响应政府号召，办诊所，兴教学，抓科研，为中医药事业的振兴与发展奔走呼号，鞠躬尽瘁。张琪以其精湛的医术和正派的为人，深受业内外人士的赞颂。

黑龙江省祖国医药研究所自 1956 年开始筹建，张琪作为其创建人之一，将对中医的满腔热情全部倾注在该所的建设与发展上，奉献出了自己全部精力。并于20 世纪 60 年代即开始致力于肾病的研究和治疗，至今该所已成为全国闻名的肾病治疗中心。张琪从医 70 年，肩负临床、教学、科研重任，硕果累累，桃李满园。

张琪为学，首重经典，博及医源，探幽索微，无一时虚度。他遍览群书，殚见洽闻，深谙儒家思想精髓，医儒相汇，堪称一代儒医之典范。张琪治学勤勉求真，既不自欺，更不欺人，不尚空谈，但求务实。《脉学刍议》、《张琪临证经验荟要》、《张琪临床经验辑要》、《中国百年百名中医临床家丛书·张琪》、《国医大师临床丛书·张琪肾病医案精选》、《跟名师学临床系列丛书·张琪》、《国医大师临床经验实录·国医大师张琪》等经验集均已付梓，皆源于临床有效实例，真实完整地反映了他的学术思想和临床经验，获得业界人士的广泛赞誉。

张琪为医，怀普治苍生之情，成造福桑梓之事，处世济贫苦，行医为人民。他详审病机，辨证精准，遣方用药，切中肯綮，运用多元化思想，善用大方复法辨治内伤疑难杂病，尤以治肾病经验宏富。他思求经旨，博采众方，师古而不泥，在昌明国粹的同时，不忘融汇新知。利用现代医学技术，结合 70 年中医临床、教学与科研经验，开展了多项科研课题，成绩斐然，并将科研成果应用于临床，制成系列中成药,减轻了患者的身心痛苦,降低了患者的经济负担,在百姓心中是济世活人的苍生大医。

张琪为师,非常重视中医学术薪火相传,青蓝为继,他承岐伯以《内经》教黄帝、长桑以秘药传扁鹊、公乘阳庆以禁方授仓公之遗风,传道授业,尽心竭力。数十年来,他言传身教,无论其著书立作,或临证讲授,所思所悟,悉心教诲。如今张琪培养的众多弟子,多得心法真传,并在各自领域有所建树。张琪杏坛播春雨,学生杏林散芬芳。张琪以其巨人般宽厚的臂膀,承载着弟子们在中医界的赫赫丰功。

张琪为人,性情平和,如水随形,善利万物而不争;淡泊名利,清净高远,具有崇高的追求和高尚的意趣,将省疾诊病奉为第一要务。其以“不求尽如人意,只愿无愧我心”为座右铭,在自心坦荡之余不忘众生,以海纳百川的胸襟,壁立千仞的气度,广施德泽,行仁义之事,俯仰无愧,心无萦纤,是其能荣登寿域之缘由。生活中,他遵养生之法,御守恒有节之术,虽星霜染鬓,但面色红润,精神矍铄,得享鲐背之寿。

本丛书概括了张琪七十春秋为中医界做出的重要贡献,是对其为人、为医、为师的总结,本丛书成书之时恰逢张琪九十华诞,忝为贺礼。疏漏之处敬祈识者斧正。

《国医大师临床研究·张琪临床医学丛书》编委会
2012 年 10 月 1 日

目　录

医论篇　张琪教授论伤寒与临证

医案篇　张琪教授运用经方经验

医论篇 张琪教授论伤寒与临证

第一章 张琪教授对《伤寒杂病论》的认识

第一节 张琪教授论辨证论治与《伤寒论》

（一）《伤寒杂病论》简介

《伤寒杂病论》成书于公元200～210年，为东汉末年著名医学家张仲景所著。东汉末年，战争连年，天灾不断，"大灾之后，必有大疫"，战争对生产力破坏严重，人民的生活水平下降，抵抗力降低，造成了长期、大范围的传染病流行。史书中记载，当时百姓"不死于兵，即死于病"，"中原大地，白骨委积，人相食啖"。张仲景《伤寒杂病论》序云："余宗族素多，向余二百，建安纪年以来，犹未十稔，其死亡者，三分有二，伤寒十居其七。"在张仲景存世的这几十年之中，在史书上有记载的大的自然灾害就有22起之多。因此，张仲景有机会获得大量的临床实践体会和实践经验，也使他有机会来收集防治传染病的经验和方法。

《伤寒杂病论》总结了3世纪以前的临床经验，包括治疗伤寒和杂病两部分。原本在西晋前已散失，晋·王叔和析为《伤寒论》与《金匮要略》二书，经北宋"校正医书局"校刊，历代刻印数10次而流传至今，人们今天看到的《伤寒论》和《金匮要略》为宋代校订本。《伤寒论》中制定了22篇、397法，立113方（佚一方）；《金匮要略》则制定了25篇，立262方。除重复的药方外，两本书共载药方269个、使用药物214味，基本概括了临床各科的常用方剂。这两本书与《黄帝内经》（简称《内经》）、《神农本草经》并称为"中医四大经典"。四部经典，仲景一人就独占两部。

《伤寒杂病论》是我国最早的理论联系实际的临床诊疗专书。该书在辨证施治方面有着突出的成就。创立了"八纲辨证"和"六经论治"。张仲景还提出"舍脉从证，舍证从脉"的灵活辨证方法；在讨论治疗中要根据病情的标本缓急，运用先表后里、先里后表及表里兼治的方法；并对治疗的禁忌及针灸综合疗法都有所论述。它系统地分析了伤寒病的原因、症状、发展阶段和处理方法，创造性地确立了对伤寒病"六经分类"的辨证施治原则，奠定了理、法、方、药的理论基础。书中方剂的药物配伍精练，主治明确，如麻黄汤、桂枝汤、柴胡汤、白虎汤等经过千百年临床实践的检验，都证实有较高的疗效，并为中医方剂学提供了发展的依据，后世不少药方都是从它发展变化而来，"为众方之宗、群方之祖"（喻嘉言），"如日月之光华，旦而复旦，万古常明"（《中国医籍考》）。在这部著作中，张仲景创造了三个世界第一：首次记载了人工呼吸、药物灌肠和胆道蛔虫治疗方法。

《伤寒杂病论》成书近两千年，一直拥有很强的生命力，它被公认为中国医学方书的鼻祖，并被学术界誉为讲究辨证论治而又自成一家最具影响力的临床经典著作。本书是后世业医者必修的经典著作，至今仍是我国中医院校开设的主要基础课程之一，是中医学习的源泉。历代有关注释、阐发此书的著作很多。据统计，截至2002年，仅是为研究《伤寒杂病论》而出版的书就近2000种。《伤寒杂病论》不仅成为我国历代医家必读之书，而且还广泛流传到海外，如日本、朝鲜、越南、蒙古等国。特别在日本，其历史上曾有专宗张仲景的古方派，直到今天，日本中医界还喜欢用张仲景方。

（二）张琪教授论辨证论治

辨证论治是祖国医学对疾病诊断治疗总的概括，是祖国医学理论体系的核心，但是迄今为止对"证"的确切概念尚缺乏一致的认识。如有人认为"证"是症候群，把《伤寒论》六经辨证视为六类症候群；有人认为"证"是对患者机体当时出现的各个症状和体征，按照八纲进行综合归纳，给整个机体疾病状态所作的一个总的评定；再者认为"证"是现象、是证据。言人人殊，都有其合理部分，也都有一定的片面性。张琪教授结合辨证法的学习，认为中医学是从宏观的角度，结合从实践可得的人体生理、病理反应及其变化规律，反复推敲、类比、综合、概括，得出正确的结论。辨证论治必须用哲学观点加以阐释，方能易懂易识。

1. "证"和"辨证"的涵义

祖国医学有"六经辨证"、"八纲辨证"、"脏腑辨证"、"卫气营血辨证"和"三焦辨证"等，所有这些都说明了前人在认识疾病中不断深化和不断发展的过程，如外感病从《素问·热论》到张仲景《伤寒论》六经辨证，直至叶天士卫气营血辨证、吴鞠通三焦辨证等，都说明了祖国医学对外感病认识的不断丰富发展，那么"证"是什么？如何辨证？这个问题确有加以探讨的必要，张琪教授认为"证"是机体在疾病发展过程中的某一阶段出现的病因病机概括，包括病变的部位、原因和性质，因而全面准确地反映着疾病的实质。

辨证就是首先通过望、闻、问、切四种诊察方法，广泛收集资料，深入了解病情，在此基础上利用脏腑经络、卫气营血、病因病机等，进行分析归纳、综合概括，从而辨别疾病属于何种证候，做出正确诊断的过程。哲学上认为事物有现象和本质之分，两者是客观事物固有的、相互联系不可分割的两个方面。现象是本质的外部表现，本质是现象的内部联系；没有离开本质的现象，也没有离开现象的本质；本质总是通过大量现象表现出来的。疾病也是如此，有它的现象和本质。《内经》说"治病必求于本"，本就是本质，求本就是通过辨证而找出其本质。由此可更确切地说，"证"是疾病现象和本质两个组成部分的概括，是两者的总和。一个疾病的病理变化虽是隐藏在机体内部的，但其外部必然会出现一系列证候，前者必须通过思维才能把握，后者可以被感官直接感受，但是前者必须通过后者才能把握。如《伤寒论》太阳中风证，发热、汗出、恶风、脉缓是其外部表现，外中风邪、表虚营卫不和是本质；伤寒证，发热、恶寒、体痛、呕逆、脉紧是其外部现象，寒邪外束是其病之本质。医者必须通过外部表现，才能确定其内在本质，所以说"证"是现象和本质的总和。辨证就是通过外部现象而寻求其内在本质。

2. 辨证抓主证

如上所论，每一种病理变化，其外部都反映一系列症候群，《伤寒论》依据不同的症候群分属于六经之所属，立方遣药。但这些症候群其中必然有一些起决定性和影响作用的，其他证候都是随着这种证候的产生而产生，随着这种证候转变而转变，前者就是主症，后者是兼症。医者必须善于识别哪个是主症、哪个是兼症，抛开兼症、抓住主症。解决了主症，兼症就可以迎刃而解，因为主症反映病的本质，兼症常由主症连带而生，往往是非本质的反映，因此抓主症是一个高明医生在临床上高超技术的具体体现。又如《伤寒论》太阳中风桂枝汤证共8条，2、12、13条是从正面反映出来的，如头痛、发热、汗出、恶风、脉浮缓等。其他各条则不典型，是从侧面反映出来的，如53条"病常自汗出"和97条"发热汗出"这样就往往使人不易辨识，从正面反映的证候可一目了然，无须费解，从侧面反映的证候则需要探微索隐。《伤寒论》之所以具有辨证法思想，是它在《内经》治病求本的思想指导下，认识到疾病的本质和其外部现象的相互关系，因此人们就不能用模式化来要求某证必须具备,方可用某方,而应该遵从仲景"但见一二证便是,不必悉具"的教导。

再有现象从反面反映病的本质构成假象,病情隐蔽出现的症状表里不一,如"格阴"、"格阳"和"假虚"、"假实"之证。"病人身大热反欲近衣者,热在皮肤,寒在骨髓也;身大寒,反不欲近衣者,寒在皮肤热在骨髓也",外表寒热,均属假象,而内在的寒热才是实证;"大实有羸象,至虚有盛候",这些都是告诫人们不要被假象所迷惑。因为现象和本质之间有时会存在差别的矛盾,它们是对立的统一。如《伤寒论》少阴病手足厥冷、脉象微细等阴寒内盛证,同时又伴有里寒外热、身反不恶寒之真寒假热证。阳明病的热邪深伏,出现热深厥亦深的手足厥冷、真热假寒证,如果辨证不清、虚虚实实必致恶果。用哲学的观点来阐明辨证,抓主证舍次证,舍假从真是最恰当不过了。"去粗取精,去伪存真,由此及彼,由表及里"。在错综复杂、扑朔迷离的证候中,必须认清真伪,抛弃非本质部分,抓住疾病的实质,达到辨证准确,论治中肯。《素问·标本病传论》谓:"谨察间甚,以意调之,间者并行,甚者独行……"必须明察标本,辨轻重缓急,分清主次,才能找出疾病症结。

3. "证"要标准化、规范化

"证"作为认识疾病的环节来把握,应该力求稳定,这正是系统方法论对人体病态的成功认识。因为只有像太阳证、阳明证、少阳证等这样一种稳定的现象,能反映疾病内在稳定的病理实质,这种稳定的系统构成了"证"的系统化、规范化,它正是中医治疗疾病着眼之处,也是诊断疾病所赖之指标,如虚证、实证、寒证、热证等。当然这种指标还有待利用现代科学加以验证提高。国内不乏这方面的指导,今后应该朝着这个方向努力。除此以外,目前对中医传统指标的"证"应该系统化、规范化。应当承认,由于历史条件所限,祖国医学对形态结构的研究不免粗糙,辨证指标尚缺乏定量性分析标准,而且即使有标准也不够统一,这就给临床运用带来一定困难。例如舌诊,以红舌为例,有绛红、艳红、深红、紫红、正红、淡红之分。如何求得一致的标准?脉诊也是如此,前人就有"胸中易了,指下难明"之说,不无一定道理,因此辨证的客观标准急需统一,各种客观指标的定量分析需要加强,使其达到系统化、规范化,以提高辨证论治的水平。在临床体会中,首先是诊断标准化,只有中医辨证的各项指标也像西医那样,逐步做到标准化、规范化,观察才能客观化。

4. 辨证与辨病

中医重视辨证,"证"是疾病现象和本质两个组成部分的概括,是两者的总和。"证"是认识疾病、治疗疾病的主要依据,理、法、方、药基本上是以证为基础的。中医重视辨证,辨证就是通过外部现象而寻求其内在本质。但是在祖国医学中,在重视证的同时也不忽视病,就是说既着眼于证,又着眼于病。辨病可以扩大视野,扩大对病的认识、治疗思路,补充辨证的不足。从客观上看辨证是对疾病进行动态的观察,是对疾病程序的诊断,如伤寒六经的传变,温病卫、气、营、血的传变等;而辨病则是对疾病进行静态的鉴别,如中风、臌胀、痹证、虚劳等属于静态不变的。从证和病的概念来说,证反映着各种致病因素所引起的非特异性反应,反映着疾病的共性;而病反映其特定的病因所引起的特异性反应,反映着疾病的个性。中医虽然有同病异治、异病同治,以证为主共性的特点,但是这种共性却非漫无边际而是有一定范围的。因此证必须和病结合起来,也就是共性和个性相结合,才能全面地反映疾病的规律。例如,寒邪外袭之伤寒与痹证之寒痹,虽然同属寒邪,但治疗存在差异。仲景《伤寒论》虽然以辨证论治为核心,但皆与病相联系,如太阳病、阳明病、少阳病、厥阴病等,言证必言病,言病必言证,树立了证与病结合的范例。

中西医结合是把西医的病与中医的证结合起来，尤其能弥补中医辨证的不足，因为西医的病建立在现代自然科学发展的基础上，特异性比较强，中医辨证虽然具有许多优越之处，但是毕竟受历史条件的限制，对疾病中的很多问题认识不足，特别是对某些疾病的局部问题认识还不够深入和确切。中医的辨证和西医的辨病结合起来，发挥两者之长，对中医辨证大有帮助。例如，一个肾炎患者水肿消退没有明显的证候，只有尿蛋白不消失，就必须对尿蛋白辨证施治。气阴两虚兼有湿热；肾气不足，固摄失司，精微外泄；湿热毒邪蕴结下焦，精微外泄均是其临床常用的中医辨治经验。糖尿病"三消"症状已消失，只剩下高血糖和高尿糖，就按病针对血糖、尿糖施治，这是新时代赋予中医辨证论治的新内容、新意义、新活力。只有如此，中医才能不断发展和提高。当然在强调中西医辨证和辨病相结合的同时，并不意味着贬低中医辨证论治的特色，相反的却是补充辨证论治的不足，在于提高临床疗效，是发展了辨证论治；但也应该充分肯定，有许多西医无法解决的疾病，经过中医辨证论治而得到痊愈，故应该实事求是地既要看到它的特点，又要看到它的不足之处，才能给予客观正确的评价，使中医学有所创新和发展。

（三）张琪教授论《伤寒论》的辩证法思想

《伤寒论》以六经辨证为纲，全书内容贯穿着辨证求因、审因论治的辩证法思想。作者"勤求古训，博采众方"，在《内经》治病求本的思想指导下，从大量临床实践中结合古代朴素辩证法，认识到疾病本质和现象的关系，病机实质的变化必然透过现象表达于外。医者运用四诊，通过外部现象便可探索其病机本质，即所谓辨证；随证遣方立药，每一证必有一方，证以方为基础，方以证为归宿。《伤寒论》一书的核心实质是建立在辨证论治上，而辨证又以辩证法思想为指导。

1. 重视整体但不忽视局部——谈全部证候与部分证候的关系

证候的全部出现与部分出现，都是疾病实质的外部反映，所不同的是，全部证候是一组症候群的综合表现，部分证候是少数证候的表现。用哲学的观点分析，前者是病机实质从整体全部反映于外部的现象；后者是病机实质从局部部分反映于外部的现象。"证"的概念实际包括以上两个方面。如桂枝汤证"发热、汗出、恶风、脉缓"，小柴胡汤证"往来寒热、胸胁苦满、默默不欲饮食、心烦喜呕"等，都属于一组证候的表现，其他如白虎汤证、承气汤证、真武汤证、四逆汤证等都是一组证候的表现，通过一组证候便可一目了然抓住病的症结。不少研究《伤寒论》的学者都着眼在症候群上，试图以规范化作为辨证的指征，这样无须花费更多的精力，便能找到病的实质，当然是无可非议的。但值得注意的是，不具备一组症候群，但见其中部分证候而恰好是病理实质的外部反映，在这种情况下，就不能用公式化的方法对待了。《伤寒论》这样的条文并非少数，医者日常临证也时常遇到这样的情况，可见仲景的书是实践记录，一是一，二是二，实事求是。以桂枝汤为例，除上面所举的一组症候群外，53 条"病常自汗出"和 97 条"时发热汗出"，都属于桂枝汤证，但只是部分证候出现，辨证便要花费精力，否则容易贻误病机而成变证。小柴胡汤四证俱备，当然一目了然，但有时只见胁下满（101 条），或见往来寒热（267 条），或呕与热并见（387 条），皆可用小柴胡汤治疗，说明了症候群虽不俱备，但邪入少阳的病机是一致的，医者只要抓住其病机实质，便能辨证准确，施治中肯，所以仲景提示人们"但见一二证便是，不必悉具"。

不少注家注释《伤寒论》，把条文简单归结为错讹或遗漏。此书成于后汉末年，经战乱散失，固然不能排除某些条文有错漏，但总观其大部条文则系属于非典型之部分证候，仲景是在告诉人们辨证时不能忽视部分证候，必须善于透过局部现象而掌握其病机实质。实际探讨《伤寒论》辩证法更应该从这些方面入手，懂得全部症候群与部分证候的关系才能算掌握了辩证法的内涵，不然仅靠症候群俱备，则不能如实地反映病机的全貌，势必根据一部分非典型证候而可能误诊误治。

2. 抓主要矛盾，兼顾次要矛盾——谈主证、次证、兼证的关系

抓主证思想贯通于《伤寒论》全部内容。什么是主证？主证即在全部证候中居于主导地位的证候。根据主证而制定主方，每一方都有与之相适宜的主证，只有掌握主证，才能从错综复杂的证候中，找到反映病机的症结，从而予以恰如其分的治疗。以白虎加人参汤证为例，26条"服桂枝汤，大汗出后，大烦渴不解，脉洪大者，白虎加人参汤主之"；173条"伤寒，若吐若下后，七八日不解，热结在里，表里俱热，时时恶风，大渴，舌上干燥而烦，欲饮水数升者，白虎加人参汤主之"；174条"伤寒无大热，口燥渴，心烦，背微恶寒者，白虎加人参汤主之"。三条都是白虎加人参汤证，一是大烦渴不解，一是大渴欲饮水数升者，一是口燥渴，可见热盛伤津烦渴为主证。由于热盛于里，有时表里俱热（173条），有时身反无大热（174条），因此掌握了热盛伤津烦渴主证，就不被微恶寒（174条）、时时恶风（173条）所干扰了。同时也不强调身大热、大汗出、脉洪大俱备了。再如大结胸证为水与热互结，其主证为心下痛按之石硬，或从心下至少腹硬满痛拒按，其余则是次证，只要掌握了腹诊主证，则一举抓住了病之症结。四逆汤以四肢厥逆、下利清谷为主证，理中丸以腹痛吐利为主证等不胜枚举，以方名证实际是建立在主证的基础上。

《伤寒论》虽然强调掌握主证，但同时又要照顾次证和兼证，这些问题都渗透在全书内容之中。次证可作为掌握主证的佐证，补充主证的不足。例如，小青龙汤证以表不解、心下有水气为病机，主证为发热而咳，次证为喘、渴、呕、哕、下利，在提示主证的同时，也提出了次证，原文以"或"字概括，或见，或不见，不一定俱见，但见一二证，即可作为帮助掌握主证的佐证，补充主证之不足。再以四逆散证为例，其病乃肝气郁结、气机不利，阳气郁不能布达四肢，以四肢厥逆为主证，其中或咳、或悸、或小便不利、或腹中痛、或泄利下重，所有或见诸症，都属肝气郁结常见症，但非必见症，故作为次证或见或不见，但这些次证，又可作为辅助气郁致厥与其他因素致厥辨证类别的佐证。类似问题甚多，限于篇幅不一一列举，但可以说明次证在辨证中的地位也不容忽视。

兼证是附于主证而出现的，换言之，凡是在主证的基础上而出现新的证候便是兼证，如中风表虚证兼项背强几几之桂枝加葛根汤证；兼喘之桂枝加朴杏汤证；兼身痛之桂枝新加汤证；兼阳虚漏汗之桂枝加附子汤证等。伤寒表实证兼项背强几几葛根汤证；兼呕者葛根加半夏汤证；兼内热烦躁者大青龙汤证。都属兼证。治疗上必须处理好主证与兼证的关系，即在治疗主证的基础上附加治疗兼证的药物。如果只强调主证，置兼证于不顾，则会给治疗带来障碍。

合病与并病实际也属于兼证的范畴，如少阳兼太阳的柴胡桂枝汤证，既有发热微恶寒、肢节烦痛的桂枝汤证，又有微呕心下支结的柴胡汤证，故柴桂合用，和解与发表兼施。少阳兼阳明用大柴胡汤；少阳兼水饮内蓄用柴胡桂枝干姜汤等，都是在少阳证基础上，根据附加证候而随证施治的。

3. 透过现象看本质，同中求异——谈类证之鉴别

《伤寒论》全书内容前后连贯，必须用综合分析的方法对比鉴别。例如，三阳经皆发热，太阳病是由于邪在表，出现"发热恶寒"；阳明病是由于热邪在里，出现"发热不恶寒而恶热"；少阳病为邪在半表半里，出现"往来寒热"；少阴病之发热为阴盛格阳之热，如通脉四逆汤之里寒外热，麻黄附子细辛汤证为太阳与少阴合病之发热；厥阴病之发热为厥热胜复，与三阳发热有本质之不同。可见同是发热则有阴阳表里之殊，即使同属阳证发热，而三阳亦各不相同。再如喘证，麻黄汤治表实无汗、肺气失宣之喘；麻杏甘石汤治邪热壅肺、汗出而喘；桂枝加朴杏汤治表邪不解、气逆而喘；大承气汤治腹满便闭、短气、实热内结上攻作喘。同一喘证，通过相互对比分析，则有寒热虚实的差异。其他如恶寒、身痛、渴、下利、心下悸、烦躁等，亦皆具有阴阳表里、寒

热虚实之不同。由于病机之不同，同一症状其表现亦有差异。以烦躁为例，阳证、热证、实证之烦躁，如大青龙汤证、白虎汤证、承气汤证、栀子豉汤证等；阴证、虚寒证之烦躁常躁扰不宁、声微气弱；阳气垂危之烦躁则躁烦四逆或烦躁不得卧寐，此为残阳内扰心神，预后多危。由此可知，寒热虚实皆可出现相同症状，除有其他脉症相伴可资鉴别外，细心体察其临床表现，也同中有异。因此必须对比分析，才能得出正确结论。

《伤寒论》中还有不少条文用张冠李戴的方法，作对比鉴别，如不细心剖析则易被忽视。如本为太阳病却冠以阳明病，本是阳明病却冠以少阴病等不一而足，如15条十枣汤证冠以太阳中风，实际是要和太阳中风鉴别，因其水饮结于胸胁，外证有**热热**汗出头痛，类似太阳中风之汗出头痛，但发作有时、心下痞硬满引胁下痛则可作为鉴别要点，非太阳中风而冠以太阳中风，乃提示对比鉴别之法。瓜蒂散证本来与太阳病风马牛不相及，因其主证有气上冲咽喉不得息，有似桂枝汤之上冲证，因而指出"头不痛项不强"以资鉴别。36条"太阳与阳明合病，喘而胸满者，不可下，宜麻黄汤"，此条本非阳明病，麻黄汤亦非治阳明病之方，为何提出与阳明合病呢？因阳明病大承气汤证有"腹满而喘"，极易与太阳寒邪外来"胸满而喘"相混，故而冠以太阳与阳明合病以资鉴别。少阴病急下证与阳明病急下证究竟有什么不同？注家皆不能正确解释，竟称千古疑案。其实皆属热炽津伤之证，故皆用大承气汤急下之以泻热存阴，之所以冠以少阴病者，缘其外证与少阴病有相似之处。如320条"少阴病，得之二三日，口燥咽干者，急下之，宜大承气汤"，311条"少阴病，二三日，咽痛者"，313条"少阴病咽中痛"，三条对比咽中干与咽中痛极相似，但前者属于实热内结热炽津伤，后者属于少阴邪从热化客于少阴经脉，因而同列入少阴篇，冠以少阴病以作鉴别。321条"少阴病自利清水，色纯青，心下必痛，口干燥者，急下之，宜大承气汤"，此实热内结、热结旁流，本属阳明腑实证，却冠以少阴病，实是拟于少阴病下利清谷之虚寒证对比鉴别。像以上张冠李戴之条文在全书中颇不罕见，如不对比分析，很难了解其真意。

4. 总结正反两方面经验启迪后人——谈失治误治的变证

《伤寒论》作为一部经典著作，除了记载大量成功的经验外，还记载了一些失治误治的变证，作为正反两方面经验总结以启迪后人。如不当汗而误汗，不当吐而误吐，不当下而误下，或者应汗、吐、下而未予及时的治疗，皆可酿成变证。全书内容约有三分之一的篇幅记载了失误变证，如有汗后亡阳桂枝加附子汤证、茯苓四逆汤证等；有因吐下而引起眩冒振颤苓桂术甘汤证、真武汤证等；有因下后虚中小建中汤证、桂枝甘草汤证等；有因结胸病硬陷胸汤证、泻心汤证，或下利不止桂枝人参汤证、葛根黄芩黄连汤证等；有因吐后烦满栀子豉汤证；有因温针火劫发汗变生诸逆，如惊狂不安，桂枝去芍药加蜀漆龙骨牡蛎救逆汤证等。同时也有辨证不完善，通过用药后逐渐认识的记载，即所谓以药试探性治疗。所有这些内容，作者都一一如实记录作为经验总结，供后人借鉴。众所周知，一种疾病的诊断往往不能一次确定，需要在观察治疗中逐步检验原来的诊断是否正确，使之符合疾病的本来面貌。有的疾病需要几次检查，才能得出正确的结论，这在临床上屡见不鲜。一些古今名医医案，其中多记载成功的经验，固然可贵，但对误治或几经周折之后才得以治愈的经验却记载较少，这是不符合事物的客观规律的。《伤寒论》则不然，既有成功的经验，也有失误的教训，使后人在学习时，如实地接受正反两方面经验，更有益于临证时借鉴。可以看出仲景在撰写《伤寒论》一书时，这种朴实无华、实事求是的科学态度是极为可贵的，为后人树立了良好的典范。

5. 析方剂配伍特色——谈作用相反药物之运用

《伤寒论》中共有112方（除重复和佚方外），方剂的组成概括为汗、吐、下、和、温、补、清、消八法，其遣药组方以药物精练、疗效卓著为后世所著称，被誉为方剂之祖。组方除了麻桂汗法、承气下法、柴胡和法、理中四逆温法等外，常针对病机之错综，应用作用相反或者性质完全对立的两类药物而组成同一方剂，利用其相反相成的作用，以达到治疗的目的，体现出辩证法的内涵。

（1）散与敛合用法　散，即发散，具有驱逐外邪的作用；敛，收也，具有收敛固涩的功能。其作用相反，然而有时表虚邪不解，使其微汗，可散与敛合用。如桂枝汤以桂枝为君，辛温而散、解肌发表驱邪于外；芍药酸寒敛阴合营于内，两药合用，散中寓敛，开中有合，使散不伤阴，敛不留邪，表邪解营卫和而愈。正如吴谦所云："桂枝君芍药是于发散中寓敛汗之意，芍药臣桂枝，是于固表中有微汗之功焉。"再如小青龙汤治表寒里饮证，麻桂解表，半夏、干姜、细辛温肺宣散化饮，辅以五味子、芍药酸以敛阴，并兼制麻桂细姜之辛温燥烈，亦散与敛合用之例，张锡纯谓："肺具阖辟之力，其阖辟之力适均，且机关灵动活泼，则呼吸自顺。"本方干姜、细辛以司肺之阖，五味子以司肺之阖，一开一合即散与敛相反相成之意，所以陈修园谓："小青龙汤中当以此三味为主味，故他药皆可加减，此三味则缺一不可。"乃借其相互对立、相互依赖以理顺开合之功能而奏效。另有四逆散主治阳气内郁不得外达之四肢厥逆，后世之治胁痛颇效，方中柴胡、枳实宣通疏散，使阳气外达，芍药、甘草敛阴合营、柔肝止痛，以防阳气外泄，一面使其外达为主，一面又防其外泄为辅，为散与敛、疏与柔相反相成之又一例证。

（2）寒与温合用法　"寒者热之，热者寒之"，是一般治疗原则，寒与热性质相反，有时可用于一方以奏相成之功，在《伤寒论》中颇不罕见。如半夏泻心汤（包括生姜、甘草二泻心汤），治伤寒心下痞，其中主要药物有半夏、干姜、黄连、黄芩，姜、夏为辛热药，芩、连为苦寒药，辛开与苦降，两者合用而奏相反相成之效。本证以呕与心下痞为主证，其病机乃伤寒表解之后，脾胃素弱，寒热错杂，升降失常，气机痞塞所致，脾寒则清阳不升，胃热则浊阴失降，酿成脾胃不和。本方以干姜、人参、大枣、甘草温脾补脾以助其健运功能，使清阳得升，黄连、黄芩清胃泻热，更用半夏为主药降逆，胃热清则浊阴下降，辛开苦降，寒温并用，从而使阴阳调脾胃和，升降功能恢复正常，则痞呕诸症自然而除。再以附子泻心汤为例，原文"心下痞而复恶寒汗出者，本方主之"。本方为治热痞兼阳虚，攻痞用大黄、黄芩、黄连，扶阳用附子，此亦大寒大热合用一方。尤在泾谓："此证邪热有余而正阳不足，设治邪而遗正则恶寒益甚。若补阳而遗热，则痞满益增。"尤氏对本方证分析极为精辟，乃虚实寒热夹杂之证，故必须寒热补泻并投方能切中病机。

乌梅丸亦寒温并用之方，既用椒桂姜附辛温以散寒，又用连柏苦寒以清热，君乌梅酸收化阴柔敛肝气之亢逆，辅以人参益气、当归养血，寒温并施，刚柔共用，以之灵活化裁，可治诸多寒热错杂之病。本方为厥阴病主方，足厥阴肝经为风木之脏，内寄相火，相火亢盛，疏泄失常，肝热上冲，如风之消物，于是有消渴气上冲心，循经上扰，所以心中痛热、嘈杂似饥；另外由于肝木乘脾，脾家虚寒不能运化，所以不欲食。现本证乃肝热脾寒，除用乌梅为君，酸以化阴、敛以收肝气亢逆外，又必须苦寒清热、辛温散寒以适应寒热错杂之病机。

（3）补与泻合用法　补与泻包括补消兼施，在《伤寒论》中亦不乏应用，如柴胡加龙骨牡蛎汤证，原方由柴胡、黄芩、桂枝、茯苓、半夏、大黄、铅丹、生姜、红枣、牡蛎、龙骨、人参十二味药物组成，治"伤寒误下后胸满烦惊，小便不利，谵语，一身俱重不可转侧"。本症为邪陷少阳枢机不利，胆胃热邪郁结；又由于误下损伤正气，心气不足，形成虚实互见之变证。方中用柴胡、黄芩以疏少阳邪热以利枢机，大黄泻胃腑实热，人参、大枣、龙骨、牡蛎、铅丹益气补心宁神镇惊，桂枝、半夏、生姜温阳化痰利湿，散与敛、泻与补、温与清共组一方，可见其相辅相成之妙用。又如桂枝加大黄汤，原文"本太阳病，医反下之，因腹满实痛者，属太阴也，桂枝加芍药汤主之。大实痛者桂枝加大黄汤主之"。桂枝加芍药汤所治之腹满时痛，虽属太阴病，但毕竟与提纲所载之腹满时自痛有别，彼是纯属太阴脾虚为理中丸证，本证为误下损伤脾阳而肝气乘脾证，故用桂枝汤温阳益脾，重用芍药柔肝以制肝气之横逆，为益脾柔肝、培土抑木之方；如兼大实痛，则是脾家有腐秽壅滞，则于方中加大黄以下其瘀滞，此亦补与泻同用之法，病机为虚中夹实，则必补泻兼施以扶正除邪。厚朴半夏生姜甘草人参汤为治腹胀满消补兼施法，方中人参、甘草补脾而助运化，厚朴宽中消满，半夏、生姜降逆和胃，补与消合用，补而不壅邪，消而无伤正，此消补兼施之妙用也。

（4）刚与柔合用法　刚柔合用亦《伤寒论》用药一大特色，刚柔相济，既无偏燥偏润之弊，而又能发挥相反相成之效。如炙甘草汤之配伍用地黄、麦门冬、麻子仁、阿胶补血育阴润燥，属于柔；又用炙甘草、干姜、桂枝、清酒温而润燥，通阳行血，属于刚；刚柔相济，相对立又相助长，以治血虚脉道不利之心动悸脉结代证，成为千古之名方。小建中汤亦刚柔并用法，方中桂、姜、饴糖辛甘温助阳，芍药、甘草酸甘化阴，乃刚柔并济、调和阴阳之方。《伤寒论》用以治中虚"心中悸而烦"，《金匮要略》治"虚劳里急，悸衄，腹中痛，梦失精，四肢酸痛，手足烦热，咽干口燥"。盖因阳虚则阴盛，故里急腹中痛，阴虚则不能涵阳，虚阳上泛或外越，故导致手足烦热，咽干口燥，心中悸而衄，阳不摄阴则失精，气血失调不能温濡四肢、是以四肢酸痛，种种见证，皆气血亏损、阴阳失调之证。气血之源在于脾胃，然脾与胃一属阴一属阳，故用小建中汤，以桂枝、生姜、红枣、饴糖甘温辛温以扶脾阳，芍药、甘草酸甘化阴以助胃阴，平调脾胃之阴阳，以扶持中气资助气血，此刚柔互用之妙。尤在泾以问答形式阐述本方颇为精辟，他说："或问和阴阳调营卫是矣，而必以建中者何也？曰：中者脾胃也，荣卫生成于水谷，而水谷转输于脾胃，故中气立则荣卫流行而不失其和。又中者四运之轴而阴阳之机也，故中气立则阴阳相循如环无端，而不极于偏，是方甘与辛合而生阳，苦得甘助而生阴，阴阳相生，中气自立，是故求阴阳之和必于中气，求中气之立，必以建中也。"从尤氏之论建中，可知仲景用刚柔相互资助，调和阴阳，诚乃别开生面之法，宜其称为医中之圣也。

第二节　张琪教授论伤寒与温病

伤寒与温病为祖国医学论治外感病的两大流派，两者的关系是中医界长期以来争论不休的问题之一。一则认为伤寒与温病有别，不能强求统一；一则认为温病是伤寒的延续，寒温应该统一。张琪教授则认为后学者应兼收并蓄，取两者之精华发扬光大。

（一）伤寒与温病的形成和发展

伤寒与温病均溯源于《内经》、《难经》，当时的温病概括在伤寒之内。《素问·热论》曰："今夫热病者，皆伤寒之类也。"《难经》曰："伤寒有五：有中风、有伤寒、有湿温、有热病、有温病。"张仲景《伤寒论》虽以伤寒命名，而在太阳篇中分别列举为伤寒、中风、温病的证候，如"太阳病，发热而渴，不恶寒者，为温病"。可见该书中所称之伤寒有广义和狭义之分，而两者之分在于外邪性质的不同，即寒与温的不同。再如《素问·六元正纪大论》曰"寒气行，雨乃降，民病寒交热中"，"气大凉交至，寒气行，因而民病寒"，此属寒邪，即狭义的伤寒。又"气乃大温，草乃早荣，民乃厉，温病乃作"，"寒乃去，候乃太温……温病乃起"，上述"温病乃起"、"温病乃作"，皆为气候反常；"气乃大温"、"候乃太温"，此外邪性质为温，因而民病温厉，为热性传染病的最早记载。《伤寒论》有不少条文，系温病用辛温解表而致误，如"若发汗已，身灼热者，名风温"，"发汗后，不可更行桂枝汤，汗出而喘，无大热者，可与麻黄杏仁甘草石膏汤"，"服桂枝汤，大汗出后，大烦渴不解，脉洪大者，白虎加人参汤主之"。以上条文都属于温病误用辛温解表而招致的结果。综上所述足以说明《内经》、《难经》、《伤寒论》已将温病囊括在广义伤寒之内了。晋·王叔和《脉经》论述了伤寒与温病的不同脉象。隋·巢元方《诸病源候论》有伤寒、时气、温病、斑毒症病诸候，从证候学进行了系统阐发。《备急千金要方》、《外台秘要》二书中载有较多防治温病的方剂。由此可见，伤寒与温病起源于《内经》，而后汉、唐、晋历代医家在《内经》基础上，对病因学、证候学、治疗学等认识皆有较大进展。其中张仲景《伤寒论》系统地总结了一套理、法、方、药规律，从而奠定了祖国医学治疗热性病的基础。

金元时期我国医学出现了百家争鸣的新局面，促进了伤寒、温病学突飞猛进的发展。随着实践认识不断开拓，医家们已经意识到温病必须从伤寒窠臼中脱离出来。在《伤寒论》的基础上，必须有所发展和创新，才能适应新形势的需要，这是完全符合历史发展规律的。

如当时被誉为四大家之一的刘河间，继往开来，创立了"六气皆从火化"的观点，明确主张"热病只能作热治，不能从寒医"，创立了双解散、凉膈散等表里双解法，大胆突破了治疗温病的先河，为温病学发展的一个转折点，亦为温病学形成独立体系奠定了初步基础。

同时期研究伤寒者也日益增多，如金代成无己，研究伤寒数十年，对《伤寒论》详加注解，著有《注解伤寒论》和《伤寒明理论》。继成氏之后，注解伤寒者不下数百家，一直延续到明清近代。对伤寒的证因脉治颇多阐发，于《伤寒论》方的运用亦有很大发展，形成伤寒派，亦即后人所称的经方派。实际《伤寒论》方的应用，远不限于外感病，也应用于许多内科杂病。

明清时期，温病有了飞跃的发展。明崇祯十四年，鲁、浙、冀一带温疫流行，死人甚多，医者按伤寒治之无效，吴又可创立了戾气自口鼻而入的病因学说，提出"非风、非寒、非暑、非温，乃天地间别有一种异气所感"，摆脱了六淫致病的窠臼。杨栗山踵其后，认为属于杂气为害，戾气、杂气非六淫之气，乃天地间别有一种异气。吴氏、杨氏突出的贡献是对疫毒致病的认识，并总结出一套行之有效的理法方药的治疗规律，对外感温病学有较大的贡献。

明清时期可谓温病学鼎盛时期，盛行于大江南北，以叶桂、薛生白、吴瑭、王孟英等为代表的温病学家，他们继往开来，在实践的基础上总结出一套比较完整的理论体系和系统治疗方法，例如《外感温热论》、《湿热病篇》、《温病条辨》、《温病经纬》、《霍乱论》、《疫疹一得》、《温热逢源》等，提出了卫气营血辨证和三焦辨证等，创造了许多行之有效的方药，大大丰富了外感温热病的辨证论治内容，从而形成了温病学派，与《伤寒论》学派相媲美，构成了祖国医学外感热病的诊疗体系。

（二）六经与卫气营血、三焦辨证

伤寒六经辨证是以经络脏腑定位和八纲定性为基础，外邪由表入里，由经络入脏腑，由三阳入三阴，反映了外邪传变层次与治疗规律。温病的卫气营血辨证、三焦辨证同样是阐发外感病邪由表及里，由上焦、中焦至下焦的浅深层次和治疗规律。伏气温病则由里达外，由血—营—气—卫，与外感温病正好相反。

六经辨证、卫气营血辨证、三焦辨证都反映了外感病证治疗规律，有些是相同的，有些则是相互补充的。它反映了前人对外感病的认识不断深化和发展，如伤寒太阳表证与温病卫分证，虽有表寒、表热的不同，但皆属表证，在病位上并无差异。又如伤寒阳明病为里热实证，与温病中焦气分实热证又是一致的。伤寒少阳半表半里与温病邪入膜原气分证又相同。温病中寒湿证与伤寒太阴病亦相符，下焦属肝肾，温病传入下焦与伤寒少阴、厥阴二经证多有近似。如伤寒少阴病从热化之黄连阿胶汤证与温病传入下焦灼伤阴液相类似；伤寒少阴阳虚用真武汤、四逆汤等；温病下焦阳虚、舌白身痛、足跗浮肿，用鹿附汤、安肾汤等；病位相同，方义亦无异。《伤寒论》厥阴病中乌梅丸、白头翁汤等皆为温病下焦所采用，又《温病条辨》有"久痢伤及厥阴，上犯阳明，气上撞心，饥不欲食，干呕腹痛，乌梅丸主之"，"噤口痢，热气上冲，肠中逆阻似闭，腹痛在下尤甚者，白头翁汤主之"。类似例子不胜枚举，通过以上可以看出，伤寒六经、温病三焦、卫气营血辨证并不矛盾，而是一脉相承。而温病学又在许多方面补充了伤寒之不足，伤寒详于寒略于温，温病详于温略于寒，六经与三焦、卫气营血辨证各有所长，有一致性也各有不足之处，两者不可偏废，不能一方代一方。所以作为一名中医学者，既要掌握《伤寒论》的六经辨证，又要通晓卫气营血、三焦辨证，如此才能称为全面。

（三）对寒温统一的看法

伤寒与温病既然同是外感病，后者是前者的延续和发展。无疑两者是可以统一的。但是温病本身也存在各种流派，内容非常丰富。如除了叶天士《外感温热论》、吴鞠通《温病条辨》外，有王孟英的《温热经纬》，薛生白《湿热病篇》，余师愚《疫疹一得》，雷丰《时病论》。特别是独树一帜的吴又可《温疫论》，阐发外感戾气而致病、邪伏膜原证有九传之论；戴天章著《广温热论》，倡五兼十夹学说；杨璿《伤寒温疫条辨》，更明于辨疫，力倡杂气为病，列以升降散为主的十五方，以苦寒泻热解毒为法；柳宝诒《温热逢源》，突出了邪伏少阴，伏气为病，论多精湛；张鹤腾《伤暑全书》、王孟英《霍乱论》等各家学说林立，反映了各自的特点，形成了温病学派。张琪教授认为，如果能撰写一部外感病专著，能熔各家学派之特长于一炉，将是对中医治疗急性热病的一大贡献。不然只将《温病条辨》或《外感温热论》与《伤寒论》某些内容合二为一，称之为寒温统一，势必挂一漏万，因叶、吴只能代表一家之言，上述温病学家见仁见智、各有千秋，对其不同的学术观点，应兼容并蓄，使之共存并发扬光大，不能强求统一而遗弃精华。

（四）寒温纵横与展望

外感六淫性质不同，在表或侵犯上焦应针对其外邪性质不同论治，如伤寒温病在表，有辛温、辛凉解表之不同，辛温解表宜桂枝汤、麻黄汤，辛凉解表宜桑菊饮、银翘散。伤寒学派每以桑菊、银翘为果子药不能治大病，实际吴氏乃根据其"上焦如羽，非轻不举"之治则，以轻可去实治疗风温犯肺之大病。张琪教授曾遇一肺炎患者喘咳，前医用石膏、生地黄等重剂，患者不仅咳喘未愈而反腹泻，其以桑菊饮轻宣肺热，加扁豆、葛根以止泻，迅速好转，继续调治而愈。可见轻可去实之法是很实用的。

外邪性质不同，发病初期治疗有别，及其传变以后随证候施治，则无其差别。俞根初《通俗伤寒论》虽以伤寒命名，其中囊括温病在内，张琪教授同意张锡纯之论断"伤寒温病始异而终同"。温病的辨证、方剂治疗大大地丰富了外感热病的内容，较《伤寒论》有了大的发展。如热病出现神昏谵语，《伤寒论》有经证、腑证，分别用白虎汤、承气汤治疗；温病增补了热闭心包、神昏谵语、舌红绛、脉细数，用清心开窍法，安宫牛黄丸、局方至宝丹或紫雪丹类治疗；还有浊痰蒙闭心包出现神志如蒙、昏愦不语，用豁痰开窍法之菖蒲郁金汤等治疗；再加清营泻热的清营汤和气营两燔的增减玉女煎、化斑汤、清瘟败毒饮，具有清热解毒化斑之功效，在临床应用上效如桴鼓。仲景之《金匮要略·痉湿暍篇》论湿，只有麻杏苡甘汤、麻黄加术汤证等寥寥数方，温病学则有一系列湿证的阐发，包括内湿、外湿、湿热、寒湿等，内容极为丰富。如用三仁汤、薏苡竹叶散淡渗利湿、宣展气机；温邪伤表、阳为湿困用辛开温散、芳香化湿之三物香薷饮；湿热阻于膜原用疏利辛开化湿之达原饮等；湿阻中焦，症见身热不扬、汗出不解、渴不欲饮、胸闷泛恶、苔白腻等，治用辛开苦降、芳香利湿法，如吴鞠通氏之五加减正气散、王孟英氏之甘露消毒丹等，可随证选用。薛生白《湿热病篇》对湿热阻于卫分、气分、入络、在表、在里等条分缕析，辨证论治尤为精湛。

温病学在辨证上也较《伤寒论》时代大有进步，如察舌验齿是一大贡献，温病学辨证舌脉并重，尤其突出舌诊的重要地位，如从舌质的红绛辨邪入营分、血分，白苔绛舌为湿遏热伏，察舌之润燥腐腻老嫩等以辨表里寒热。还有观察斑疹、白㾦色泽的荣枯等，皆为温病所独创。《伤寒论》仅有少数舌苔的记载，与温病学比较，则不免相形见绌。

由汉·张仲景《伤寒论》到清温病学派，经历了近一千七百年的历史，温病学在《伤寒论》的基础上有了突飞猛进的发展，形成了祖国医学外感温热病（包括传染病）丰富多彩的内容，它是治疗急性热病的珍贵文献。但另一方面也要看到它毕竟受历史条件的限制，在某些方面需要改革和提高，如多数剂型对抢救危急患者不适用等。后人要在前人的基础上有所创新，注意辨证与辨病结合。如筛选针对病原菌的中草药，把证与病有机地结合起来，在抢救急性、热性病上研制出抗感染、抗休克的新剂型，改进给药途径，使中医药在治疗急重热性病方面发挥其独特优势，做出重大的贡献。

第三节　张琪教授论伤寒六经、经脉和热论六经的关系

伤寒六经与经脉的关系，一直是研究《伤寒论》者所注意的一个问题，如果说伤寒六经来自经脉学说，它的六个症候群与《素问·热论》纯以经脉出发的六个症候群根本不同；如果说它与经脉没有关系，它与《素问·热论》又有相同之处，这就难免使人产生怀疑。所以到目前为止还不能找到一个完满的答案，张琪教授对此问题提出了独到见解。

（一）六经和经脉的关系

从《伤寒论》六个症候群观察分析，是贯穿着经络（经脉）学说在内的。如《素问·热论》伤寒一日太阳受之，头颈痛腰脊强，是因足太阳经络起于目内眦上额交巅，下项循脊抵腰等；《伤寒论》太阳病则有头项痛腰脊强等证候。《素问·热论》有伤寒三日少阳受之，少阳主胆胁痛而耳聋；《伤寒论》少阳病有耳聋目眩、胸胁苦满等症状，没有疑问这些症状都是邪循经脉而来的。其他三阴病亦有很多部分与经络有关者，如厥阴病之头痛、少阴病之咽痛等。此外《伤寒论》中有关刺风池、风府、期门及灸少阴等疗法、传经、过经诸问题，都是以经络学说为依据的。所以清以前注家，认为仲景六经是继承《素问》经脉学说，不是没有道理的。

上面引证了一些热论六经和伤寒六经有关系的一部分，但两者毕竟还是有本质上的不同。如《素问·热论》纯属热证，治法仅有汗、下两法；《伤寒论》则既有热证又有寒证，治法则有汗、吐、下、和、温、清、补、利小便八法；《素问·热论》的症候群纯粹以经络循行路线出发，《伤寒论》则不完全从经络出发。所以前人柯韵伯说："夫热病之六经专主经脉为病，但有表里之实热，并无表里之虚寒……但有可泄可汗之法，并无可温可补之例也……夫仲景之六经，是分六区地面所该者广，虽以脉为经络而不专在经络上立说，凡风寒温热，内伤外感，自表及里，有寒有热无所不包……"又说："太阳重在表证表脉不重在经络主病……"由此看来后人否认六脉来源于经络学说也是有依据的。

（二）伤寒六经是在热论六经基础上发展形成的

综上所述，伤寒六经和经络学说，既有着千丝万缕的联系，又和《素问·热论》六个症候群根本不同，究竟应该怎样理解呢？这就是本文所要讨论的重点。

从《伤寒论》内容实质推敲，它的指导思想和《内经》基础理论是分不开的。它是一部外感性疾病临床试验记录，总结了著者以前和当时的治疗经验，全书总的精神在于辨证施治，所以六经所提出的六个症候群仅是作为证候分类的纲领。在《伤寒论》以前，《内经》有十二经络分属归经和五脏六腑证候分类等，所有这些都是前人在实践中的经验积累。仲景当时从客观实践中，

特别是在观察外感性疾病的发展过程中，碰到了错综复杂、变化多端的症候群，发现用以前的经络脏腑学说不能全部概括，因此在吸取前人学说的同时，创造性地运用八纲学说，即掌握正邪相争机转，和脏腑经络学说错综交织地结合起来，制定出掌握外感性疾病发展规律的步骤和措施，这就是新的六经内容和定义。因为它纯粹从客观实践出发，所以不仅在当时，即使到今天依然对中医临床具有现实指导作用。正因为伤寒六经吸取了经络脏腑学说，所以它和《素问·热论》有部分相合之处；又因它不是纯粹从经络脏腑出发，而是结合了八纲学说，所以和《素问·热论》又不尽相同。这就是两者同中有异、异中又有同的基本原因。

近代诸多研究《伤寒论》者，却不这样认为。他们认为伤寒六经所代表的六个症候群，与经络脏腑没有关系，只是孤立的六个症候群。把六经等于六个符号看待，那就可存可废了，如《伤寒论今释》就是这种看法的代表者。

近人又有舍弃脏腑经络，以八纲解释六脉，虽然比较简明易懂，但对六经的实际意义是只见树木不见森林的片面看法，只可作为抽象的概念，不能作具体地分析，所以其结果只能得半遗全。如三阳为表、实、热证，三阴为里、寒、虚证，太阳为表、阳明为里、少阳为半表半里，固然是不错的，不结合经络学说，则意犹未尽。如太阳病脉浮、头项强痛、恶寒，其中脉浮、恶寒是邪在表之标志，如果舍弃太阳经脉则头项强痛难以理解（太阳经上额交巅入络脑还出别下项挟背抵腰）；阳明是里实热证，但必须结合足阳明胃经方有着落，三承气汤都是针对手、足阳明胃、大肠而说；少阳主证口苦目眩耳聋、胸胁苦满、寒热往来，其中除了寒热往来可以理解正邪机转于表里之间（半表半里）外，其余都是邪循少阳经脉出现的证候（足少阳经脉起于目锐眦，上抵头角，下耳后，其直者从缺盆下循胸胁而至小趾、次趾之间），此为八纲与经络结合之又一例证。三阳病除了阳明腑证外，邪在经络尚未传入脏腑，故多贯穿经络学说；三阴病则邪已深入脏腑，故多贯穿脏腑学说。如太阳病的腹满吐利和少阴病的脉微细但欲寐，虽然都属于寒虚证，一个是脾脏，一个是心与肾，如果不结合脏腑，单纯以虚寒目之，则失之太泛，在治疗上亦无所遵循；再如厥阴病，历来认为最难理解，实际消渴气上撞心、心中痛热、吐等症乃肝木之气挟相火上冲所致，乌梅丸的主效亦在于敛肝木之气以安胃，如果舍弃足厥阴肝，便无法理解。三阳三阴，从经络到脏腑，正是贯彻《内经》外邪从皮毛→经络→脏腑的精神实质，再与正邪相争的机转。阴阳表里、寒热虚实错杂交织地结合起来，形成了一个新的六经总和，因此用任何一个单一的脏腑经络学说，或单一的八纲学说来对待它，无疑都是主观的、片面的。这就是到目前为止，伤寒六经还不能用其他学说所代替的理由。

上述看法，也曾经有人产生过怀疑，如章太炎氏说："太阳、阳明六部之名，昔人拘于脏腑，不合则指经络，又不合则罔以无形之气，卒未有使人餍者服……"持这样看法的人，恐非章氏一人，因此就这个问题，不妨再加以讨论。

众所周知，祖国医学带有自发朴素辩证唯物主义思想，尤其在《伤寒论》里，更从实践体现了这个问题。疾病的发生，有因地、因时、因人的不同，禀赋的厚薄，脏腑的偏阴偏阳，正邪的偏盛偏衰等，所有这些条件，本身就规定着证候的出现不会一成不变。伤寒六经既然作为辨证的纲领，它本身就规定着多元化，而不是一元化。阴阳五行、脏腑经络、营卫气血等共同组成了祖国医学的完整体系，由于它们内部的互相联系，才反映了机体的完整和统一。近代许多研究《伤寒论》者之所以不能正确认识六经，就在于把祖国医学的完整体系割裂开来，只是纯粹从抽象公式出发，把异常错综复杂、扑朔迷离的客观事物的矛盾简单化、公式化。章太氏所谈的伤寒六经"拘于脏腑，不合则指经络"等，正是因为他当时还不能理解它们内部的相互关系，而错误地把它们对立起来，所以其结果只能对六经从主观片面上来理解。

伤寒六经是不是把《内经》脏腑经络学说，取而代之了呢？不是的，前面已讲过伤寒六经只是总结外感性疾病的发展规律，并且也不是完整无缺的，如温病的三焦和营卫气血证候分类法，都是在六经基础上发展起来的，可以补充六经的不足。其他如痰病等，就不是伤寒六经所能概括的。张仲景另一部著作《金匮要略》，则多体现了脏腑经络证候分类，如痰饮篇之心水、肝水等；《内经》论脏腑经络证候分类则尤为详尽，所有这些内容远非伤寒六经所能兼容并包的。后人把伤寒六经过分夸大，认为万病皆统御六经之内，是一种不符合客观实际的看法。

第四节　张琪教授谈学习《伤寒论》的体会

《伤寒论》为东汉张仲景所著，迄今已一千七百年，为祖国医学经典著作之一，它揭示了外感热病传变规律和辨证论治理论方药的内涵，一直被后人奉为圭臬。对于如何学习掌握运用，其实用价值如何，其内容囊括哪些疾病，以及其与其他经典著作之间的关系等，张琪教授结合临床实践，给中医学子提出几点建议。

（一）明确学习目的

学习《伤寒论》不仅仅是背熟几首方剂，或者能说出几个条方，更主要的是必须把条文前后连贯起来，理法方药融会贯通，掌握其辨证论治要领，把书本知识运用于临床，以达到学以致用的目的。

学习《伤寒论》，应该对其内容进行剖析，从中总结出一些规律性的东西，执简驭繁，纲举目张。例如，六经辨证为该书之总纲，在总纲前提下有数不尽的细目，如太阳以表证为纲，有表虚、表实之目，进一步又有表寒里饮、表寒里热之分，层次分明，有条不紊。

《伤寒论》一书在一定意义上，可以认为是治疗病例的记载，其特点为朴实无华、实事求是，有治疗成功的记载，也有失误的教训，特别对病症的描述有典型和非典型之分，确属难能可贵。综观古今中外学者对其研究注释者不下数百家，人们的兴趣与其说是此书，毋宁说是借此书提供的病例指导辨证论治。因此，学习该书必须与临证结合，临证越久，则对此书体会越深，对其辨证之精、方药之灵、运用之妙越感兴趣。

（二）伤寒的含义及《伤寒论》的实用价值

《素问·热论》谓："今夫热病者，皆伤寒之类也。"《难经》谓："伤寒有五：有中风，有伤寒，有湿温，有热病，有温病。"可见，伤寒已经囊括温病学家所指的温病，伤寒应泛指一切外感性疾病，包括感染和传染性疾病。

《伤寒论》的实用价值有如下诸方面。

1. 六经辨证不仅用于外感病，对内、妇、外、儿科杂病也同样适用

四川名医陈达夫善用六经辨证治疗眼科疾病，著有《中医眼科六经法要》一书，丰富和发展了中医眼科学内容。因此，凡涉及脏腑经络病机者皆可适用，正如前人柯韵伯云："是六经之为病，不是六经之伤寒，乃六经分司诸病之提纲，非专为伤寒一证立法也。"

2. 六经能统司诸病

根据主要有以下几点：①对六经主要证候做了高度概括，在《素问·热论》的基础上有了新的发展，对临床有很高的实用指导价值，其内涵系把错综复杂的证候及其演变加以总结，提出完整的六经辨证体系；②把《内经》的脏腑经络、病因病机学说及诊断治疗法则有机地联系在一起，具体运用于临床；③在治疗学上有长足的发展，如《素问·热论》只提出汗、下二法，谓：

"其未满三日者可汗而已，其满三日者可泄而已。"《伤寒论》则根据病情的发生发展规律、正邪之消长进退演变，运用汗、吐、下、和、温、消、清、补八法，提出切合实际的辨证纲领和具体的治疗措施，显然在治疗学上具有较大的创新和突破。

3. 《伤寒论》为后世方药奠定了基础

《伤寒论》之方，后世称为经方，其特点为立法严谨，配伍精当，药味简单，疗效卓著，为后世方药奠定了基础。迄今虽已历一千七百余年，但只要辨证准确，必然有桴鼓之效。尤其是古方新用，化裁变通，运用范围非常广泛，能治愈许多疑难重症，其造福人类的价值是无法估量的。

4. 《伤寒论》蕴藏着古代哲学辩证法思想

《伤寒论》中熔铸着作者的惊人智慧，至今仍然发出耀眼的光芒。书中体现了作者"以表知里"的方法，依靠外部表现的证候，观察疾病的本质，认识到现象与本质的关系。同时由于人体的差异性，现象有时又不能全部反映本质，只能出现部分表现。例如，桂枝汤证，其病机为中风表虚、营卫不和，身热、汗出、恶风、脉缓为其全部表现，而"病者自汗出者，此为营气和，营气和者外不谐，以卫气不共营气谐和故尔"，同样是桂枝汤证，其病者外部表现只是自汗出，则是其部分表现。其他如白虎汤证、承气汤证、柴胡汤证等皆有典型与非典型之表现，所以作者谆谆告诫医者，"但见一证便是，不必悉具"。可见作者认识到，现象虽然和本质是一致的，但现象不一定能够全部反映本质。由此人们认识到，《伤寒论》这部伟大著作是在古代哲学辩证法思想指导下，提示外感疾病发生发展规律，从而掌握辨证论治的。

（三）《伤寒论》与其他经典著作之关系

1. 与《内经》的关系

仲景在《伤寒论》自序中提到"撰用素问九卷"。伤寒病名、六经辨证都源于《内经》，系在《内经》脏象、经络、阴阳、正邪消长演变的基础上综合铸成的，实质上是证候的分类；而《内经》的手足六经是指经脉循行道路，"是动所生病"，《素问·热论》六经病证就是建筑在经脉道路之上，与伤寒六经证候不同。《内经》的诊法治则很多在《伤寒论》中得到具体运用。

因此作者认识到，《伤寒论》与《内经》所论述内容，既有联系又有区别。在某些方面《伤寒论》源于《内经》，又对《内经》有所发展；《内经》为中医学理论体系的渊源，《伤寒论》则是临床医学之滥觞，两者有密不可分的关系。

2. 与《神农本草经》的关系

据医史家考证，《神农本草经》与《伤寒论》几乎是同一时代的产物。前者要比后者略早些。前者是总结东汉以前的药物大成，后者则是东汉以前的临床经验总结，医药同步发展，相互促进，奠定了祖国医药的基础，同时也显示出中华文明古国在东汉时期医药之发展，为世界各国所望尘莫及。

《神农本草经》所收载药物365种，说明当时发现的药物品种不多。《伤寒论》113方（佚一方），立方遣药源于《神农本草经》，所用药物82种，说明当时能总结出应用于伤寒的药物为数更少。因而使笔者对仲景方有两点体会：①《伤寒论》在这82种药物中配伍运用，组方严谨，加减有法，为后人提供了执简驭繁的方药配伍规律；②另一点也必须承认因为当时药物发现不多，也给仲景临床实践带来了一定的局限性，不能认为《伤寒论》完美无缺。有关《神农本草经》阐发仲景方药的著述甚多，见仁见智，各有千秋。最突出的为清·邹澍的《本经疏证》，该书对仲景方用药精义多有发挥，颇具匠心，通过该书可窥见《伤寒论》与《神农本草经》关系之密切。

3. 与《金匮要略》的关系

《伤寒杂病论》原本包括《金匮要略》在内，后才一分为二。《伤寒论》有针对性地指外感热病，《金匮要略》则指杂病证治，大部分指内科，部分含妇科。正因是同一作者著，原书又在一起，所以两书之间不但有许多方药互通，互相补充证治之不足，更重要的是诊治思想方法即朴素的辩证法思想是一致的。前者突出外感病传变规律证治特点，后者着重脏腑辨证，如果能将两书结合研究，可以比较完整地探索张仲景的学术思想体系。

4. 与温病的关系

伤寒与温病同是指外感热病，伤寒伤于寒邪，温病伤于温邪，但《伤寒论》中却包括温病在内，温病又比《伤寒论》内容全面系统。因为温病学说肇始于《内经》、《难经》和《伤寒论》，到了清代，叶、吴、薛、王等集其大成，反映出祖国医学外感病的长足发展。两者病因不同，但病理变化及治法方面却异中有同，伤寒按六经辨证，温病按卫、气、营、血及三焦辨证，虽然名义不同，但都是针对临床证候体征，从不同角度概括一个"证"来认识，都是以此来说明病邪传变规律，提示病变部位性质，提出治疗原则，其逻辑方法均一致。《伤寒论》的治疗方剂仅113方（佚一方），温病学在治疗方剂方面则大为发展，如著名的凉开三宝，辛凉解表的桑菊饮、银翘散，治疗湿温的三仁汤、甘露消毒丹，邪伏膜原的达原饮等已经远远超出《伤寒论》的范围，弥补了《伤寒论》的不足。因此，《伤寒论》为温病学建立了外感热病辨证论治的基础，而温病学则是《伤寒论》的延续和发展。笔者赞同寒温统一，但又应该尊重温病各家流派，以发挥各家之长，不能简单地强求统一。

（四）怎样阅读《伤寒论》

1. 理解条文

把每条条文从词句到文义全面理解，因条文是作者临证经验的记录，不弄清条文，就很难理解作者如何辨证论治。当然也要弄清条文是否错简、缺漏及各家校勘意见有何异同。因为《伤寒论》是东汉时代作品，中间经过战乱散失，后人收集整理，错讹之处甚多，有疑义之处，既要参考古今注家意见，又要有自己的见解，不能随文衍义。另外，每读完一篇，可把全篇条文分成若干段，理解段落大意。如太阳上篇1~11条是太阳病总纲，指出太阳病定义、分型、转归、诊断及鉴别诊断；12~22条中叙述桂枝汤的运用、加减法等。

2. 前后对比

不少条文必须经过前后对比，才能全面理解。如四逆汤为少阴病的主方，查少阴病篇对本方证记载只有323条"少阴病，脉沉者，急温之，宜四逆汤"；只举出脉未列证，非常简略，如果同353条"大汗出，热不去，内拘急，四肢疼，又下利厥逆而恶寒者，四逆汤主之"联系起来，证与脉合参就全面了。又如181条"伤寒脉浮滑，此表有热，里有寒，白虎汤主之"，外热里寒不能用白虎汤，若与第350条联系起来，就可以证明181条有错简，"伤寒，脉滑而厥者，里有热，白虎汤主之"，属于热厥，用白虎汤清热则厥愈，方为符合。

3. 类证对比

伤寒六经，每一经病系由若干个脉证组合而成的，而许多相同的证脉又可散见于六经病中，因此，如能将相同的证脉一个证一个脉交叉对照，就可以加深对辨证论治的理解。以烦躁为例，大青龙汤的无汗烦躁，白虎人参汤的大汗出、大热烦躁等，同类证对照，结合其脉证就不难识别是属于哪类烦躁。当然还必须认识到，限于历史条件原文很简略，四诊及辨证是不断发展的，如以后的察舌、望色及望形态等，都大大超过了仲景时代。研讨《伤寒论》应该本着古书今读、古为今用的精神，不要为其所限。类证对比以成无己《伤寒明理论》为较好的著作，可供参阅。

4. 类方对比

有些方剂叙证简略，如半夏泻心汤原方只提出"若心下满，而不痛者，此为痞"宜本方，如果把五个泻心汤综合对照就能使半夏泻心汤的适应证增补完整。《医宗金鉴》吴谦把五个泻心汤类方、柴胡汤类方皆如此。如能综合分析，才能比较全面明确其适应证，以方测证、探索其病因病机。徐大椿的《伤寒论类方》专门论述这些问题，可以一读。前后对比有助于对条文的正确理解；类证对比可以提高辨证能力；类方对比可以提高运用方药的本领。

5. 结合实践

《伤寒论》是实践经验的记录，如不经过临床，从书本到书本，则不能加深对全书的理解，必须与临床相结合，临床愈久则对《伤寒论》体会愈深，不进行临床实践很难体会其精髓。陈修园说："经方愈读越有味，愈用愈神奇，凡日间临证立方，至晚间一一与经方查对，必别有神悟。"陈氏为人们提示了学习《伤寒论》的方法，学习《伤寒论》也好，读其他医书也好，一点儿也不能离开实践，离开实践而读书，只能是纸上谈兵，不会提高医术本领。毛泽东同志在其名著《实践论》中说："实践是检验真理的唯一标准。"《伤寒论》这部著作之所以历一千七百多年而不朽，其原因主要是经得起临床实践验证，一部名著造福人类其功伟哉，仲景被后人称为医中之圣是当之无愧的。

第二章 张琪教授运用经方经验

仲景之方，因其疗效卓著，被后人称为经方。其特点为药物遴选精当，配伍法度严谨，疗效卓著，所以被誉为"众方之宗，万法之祖"。且不限于国内，日本、欧美等国家亦皆非常重视其应用，尤以日本研究仲景方极为盛行。张琪教授临床七十年的实践证明，经方如能运用得当，可收桴鼓之效，今将张琪教授运用经方经验总结如下。

（一）忠实原文，结合实践

张琪教授认为运用经方必须忠实原文，在关键处下功夫。仲景之书一丝不苟，研究其方药首先需要忠实于原文，仔细推敲，前后互参。因仲景之学皆从实践中来，只有把原文与实践有机地结合起来，才能领悟到其中奥秘。例如，大柴胡汤证原文"呕不止，心下急，郁郁微烦"。张琪教授曾治一少妇28岁（例一），产后烦躁不得入寐，凡安神养心及西药镇静催眠之药皆不效。邀张琪教授诊视，细询病情得之其于初产难产，既恐惧又五志过极，症则心下急、烦而呕、饮食不能下咽、舌苔白燥、脉象弦滑有力，此少阳兼阳明胆、胃实热上冲之证，因予大柴胡汤原方，1剂呕止、心烦减有思睡意，又服1剂大便通、心烦大减能入睡3小时，继服2剂而愈。张琪教授又治一妇人37岁（例二），眩晕，行路足软欲仆，久治不效，求诊于张琪教授。见其面㿠，舌嫩苔白润，脉沉有力。恍悟《伤寒论》有"心下悸，头眩，身瞤动，振振欲擗地"。本患者欲仆，实"振振欲擗地"也，遂投以真武汤治之，连服3剂大减，继续治疗而愈。张琪教授曾遇一妇人年五旬余（例三），一日起床头眩晕，颤动不止，自觉有气体上冲，冲则肢体震颤抖动，脉象沉而有力。西医诊断为脑动脉硬化、基底动脉供血不全，诸治罔效。因思《伤寒论》67条"伤寒，若吐若下后，心下逆满，气上冲胸，起则头眩，脉沉紧，发汗则动经，身为振振摇者，茯苓桂枝白术甘草汤主之"，与本证符合，因予茯苓40g、桂枝30g、白术20g、甘草15g，加泽泻25g，连服3剂，上冲及颤动、眩晕皆大减，继服10余剂而安。再如厚朴生姜半夏甘草人参汤，原书谓治"汗后腹胀满"，日人矢数道明氏谓，此方为治虚满非实满，但从药物结构上看，乃属虚中夹实之证，属脾虚气滞腹胀，为消补兼施之剂，且消多于补，使其补而不壅、消而无伤，原文以发汗后腹胀意在言外。张琪教授曾治一人（例四）腹膨胀如鼓，按之濡，经西医检查无器质性病变，但腹膨胀不除，痛苦异常。投以此方，连服6剂，腹胀消如常人而愈，可见此方之参芪。张琪教授又治一人腹胀属实者贾某（例五），女，40岁，腹膨大按之痛，全身轻度浮肿，沉重难支，大便量少而干，脉象弦劲有力，舌苔燥。《金匮要略·腹满寒疝宿食病脉证治第十》有"病者腹满，按之不痛为虚，痛者为实，可下之"，予厚朴七物汤加味（厚朴40g、枳实20g、大黄7.5g、桂枝15g、生姜25g、大枣5枚、甘草10g、槟榔20g、茯苓20g、泽泻15g），连服5剂大便畅通，腹胀明显减轻，浮肿消退，全身舒适，继服3剂而愈。

例一在心下急呕而烦，例二在振振欲擗地，例三在头眩气上冲、身振摇，例四在腹满按之濡，例五在腹满拒按便坚。可见读仲景书运用其方，必须在原文上下功夫，特别是在关键处需仔细推敲。陈修园说："经方愈读愈有味，愈用愈神奇，凡日间临证立方，至晚间一一于方查对，必别有神悟。"又说："其文义高古，往往意在文字之外，说短味长，往往一二虚字中寓其实理，且于无字中运其全神……读者最宜于此处着眼。"陈氏之言颇为中肯，为学习仲景之书、运用其方指出了正确方法。

（二）精审病机，活用经方

张琪教授认为读仲景书、用其方，既要忠实于原文，又不要被其束缚，因为仲景在当时所治之病毕竟受历史条件所限，有很多病不能躬亲体验，不可避免地存在着一定的局限性。所以运用仲景方贵在审病机、明方义，运用其理，扩大应用范围，还其活活泼泼之面貌，方为仲景之功臣。古今研究仲景学说的医家多是在扩大应用范围上获得成果，这实际上是发展和丰富了仲景学说的内容。

例如，大承气汤在《伤寒论》用以治阳明腑实证，有通腑泄热、荡涤胃肠之功效。根据通腑泄热的作用，凡属实热内结不论何病均可用之。张琪教授曾治一肺性脑病患者，神志不清、谵语，询问家人知其 4 日未大便，按其腹部硬满拒按，予大承气汤 2 剂，大便通而神志转清，终获痊愈。又治一脑出血患者，神志不清处于半昏迷状态，在某医院因抢救无效邀张琪教授会诊，询问家属，知患者 9 日未大便。诊见少腹硬、拒按，手足心热，时去衣被，舌苔黄燥，脉沉滑有力。此中风入腑之证，投以大承气汤鼻饲。2 剂后大便通行，下燥屎半痰盂，患者神志转清，继续调理，除半身运动障碍外余均恢复正常。承气汤灵活运用远不止此，不能尽举。张琪教授曾治一眩晕患者，头眩如坐舟车，经某医院诊断为梅尼埃综合征，多方治疗罔效。张琪教授见其面色青暗，手足厥冷，脉沉舌润，予吴茱萸汤加半夏、陈皮，数剂而愈。原方治"干呕吐涎沫"之头痛，今移用于治疗眩晕而获效，关键在于掌握了肝寒犯胃、浊阴上逆的病机，用吴茱萸汤温肝寒，降浊阴，头痛既可除，眩晕亦可愈。所以说贵在审病机明方义，病机方义明，则可异病同治，扩大应用范围。

其他如桂枝加芍药以解痉，桂姜以温中，草枣缓急，则疼痛可解。柴胡加龙骨牡蛎汤治疗胸满、心烦、惊悸、怔忡为主的神经精神系统疾病疗效卓著；本方之适应证为心气虚、少阳肝胆气郁，心气虚则神不藏而浮越，肝胆气郁则痰热上扰，一虚一实相互交织；本方用柴胡、黄芩、大黄、半夏疏肝胆、平肝火、清痰热，桂枝、茯苓、甘草、人参、龙骨、牡蛎扶心阳、固心气以收敛神气之浮越，铅丹镇惊安神，通与补、散与敛、温与清溶于一方，相反相成，为仲景治方之妙义，用之可收卓效也。黄连阿胶汤治疗顽固性失眠，舌赤无苔，心烦不得卧，脉滑数，用以清心火、滋肾阴，使水火济，心肾交则愈。桃花汤原治便脓血，用以治疗结肠炎属滑泻日久不禁者，屡奏奇功。白头翁汤、葛根黄芩黄连汤治疗热性泻痢。理中丸治寒泻。乌梅丸治疗胆道蛔虫症及久泻属于寒热错杂者多能收效，近贤龚志贤用乌梅丸治一例慢性角膜溃疡病而愈，龚氏掌握了瞳孔风轮属厥阴肝经，又具寒热错杂之病机，故用之以取效。可见运用经方关键在于掌握病机，明了方义，则能运用自如，异病同治。《伤寒论》的精华在于辨证和治疗，尤其方药之运用，"启万世之清程"，为后人开辟了无穷的思路。

（三）师古不泥，化裁经方

在经方的基础上加减变化，使之更加符合病情，切中病机，以提高疗效，是张琪教授用药的一大特点。张琪教授的医学理论源于对《黄帝内经》、《伤寒杂病论》等的精研，治法多尊仲景，兼采古今各家之长，但师古而不为古之陈规所限，化裁灵活。他主张读古人书用其方，既要不失古人原方原意，又不要被其束缚，"遵古而不泥于古"，依其法而不泥其方，非常重要。方药内容丰富多彩，应在理论指导下变通应用，使之恰中病情。如真武汤、附子汤治慢性心力衰竭，于方内加入丹参、桃仁、红花等，其活血强心之功更著；十枣汤与大陷胸汤治疗胸膜炎、腹膜炎、胸腔积液等形气实者，用之甚效，形气虚者可与参、术、苓合用，消补兼施，亦可奏效。张琪教授治疗肝硬化腹水、便闭尿少，常以甘遂、大戟、大黄与人参、黄芪、白术、茯苓合用，用后二便通利，小便增多，腹水随之而消，病情缓解。

（四）立意创新，经方新用

张琪教授的学术渊源之一来自对《伤寒论》、《金匮要略》的深入研究。他不仅对经方有昭幽烛微的阐发，临证应用更是巧妙灵活，大胆扩大经方的应用范围。他认为，经方的运用"远不局限于外感病，凡内、外、妇、儿科及急慢性疾病，皆可用之"。张琪教授善于运用仲景之方治疗内科、妇科及疑难杂症，尤其是对肾系疾病的治疗，更是充分体现了他运用经方灵活巧妙、立意创新的学术思想。如对大承气汤的应用，原书用以治阳明腑实证，张琪教授认为"凡属实热内结，不论何病，均可用之"。再如对大柴胡汤的应用，也脱离了专治表里同病之窠臼，认为"不论有无外感，只要肝胆湿热内蕴，疏泄受阻，肠胃通降失常，即可放胆用之，多能随手奏效"。乌梅丸原方为《伤寒论》治疗蛔厥吐蛔的方剂，张琪教授用以治疗久泻、久痢及顽固性呕吐；用刘河间的地黄饮子治疗脑动脉硬化；用张锡纯之振颓汤治疗脑血栓形成的下肢瘫痪；用叶天士运用虫类药的方法治疗类风湿关节炎等，均取得了满意的疗效。用甘草泻心汤合小陷胸汤治疗寒热互结型之胃、十二指肠溃疡；炙甘草汤治心律失常；大黄黄连泻心汤治疗上消化道出血属热邪迫血妄行者，往往一剂止，二剂已，收效之捷出人意料。

在肾病的治疗上，更体现了张琪教授经方新用的学术特点。如桃核承气汤原为治疗太阳蓄血证，此证临床颇为罕见，张琪教授行医数十年只遇到一例，但根据其泻热活血逐瘀之作用，用以治疗急性肾炎、紫癜性肾炎及尿路感染血尿顽固不除，属于热壅下焦、瘀热结滞、实热动血外溢者，原方去芒硝、桂枝，加清热凉血之剂，奏效甚捷。张琪教授曾治一患者王某，女，15岁，过敏性紫癜性肾炎，起始肉眼血尿，以后镜下红细胞大于50个/HP，逾年不愈。张琪教授诊其脉沉滑有力，舌紫苔干，以桃仁、大黄为主加茅根、大小蓟等，连服40剂痊愈，随访1年余未复发。张琪教授治此类血尿甚多，凡有瘀热之象者，用之多可收效。又如以瓜蒌瞿麦汤加味治疗慢性肾炎、肾病综合征久治不愈，或屡用肾上腺皮质激素而见寒热错杂、上热下寒之水肿证等，于仲景之方在继承中有所发扬和创新。如一老年妇女，患"尿闭证"，小便不通，中西药利尿剂均无效，患者痛苦不堪，无奈用导尿管导尿维持，经张琪教授会诊给予瞿麦30g、车前子30g、附子15g，连服3剂，小便通，去导尿管后，尿如涌泉而下，经调治而愈。再如用麻辛附子桂甘姜枣汤治疗急性肾炎、肾病综合征之水肿，皆扩大了经方的应用范围。同时又非原方不变，而是随证有所加减化裁变通。

第三章 经方治疗肾系疾病

第一节 经方治疗血尿

桃核承气汤

【出处】《伤寒论》第 106 条："太阳病不解，热结膀胱，其人如狂，血自下，下者愈。其外不解者尚未可攻，当先解其外，外解已，但少腹急结者，乃可攻之，宜桃核承气汤。"

【方药组成】桃仁五十个（去皮尖）、桂枝二两（去皮）、大黄四两、芒硝二两、甘草二两（炙）。

【功效】逐瘀泻热。

【原治】下焦蓄血证。

【在肾系疾病中的应用】①急、慢性肾小球肾炎肉眼血尿或镜下血尿；②急性泌尿系感染肉眼血尿或镜下血尿；③过敏性紫癜性肾炎。

【辨证要点】热结下焦（包括肾与膀胱），邪热迫血妄行，血不循经外溢之证：症见肉眼血尿，色鲜红或兼夹有血块或镜下血尿；小便黄赤灼热，或见尿急、尿频，排尿涩痛；少腹胀满，大便秘；或兼咽痛，扁桃体红肿；或见发热；舌尖赤，或舌尖边红干少津，苔白燥，脉象滑数有力。

【临证化裁】张琪教授将此方去芒硝加入凉血止血之剂而成桃黄止血汤。组成如下：

大黄 7.5g　桃仁 20g　小蓟 30g　茅根 30g　生地 20g　侧柏叶 20g　山栀子 10g　蒲黄 15g　桂枝 10g　甘草 15g

方中主药为桃仁、大黄，桃仁活血润燥，大黄泻热结，两药配伍泻热开结，热除瘀开则血止。此方乃根据桃核承气汤意，除大黄、桃仁泻热逐瘀；桂枝温通以防寒凝；小蓟、侧柏叶、茅根、生地、山栀诸药凉血清热止血，合而为清热止血之有效方剂。但大黄用于凉血止血，量不宜大，量大则易导致腹泻。

第二节 经方治疗蛋白尿

肾 气 丸

【出处】《金匮要略·血痹虚劳病脉证并治第六》："虚劳腰痛，少腹拘急，小便不利者，八味肾气丸主之。"（十五）

【方药组成】干地黄八两、山药四两、山茱萸四两、泽泻三两、茯苓三两、牡丹皮三两、桂枝一两、附子（炮）一两。

【功效】补肾助阳。

【原治】虚劳腰痛，少腹拘急，小便不利。

【在肾系疾病中的应用】①慢性肾小球肾炎，蛋白尿日久不消；②慢性肾盂肾炎；③慢性肾衰竭。

【辨证要点】肾气不足，固摄失司，精微外泄之证：症见蛋白尿日久不消，腰酸乏力，头晕耳鸣，遗精滑泄，舌体胖，舌质淡红，脉沉或沉而无力。

【临证化裁】张琪教授将此加入固摄精气之品而成加味八味肾气丸。组成如下：

熟地20g　山茱萸15g　山药20g　茯苓20g　泽泻15g　丹皮15g　肉桂7g　附子7g　菟丝子20g　枸杞子20g　桑螵蛸15g　金樱子20g

方中熟地、山茱萸补益肾阴而摄精气。山药、山茱萸滋补肝脾，辅助滋补肾中之阴。茯苓、泽泻健脾利水渗湿。并以少量桂附补命门真火而引火归原，《医宗金鉴》有谓"此肾气丸纳桂附于滋阴剂中十倍之一，意不在补火，而在微微生火，即生肾气也"，其目的在于"益火之源，以消阴翳"。牡丹皮清泻肝火，与温补肾阳药相伍，意在补中寓泻，以使补而不腻。正如张景岳说："善补阳者，必于阴中求阳，则阳得阴助而生化无穷。"复加桑螵蛸、金樱子以固摄精气。诸药合用，肾中真阴真阳皆得补益，阳蒸阴化，肾气充盈，精微得固，而诸症自消。若伴有脾虚，可于方中加党参、黄芪、莲子等补气健脾。

第三节　经方治疗肾源性水肿

麻黄连翘赤小豆汤

【出处】《伤寒论》第262条："伤寒瘀热在里，身必黄，麻黄连翘赤小豆汤主之。"

【方药组成】麻黄二两（去节）、连翘二两（连翘根）、杏仁四十个（去皮尖）、赤小豆一升、大枣十二枚（擘）、生梓白皮一升（切）、生姜二两（切）、甘草二两（炙）。

【功效】解表散邪，清热利湿。

【原治】阳黄兼表。

【在肾系疾病中的应用】①急、慢性肾小球肾炎；②肾病综合征。

【辨证要点】风寒束表、湿热内蕴证：症见面目浮肿、发热、恶寒、无汗、心烦、小便黄、短少不利，苔白或薄黄，脉浮。

【临证化裁】张琪教授将此方加入利湿解毒之品应用。组成如下：

麻黄15g　杏仁15g　赤小豆30g　桑白皮15g　连翘20g　金银花30g　车前子30g　瞿麦20g　萹蓄20g　生姜15g　大枣5枚　甘草15g

方中用麻黄、生姜、杏仁辛温解表散邪，开提肺气以利水湿之邪；金银花、连翘清热解毒；赤小豆利水消肿，兼有解毒之功；桑白皮泻肺平喘、利水消肿；车前子、瞿麦、萹蓄清热利湿。对于急慢性肾炎、肾病综合征凡外有表证内有湿热者皆可化裁应用。

越婢汤

【出处】《金匮要略·水气病脉证并治第十四》："风水恶风，一身悉肿，脉浮不渴，续自汗出，无大热，越婢汤主之。"（二十三）

【方药组成】麻黄六两、石膏半斤、生姜三两、大枣十五枚、甘草二两。

【功效】宣肺解表，利水清热。

【原治】风水夹热证。

【在肾系疾病中的应用】①急性肾小球肾炎；②慢性肾炎急性发作；③肾病综合征。

【辨证要点】风寒湿热犯肺，肺气不宣，水气不行证：症见面目浮肿或周身浮肿，尿少黄赤，咽喉肿痛，恶寒发热头痛，咳嗽气喘，苔薄白，舌尖赤，脉滑或滑数。

【临证化裁】张琪教授将此方加入降肺气利湿之品而成加味越婢汤。组成如下：

麻黄15g　生石膏50g　苍术10g　杏仁10g　甘草7g　生姜15g　红枣3枚　西瓜皮50g　赤小豆50g　车前子25g（布包）

本方在越婢汤原方五味药基础上，加入苍术、杏仁、西瓜皮、赤小豆、车前子化裁而成。肺为水之上源，肺气不宣则水道不利，水在肌表而成水肿，因夹风邪而成风水之证。方中麻黄为君药，宣肺气而解表，并配生姜，意在发泄肌表之水；杏仁降肺气；苍术燥湿；甘草佐之，使风水从毛孔中出；大枣滋脾，同生姜为使，既可调和营卫、不使其太发散耗津液，又可温脾除湿、湿气除则脾得健运；西瓜皮、车前子、赤小豆调理脾肺，除湿利水消肿；尤以重用石膏以清肺热，使肺气得以肃降，与麻黄合用一宣一清奏宣发肃降之效。诸药合用，共奏宣肺泻热、散水消肿之功。肿甚者，麻黄可重用至15~20g；并发咽喉肿痛者可加山豆根、白花蛇舌草、重楼、射干；兼发疖肿、脓疱疮者可选加蒲公英、金银花、连翘、苦参、蝉蜕等；血尿重者可选加生侧柏叶、生贯众、生地榆、大蓟、小蓟、白茅根等药。

桂枝去芍药加麻辛附子汤

【出处】《金匮要略·水气病脉证并治第十四》："气分，心下坚，大如盘，边如旋杯，水饮所作，桂枝去芍药加麻辛附子汤主之。"（三十一）

【方药组成】桂枝三两、生姜三两、甘草二两、大枣十二枚、麻黄二两、细辛二两、附子一枚（炮）。

【功效】温肾宣肺利水。

【原治】气分病。

【在肾系疾病中的应用】①慢性肾小球肾炎；②肾病综合征。

【辨证要点】肺气失宣，肾阳衰微、开合失司、水气内停证：症见周身浮肿或头面及上半身肿甚，小便不利，畏寒肢冷，周身酸楚，面色㿠白，舌苔白滑，脉沉或弱。

【临证化裁】张琪教授随证加减化裁此方为加味麻辛附子桂甘姜枣汤。基本组成如下：

桂枝15g　甘草10g　附子15g　麻黄10g　细辛5g　生姜15g

如水肿重者，可加椒目入肺、脾、膀胱经，助行水消水之功；如水肿顽固，或反复发作者可加益母草活血利水；如高度水肿不得卧时，可于方中加入葶苈子、冬瓜皮、西瓜皮等以助其利水之功效；如水肿经治缓解而又遇感染，伴有扁桃体肿大充血，水肿加重者，为邪热侵肺，宜加入麦门冬、黄芩、山豆根、知母等清咽利肺之品。

方中麻黄入手太阴经宣肺利水，附子温肾阳以复其开合之功能，细辛入少阴温肾除水，三药共用可温发里阳；桂甘姜枣振奋卫阳；麻桂皆足太阳膀胱经之药，膀胱气化失司，得麻桂则小便通利。诸药相协，可以通彻表里使阳气通行，阴凝解散，水饮自消。本方关键在于麻黄、附子合用，一宣肺祛风邪，一温肾阳，为本方主药。

防己黄芪汤

【出处】《金匮要略·水气病脉证并治第十四》："风水，脉浮身重，汗出恶风者，防己黄芪汤

主之。腹痛加芍药。"（二十二）

【方药组成】防己一两、黄芪一两一分（去芦）、甘草半两（炒）、白术七钱半。

【功效】益气祛风，健脾利水。

【原治】风水、风湿属表虚证。

【在肾系疾病中的应用】①慢性肾小球肾炎；②慢性膀胱炎之尿少、浮肿；③急性肾小球肾炎恢复期；④肾病综合征。

【辨证要点】表虚湿盛证：症见虚胖体质，尿少，头面四肢浮肿，乏力倦怠，多汗，身体困重，胸闷，关节作痛，舌淡苔白，脉浮。

【临证化裁】张琪教授将此方加入活血利水之品而成加味防己黄芪汤。组成如下：

黄芪30g 防己20g 茯苓30g 泽泻30g 丹参20g 坤草30g 薏苡仁30g 车前子15g 瞿麦20g 萹蓄20g 柴胡20g 牛膝15g 木瓜15g 甘草15g

张琪教授认为此类患者素体脾胃虚弱，不能运化水湿，水湿郁久而化热，下注膀胱则尿少而频；水湿停留于头面四肢，则头面四肢浮肿；脾主四肢肌肉，脾虚则不能温煦故乏力倦怠；水湿侵袭人体筋骨关节阻滞经络则身体困重、关节作痛；水湿停留体内阻碍阳气运行，胸阳不振则胸闷；水湿阻碍气机运行，气滞则血瘀，病久则出现一派脾胃气虚、湿阻血瘀之象。方中黄芪、茯苓益气健脾，同时亦有利水之功；防己性善下行，尤善祛下半身水湿停留；泽泻、薏苡仁、萹蓄、瞿麦、车前子清热利湿通淋；丹参、坤草活血祛瘀，坤草同时又有利水之效；柴胡升举脾胃之清阳之气，使阳气得升、水湿得化；木瓜舒筋活络；牛膝活血祛瘀、强筋壮骨、利尿通淋；甘草调和诸药。

防己茯苓汤

【出处】《金匮要略·水气病脉证并治第十四》："皮水为病，四肢肿，水气在皮肤中，四肢聂聂动者，防己茯苓汤主之。"（二十四）

【组成】防己三两、黄芪三两、桂枝三两、茯苓六两、甘草二两。

【功效】益气健脾，温阳利水。

【原治】皮水。

【在肾系疾病中的应用】①慢性肾小球肾炎；②肾病综合征。

【辨证要点】水湿郁于肌表之证：四肢浮肿、头面肿胀尤甚者，或肾炎日久不愈、时有眼睑浮肿者，身冷，舌淡苔白，脉沉。

【临证化裁】张琪教授在此方中加入温阳除湿之品而成加味防己茯苓汤。组成如下：

桂枝15g 茯苓15g 防己20g 黄芪25g 冬瓜皮30g 五加皮20g 秦艽15g 苍术15g 薏苡仁25g 附子10g 赤芍15g 益母草30g 木瓜15g 生姜10g 甘草10g

方用黄芪以益卫气，桂枝、附子、生姜辛温助阳气通阳，与黄芪配伍，奏益气温阳化湿之用；防己、冬瓜皮、五加皮、秦艽驱肌表之风湿；苍术、苡仁健脾除湿；湿郁肌表尤须疏郁活血使风湿之邪外解，故用赤芍、益母草活血行水，水湿之邪自然可以透达而除。全方扶正温阳化湿，治湿郁肌表日久不愈者颇效，肾小球肾炎水湿在表头面肿胀者其效亦佳。

牡蛎泽泻散

【出处】《伤寒论》第395条："大病瘥后，从腰以下有水气者，牡蛎泽泻散主之。"

【方药组成】牡蛎（熬）、泽泻、蜀漆（暖水洗去腥）、葶苈子（熬）、商陆根（熬）、海藻

（洗去咸）、瓜蒌根各等分。

【功效】清利湿热，散结逐饮。

【原治】水肿实证。

【在肾系疾病中的应用】①慢性肾小球肾炎；②肾病综合征。

【辨证要点】湿热壅滞于下焦，气化失常，水湿泛滥之证：症见腰以下及膝、胫、足、踝肿甚，阴囊肿大，小便不利，尿色黄赤，舌苔白腻或黄腻，脉沉滑有力。

【临证化裁】张琪教授将此方加入利湿之品而成加味牡蛎泽泻饮。组成如下：

牡蛎20g　泽泻20g　葶苈子15g　商陆15g　海藻30g　天花粉15g　常山15g　车前子15g（布包）五加皮15g

张琪教授认为慢性肾炎湿浊内停，郁久化热，湿热蕴结，留恋于下焦，每致膀胱气化失司，而见腰以下及膝、胫、足、踝皆肿，或阴囊肿大，小便短少而赤、手足烦热，舌红，苔白腻或黄腻，脉滑有力或滑数等症状，皆可用牡蛎泽泻散改为汤剂化裁治疗。慢性肾病虽非大病瘥后，但其反复发作、湿热壅滞于下为应用本方的依据。原方由牡蛎、泽泻、蜀漆、葶苈子、商陆根、海藻、瓜蒌根组成。方中牡蛎咸而走肾，与渗利药同用，则下走水道，软坚而泻水；海藻咸能润下，使水邪从小便而去，两药配合软坚散结行水，清利湿热，尤其是海藻为治腹水之要药；常山、葶苈子、商陆逐水饮、化痰浊；尤以天花粉配牡蛎、泽泻，既可养阴清热散结，又能利水逐饮，更能益胃生津，能防止商陆、常山攻逐过甚而伤阴液，使水去而津不伤。又能协助牡蛎软化水结，以奏利尿消肿之功。

真　武　汤

【出处】《伤寒论》第82条："太阳病发汗，汗出不解，其人仍发热，心下悸，头眩，身瞤动，振振欲擗地者，真武汤主之。"

第316条："少阴病，二三日不已，至四五日，腹痛，小便不利，四肢沉重疼痛，自下利者，此为有水气。其人或咳，或小便不利，或下利，或呕者，真武汤主之。"

【方药组成】茯苓三两、芍药三两、白术二两、生姜三两（切）、附子一枚（炮，去皮，破八片）。

【功效】温阳利水。

【原治】阳虚水泛。

【在肾系疾病中的应用】①慢性肾小球肾炎；②肾病综合征；③慢性肾衰竭之水肿、心力衰竭。

【辨证要点】脾肾阳虚，水气内停证：症见全身浮肿，腰以下肿甚，按之凹陷不易恢复或水肿反复发作小便少，大便溏或溏而不爽，脘腹胀满，腰痛，畏寒肢冷，精神委靡，面色㿠白，舌体胖嫩滑润，舌质淡，苔白，脉沉细。

【临证化裁】张琪教授将此方加入活血之品而成加味真武汤。组成如下：

附子25～30g（先煎）　茯苓30g　白术25g　白芍25g　干晒参15g　麦冬15g　五味子15g　益母草30g　红花15g　桃仁15g　生姜15g　甘草15g

慢性肾小球肾炎、肾病综合征及慢性肾衰竭尿毒症期由于脾肾阳虚无力温运水湿形成水肿，谓之"阴水"。本方为温肾健脾利水活血之剂。方中附子为温助肾阳之品；参、术、苓、草益气健脾；白芍、五味子、麦冬敛阴滋阴；参、附、术为温热燥药，故伍以敛阴滋阴之剂，相辅顾护阴液，防其热燥耗阴。高度水肿血液循环受阻，现代医学谓之高凝，故用益母草、桃仁、红花活血利水改善血凝，水除气血通畅则全身功能得以恢复。益母草有活血利水之功需重用方效，张琪教授常用 30～50g，且属于轻剂多用对胃肠无任何不良反应。附子具有回阳救逆、温补脾肾、散寒止痛的功能，仲景之真武汤、附子汤、四逆汤等皆重用附子以温补肾阳，主治亡阳厥逆，表现为形寒肢冷、腹胀便溏、小便不利、四肢不温、水肿，其则四肢厥冷、脉微沉伏（血压低不升），张琪教授常用此方治疗慢性肾衰竭出现心力衰竭者，通过附子的回阳功效，改善心肾功能，促进血液循环，从而消除水肿，恢复心肾功能。除慢性肾衰竭水肿外，张琪教授以此方治疗心力衰竭之水肿亦颇有效。

瓜蒌瞿麦丸

【出处】《金匮要略·消渴小便不利淋病脉证并治第十三》："小便不利者，有水气，其人苦渴，栝蒌（注：后人写作瓜蒌）瞿麦丸主之。"（十）

【方药组成】瓜蒌根二两、茯苓三两、薯蓣三两、附子一枚（炮）、瞿麦一两。

【功效】温肾健脾，清肺利水。

【原治】小便不利。

【在肾系疾病中的应用】①隐匿性肾小球肾炎；②慢性肾小球肾炎；③肾病综合征；上三者久病不愈之水肿或长期反复应用肾上腺皮质激素者；④慢性泌尿系感染。

【辨证要点】寒热夹杂、上热下寒证：症见周身浮肿、尿少、腰膝酸痛、沉重、口干渴、咽痛，胸腔或胃脘灼热，畏寒肢冷，头昏沉，四肢困重，大便不实，舌质红，苔白干，脉沉或滑。

【临证化裁】张琪教授将此方加入健脾利水清热之品而成花粉瞿麦汤。组成如下：

天花粉 20g　瞿麦 20g　附子片 15g　山药 20g　泽泻 20g　茯苓 20g　麦冬 20g　知母 15g　桂枝 15g　黄芪 30g　甘草 15g

慢性肾小球肾炎、肾病综合征水肿之病机为肺、脾、肾功能失调。肺为水之上源，有通调水道、下输膀胱之功能，若肺为邪热所扰则失于清肃下行，一方面表现为咽干痛，口渴，舌赤或苔白薄少津，另一方面又出现小便不利酿成水肿；脾主健运，有运化水谷精微和运化水湿之功能，为人体输布精微和水液代谢之枢纽，如脾虚运化失调则精微不能输布，水湿不得运行而停蓄；肾司开阖，其开阖之功能赖肾中阴阳之互济保持相对之平衡，若肾阳虚开阖失司则呈现形寒肢冷、腰膝酸痛、小便不利。综上所述，肺、脾、肾三脏寒热交错功能失调为本病病机之症结。因此，必须寒温并用，使肺热清、脾气健、肾阳复三脏功能协调，则小便利而水肿消。临床观察，凡难治性肾炎或肾病综合征多见寒热虚实交错，纯温纯补难见效。

本方乃针对肺热、脾肾虚寒，上热下寒、寒热交错而设。原方由瓜蒌根、瞿麦、附子、山药、茯苓组成，有清上之燥热、温下之虚寒、助气化利小便之功效。张琪教授在此基础上加麦冬、知母以助天花粉清热生津之力，肺热清则清肃下行；加泽泻以助茯苓利水祛湿，加桂枝助附子温通肾阳，肾阳充则恢复其开阖功能，共奏温阳化气行水之功效；黄芪、山药、茯苓、泽泻益气健脾利湿，脾气健则运化功能复常，水湿得以正常输布则自无停蓄为患；附子、桂枝温肾阳，肾阳充则自可恢复其开阖功能。诸药合用，寒温并施，熔清上温下补中于一炉，使肺、脾、肾功能协调，故能于错综复杂的病机中而取效。

大黄甘遂汤

【出处】《金匮要略·妇人杂病脉证并治第二十二》："妇人少腹满如敦状，小便微难而不渴，生后者，此为水与血俱结在血室也，大黄甘遂汤主之。"（十三）

【方药组成】大黄四两、甘遂二两、阿胶二两。

【功效】破血逐水。

【原治】妇人水与血结于血室。

【在肾系疾病中的应用】肾病综合征高度腹水。

【辨证要点】实热血瘀与水饮互结证：症见腹部膨隆，腹壁静脉曲张，小便不利，大便不通，手足热，舌紫，脉沉滑有力，体质尚可，形气俱实者。

【临证化裁】张琪教授在治疗肾病综合征水肿时常加入健脾行气利水之品。组成如下：

大黄15g　甘遂5g　阿胶10g　二丑各20g　猪苓20g　泽泻20g　茯苓30g　槟榔20g　川朴20g　枳实15g　车前子30g　瞿麦20g　萹蓄20g

张琪教授认为此方并不局限于妇科水血结于血室，凡水蓄血瘀之证用之皆可。方中大黄泻热开郁下瘀血，甘遂逐水辅以补阴育阴，伍以党参、白术、茯苓等益气健脾，攻补兼施。一般观察初服大便稍通，泻少量水，小便微增，继服则大便增，日数次，所下皆水样便，小便亦随之增加，连服药数剂肿胀消，可及时停药，中病即止，防其伤正。张琪教授以大黄、甘遂为主的复方治疗此类腹水皆消退，病情缓解，但必须体质较壮、舌苔厚腻或舌质紫干、腹部肿胀坚硬拒按、大小便不通、脉实或沉滑数有力，辨证属于实热阳证者方可用，否则不宜轻用。张琪教授除用此方治疗肾病综合征之重度腹水外，肝硬化、结核性腹膜炎腹水亦有效。但必须与补脾益气之药相伍，正邪兼顾，消补兼施方能取效，师仲景之方更要师仲景用药之法，方可谓得仲景之真谛。更应注意甘遂有毒，峻药宜从小量开始，人体差异，有人服药3～5g即泻水甚多，有人用10g才能达到下泻水样便、小便亦随之增多之功。甘遂炙法很多，张琪教授多用醋浸晒干后用微火炒至黄色，不可炒至黑色，黑色则无效。据现代药理实验甘遂不溶于水，多用粉末吞服，仲景之十枣汤、大陷胸汤即是用粉末，而大黄甘遂汤则是用煎剂。临床有时用粉末，患者服后胃脘不适，恶心呕吐，用汤剂与他药配合则恶心呕吐的不良反应较小，因之治疗以上诸病的高度腹水，与大黄等药同煎，用之亦效。

第四节　经方治疗肾衰竭

半夏泻心汤

【出处】《伤寒论》第149条："伤寒五六日，呕而发热者，柴胡汤证具，而以他药下之，柴胡证仍在者，复与柴胡汤。此虽已下之，不为逆，必蒸蒸而振，却发热汗出而解。若心下满而硬痛者，此为结胸也。大陷胸汤主之。但满而不痛者，此为痞，柴胡不中与之，宜半夏泻心汤。"

《金匮要略·呕吐哕下利病脉证治第十七》："呕而肠鸣，心下痞者，半夏泻心汤主之。"（十）

【方药组成】半夏半升（洗），黄连一两，干姜、甘草（炙）、人参、黄芩各三两，大枣十二枚（擘）。

【功效】寒热平调，消痞散结。

【原治】寒热错杂之痞证。

【在肾系疾病中的应用】①急性肾衰竭；②慢性肾衰竭。

【辨证要点】湿热交阻，脾胃不和证：症见恶心呕吐，胃脘痞满，大便不通，嘈杂喜冷，口中秽臭，发热口干，或虚烦不眠、惊悸不安，或尿少、尿闭，舌质红，苔黄腻，脉滑数。

【临证化裁】张琪教授应用此方治疗肾衰竭时常加入清热祛湿化浊或活血解毒之品。组成如下：

半夏20g　黄连15g　黄芩15g　干姜15g　党参20g　大黄10g　草果仁15g　藿香15g　苍术

10g　紫苏 15g　桃仁 20g　红花 10g

此方用黄连、黄芩苦寒清胃热，干姜温脾除湿，半夏降逆和胃，人参、甘草、大枣补中健脾，合之热清、湿除，脾气得以健运，胃气得以和谐，清升浊降，痞满自然除矣。诸药配合，为辛开苦降、寒温并用、阴阳并调之法，从而达到恢复中焦升降、消除痞满的目的。半夏泻心汤证之病机应包括两方面，其一是寒热交结；其二是虚实夹杂，痞为虚中夹实，其结为轻。本方由三类药物组成：一为苦寒药，如黄芩、黄连；一为辛温药，如干姜、半夏；一为益气补中药，如人参、甘草、大枣，在方剂中多归于和解剂。根据张琪教授经验，辨证当注意舌象，多见舌质红，苔白腻或稍黄，即属湿热，结合症状自然无误。如大便秘者可加小量大黄以通腑泻浊，则湿热除而愈，尤其对吞酸、灼热、呕恶、反胃、嘈杂者其效更佳。

张琪教授以此方化裁治疗急、慢性肾衰竭，均获好的疗效。急性肾衰竭患者方用半夏泻心汤合温胆汤化裁（半夏、黄芩、黄连、枳实、竹茹、厚朴、干姜、茯苓、砂仁等）。方中去人参，恐其滋补太过，有"关门留寇"之弊。增入竹茹以清热化痰、止呕除烦；枳实以行气消痰，使痰随气下；陈皮以理气燥湿；茯苓以健脾渗湿，使湿去痰消；砂仁以和胃化湿。若肿甚酌加泽泻、白术、猪苓、大腹皮、木瓜等利水之品；若大便闭、呕不止，可酌加活血解毒降浊之剂，如桃仁、赤芍、丹参、葛根、大黄、草果仁、连翘、紫苏等；完谷不化者可加神曲、山楂、麦芽。慢性肾衰竭于半夏泻心汤增入大黄、草果仁、藿香、苍术、紫苏、陈皮、茵陈等药。方中用大黄、黄芩、黄连苦寒泻热，草果仁、藿香、苍术等辛香开散、驱除湿邪，两类药熔于一炉相互调济，既不致苦寒伤胃，又无辛燥耗阴之弊。姜夏辛温以散寒，人参、甘草、大枣甘温，以补脾胃之虚，而复其升降之职。如此则寒热互用以和其阴阳，辛苦并进以顺其升降，补泻兼施以调其虚实。诸药合用，共奏和阴阳、顺升降、调虚实之功。

旋覆代赭汤

【出处】《伤寒论》第 161 条："伤寒发汗，若吐若下，解后心下痞硬，噫气不除者，旋覆代赭汤主之。"

【组成】旋覆花三两、人参二两、生姜五两、代赭石一两、甘草三两（炙）、半夏半升（洗）、大枣十二枚（擘）。

【功效】降气消痰、和胃镇肝。

【原治】噫气。

【在肾系疾病中的应用】肾衰竭之恶心呕吐。

【辨证要点】气血瘀滞，肾络损伤，湿浊瘀毒不能排出体外，寒热交阻于中焦证：症见恶心、呕吐，脘腹胀满，不欲饮食，口干、口中异味，舌红苔白腻。

【临证化裁】张琪教授将此方与半夏泻心汤合用化裁治疗肾衰竭之顽固恶心呕吐。组成如下：
代赭石 30g　半夏 15g　黄芩 15g　大黄 15g　黄连 15g　干姜 15g　砂仁 15g　桃仁 15g　桂枝 15g　赤芍 15g　白豆蔻 15g　枳实 15g

方以黄连、黄芩苦寒清胃热；干姜温脾除湿；半夏降逆和胃；大黄、桃仁、赤芍泻热开瘀；桂枝温阳助膀胱气化；砂仁、白豆蔻温脾化浊，防止苦寒伤胃；枳实行气散满而除胀；代赭石重镇降逆。诸药合用，热清、湿除，脾气得以健运，胃气得以和谐，清升浊降，活血解毒，呕恶自止。

白　头　翁　汤

【出处】《伤寒论》第 371 条："热利下重者，白头翁汤主之。"

第 373 条："下利欲饮水者，以有热故也，白头翁汤主之。"

【组成】白头翁二两、黄柏三两、黄连三两、秦皮三两。

【功效】清热解毒，凉血止痢。

【原治】厥阴热利（热毒血痢）。

【在肾系疾病中的应用】尿毒症之顽固泄泻。

【辨证要点】脾阳虚，浊毒壅滞肠道之证：症见顽固泄泻，下利多水样便，亦可混有黏液带血，腹胀，舌红苔黄，脉弦数。

【临证化裁】张琪教授在此方中加入温阳健脾、涩肠止泻之品而成加味白头翁汤。组成如下：

白头翁 20g　黄连 10g　黄柏 10g　米壳 10g　炮姜 10g　白术 15g　诃子 15g　砂仁 10g　甘草 10g

慢性肾衰竭进展至尿毒症期，浊毒内蕴，壅滞肠道，加之脾阳不振，不能运化水湿，脾为湿困，肝主疏泄，肝气亢盛则木胜侮脾，而致泄泻如水、下利不止，亦可夹有赤白黏液，导致津液大量丢失，血容量减少，加速肾功能进一步恶化，控制下泻已刻不容缓。但迄至目前尚无较好的治疗药物，使用西药止泻药也只能缓解一时。张琪教授认为治疗此病当从肝脾入手，方中白头翁味苦寒入肝、胃、大肠经，清肝热以治肝气之亢逆；连柏甘草协同以治热毒下利；白术健脾，炮姜、砂仁温脾醒脾以助运化功能；顽固泄泻不止，大肠已滑脱，故用米壳、诃子涩肠固脱，全方共奏清热解毒、温脾固摄之效。白头翁除清热解毒外，尚能凉血止血，有治热毒血痢之功，尿毒症结肠炎常泄泻与便血同时出现，此药既能清热解毒止泻，又能止血，故为治疗本病之首选药物。

附 子 汤

【出处】《伤寒论》第 304 条 "少阴病，得之一二日，口中和，其背恶寒者，当灸之，附子汤主之。"

第 305 条："少阴病，身体痛，手足寒，骨节痛，脉沉者，附子汤主之。"

【组成】附子二枚（炮，去皮，破八片）、茯苓三两、人参二两、白术四两、芍药三两。

【功效】温经助阳，祛寒除湿。

【原治】阳虚寒湿证。

【在肾系疾病中的应用】慢性肾衰竭并发心力衰竭。

【辨证要点】脾肾阳虚，寒湿内阻之证：症见心悸气短，呼吸困难、不能平卧，浮肿，尿少，畏寒肢冷，舌苔白滑，脉沉无力。

【临证化裁】张琪教授在此方中加入活血利水之品而成温阳益心饮。药物组成：

人参 15g　附子 15g　茯苓 20g　白术 15g　白芍 20g　桂枝 15g　生姜 15g　泽泻 20g　丹参 20g　红花 15g　葶苈子 20g　甘草 15g

本方温补心肾之阳，益气活血行水。方中益气之人参与附子合用温肾壮阳、益气养心，有益气滋阴强心之作用，辅以丹参、红花活血化瘀改善血液循环，加葶苈子者，因其具有强心利尿作用，还可加猪苓、车前子等。

大黄附子汤

【出处】《金匮要略·腹满寒疝宿食病脉证治第十》："胁下偏痛，发热，其脉紧弦，此寒也，以温药下之，宜大黄附子汤。"（十五）

【组成】大黄三两、附子三枚（炮）、细辛二两。

【功效】温里散寒，通便止痛。

【原治】寒实内结之腹痛。

【在肾系疾病中的应用】慢性肾衰竭。

【辨证要点】脾肾阳虚，浊毒内蕴之证：症见恶心欲呕，大便秘结，脘腹胀满，畏寒喜温，手足不温，舌质淡苔白，脉沉紧。

【临证化裁】张琪教授在此方中去细辛加入活血解毒之品制成外用灌肠液进行保留灌肠。组成如下：

附子30g 生大黄30g 蒲公英50g 丹参30g 牡蛎50g 益母草30g

水煎2次，取汁300ml保留灌肠，药后应保留2小时以上为佳。

方中大黄通腑泄浊，行瘀活血，推陈致新，荡涤血中瘀毒；丹参活血祛瘀、除烦安神；益母草活血利尿；生牡蛎固涩敛阴，与大黄合用，可使大便溏而不泄，利不伤正；蒲公英清热解毒，有增强大黄降浊排毒的作用；附子温阳祛寒，与大黄寒温并用，温化湿浊，改善肾功能作用。全方扶正祛邪并举，扶正不留邪，祛邪不伤正，共达温肾阳、泄湿毒、活血化瘀之功。既可排出肠内毒素，清洁肠道，又可清解血分热毒，使邪有出路，通过结肠透析而达到排毒目的。应用此方时注意使大便保持每日2～3次以内，以大便稍不成形为度，切不可大便次数无度、便质溏泄，否则使气阴耗伤，加重慢性肾衰竭进展。

真 武 汤

内容见本章第三节。

肾 气 丸

内容见本章第二节。

第五节 经方治疗其他肾系疾病

薏苡附子败酱散

【出处】《金匮要略·疮痈肠痈浸淫病脉证并治第十八》："肠痈之为病，其身甲错，腹皮急，按之濡，如肿状，腹无积聚，身无热，脉数，此为肠内有痈脓，薏苡附子败酱散主之。"（三）

【组成】薏苡仁十分、附子二分、败酱草五分。

【功效】排脓消痈，振奋阳气。

【原治】肠痈。

【在肾系疾病中的应用】①慢性泌尿系感染；②慢性前列腺炎；③泌尿系结石。

【辨证要点】阳气不足，湿浊停聚，气血壅塞证：症见腰酸痛，恶寒，全身倦怠，尿中脓细胞、白细胞、细菌长期不除；男性阴囊湿冷，前列腺中大量白细胞，卵磷脂小体减少；女性白带清稀，舌润，脉象沉。

【临证化裁】张琪教授将此方加入清热解毒之品而成加味薏苡附子败酱散。组成如下：

薏苡仁30g 附子15g 败酱草30g 白花蛇舌草30g 蒲公英30g 甘草15g

本方温阳解毒排脓，用附子扶助阳气，败酱草苦寒清热解毒、活血排脓，薏苡仁清热利湿，三药合用治阳虚而痛脓不除，用以治疗辨证属阳虚兼热邪者皆效。慢性泌尿系感染患者长期应用抗生素、八正散之类，初有效，继用则无效，缠绵不愈，所见比比皆是，单纯清热解毒，不扶助阳气，正不胜邪所以不愈，用附子配清热解毒药后可药到病除。如兼气虚者可加黄芪 30g，热邪甚者加木通、瞿麦、萹蓄等。另如有前列腺炎，前列腺中大量白细胞，卵磷脂小体减少，腰酸、睾丸湿冷，恶寒，应用此方亦多治愈。

此外张琪教授以薏苡附子败酱散加味辨治泌尿系结石，亦获佳效。常用本方加金钱草 30g、蒲公英 30g、金银花 30g、连翘 20g、桃仁 15g、赤芍 20g、丹参 20g、泽泻 20g、桂枝 15g、茯苓 15g、瞿麦 20g、萹蓄 20g、甘草 15g。温肾阳助气化，清热解毒利湿，通络排石，正邪兼顾。

小 柴 胡 汤

【出处】《伤寒论》第 96 条："伤寒五六日中风，往来寒热，胸胁苦满，默默不欲饮食、心烦喜呕，或胸中烦而不呕，或渴，或腹中痛，或胁下痞硬，心下悸，小便不利，或不渴，身有微热，或咳者，小柴胡汤主之。"

【组成】柴胡半斤，黄芩三两，人参三两，半夏半升（洗），甘草（炙），生姜（切）各三两，大枣十二枚（擘）。

【功效】和解少阳，调达枢机。

【原治】少阳证。

【在肾系疾病中的应用】泌尿系感染。

【辨证要点】少阳外感，膀胱湿热，湿热之邪客于膀胱，气化失司，水道不利，兼外感之邪不解证：症见小便频数，点滴而下，尿道灼热刺痛，急迫不爽，尿色黄赤，伴恶寒发热，口苦咽干，恶心呕吐，舌苔白腻，脉弦数。

【临证化裁】张教授在此方中加入清热利湿通淋药治疗急性期泌尿系感染，组方如下：

生石膏 50g　柴胡 20g　瞿麦 20g　萹蓄 20g　车前子 20g　黄芩 15g　半夏 15g　石韦 15g　大黄 5g　甘草 10g

方中小柴胡汤疏解外邪，生石膏清热泻火，石韦、瞿麦、萹蓄利水通淋，大黄泻热解毒，全方共奏疏解外邪、利水通淋之功。

五 苓 散

【出处】《伤寒论》第 71 条："太阳病，发汗后，大汗出，胃中干，烦躁不得眠，欲得饮水者，少少与饮之，令胃气和则愈。若脉浮，小便不利，微热消渴者，五苓散主之。"

【组成】猪苓十八铢（去皮）、泽泻一两六铢、白术十八铢、茯苓十八铢、桂枝半两（去皮）。

【功效】通阳化气利水。

【原治】太阳病水液输布失常，气化不利证。

【在肾系疾病中的应用】①神经源性膀胱；②肾积水；③泌尿系感染。

【辨证要点】肾阳虚，气化不利，水蓄膀胱之证：症见小便不利，小腹胀满，或见小腹冷痛，或口干欲饮，或伴尿道挛急疼痛，或伴眼睑浮肿，苔白滑，脉浮或浮数者。

【临证化裁】张琪教授常在本方中加入温阳利湿活血之品组成加味五苓散，组成如下：

泽泻 20g　猪苓 20g　茯苓 20g　白术 15g　桂枝 15g　小茴香 15g　川椒 15g　附子 10g　乌药 15g　土茯苓 30g　桃仁 15g　丹参 15g　甘草 20g

在原方基础上加小茴香、川椒、附子温肾阳助膀胱气化，且能散寒止痛；桃仁、丹参、乌药活血行气，助利水；土茯苓利湿通淋。寒主收引，阳虚阴寒内生故可见小腹冷痛、尿道拘挛疼痛。除上述药物外，还可加芍药、甘草以缓急止痛，张琪教授还善用威灵仙治疗寒气上冲之尿道抽掣疼痛。

肾 气 丸

【出处】《金匮要略·血痹虚劳病脉证并治第六》："虚劳腰痛，少腹拘急，小便不利者，八味肾气丸主之。"（十五）

【方药组成】干地黄八两、山药四两、山茱萸四两、泽泻三两、茯苓三两、牡丹皮三两、桂枝一两、附子（炮）一两。

【功效】补肾助阳。

【原治】虚劳腰痛，少腹拘急，小便不利。

【在肾系疾病中的应用】①前列腺增生；②前列腺炎。

【辨证要点】肾气不足，固摄失司，精微外泄之证：症见排尿不畅，尿流细，尿有余沥，会阴坠胀，小腹胀，腰酸乏力，头晕耳鸣，遗精滑泄，舌体胖，舌质淡红，脉沉或沉而无力。

【临证化裁】张琪教授用此方合滋肾通关丸加减自拟补肾温通饮。组方如下：

熟地20g 山茱萸15g 茯苓15g 泽泻15g 附子10g 肉桂10g 知母10g 黄柏10g 川椒10g 茴香15g 橘核15g 大黄7g 桃仁15g 瞿麦15g 萹蓄15g

本方用八味肾气汤原方补肾温阳助气化；茴香、川椒、橘核温通阳气，辛开行气开窍；知母、黄柏滋肾阴，合肉桂为通关丸，以防无阴则阳无以化，有通关利水之效；萹蓄、瞿麦清热利水通淋，因癃闭、膀胱尿潴留、尿液兼夹湿热，故须以清热利水；辅佐桃仁、大黄化瘀血痰浊、消坚化积。全方消补寒温并用，扶正祛邪，标本兼顾，用于前列腺增生、前列腺炎多有效。

医案篇　张琪教授运用经方经验

第四章 经方临床应用——《伤寒论》部分

第一节 桂枝汤类

桂枝加附子汤

【出处】《伤寒论》第20条："太阳病，发汗，遂漏不止，其人恶风，小便难，四肢微急，难以屈伸者，桂枝加附子汤主之。"

【组成】桂枝三两、芍药三两、甘草三两（炙）、生姜三两（切）、大枣十二枚（擘）、附子一枚（炮，去皮，破八片）。

【功效】温经复阳，固表驱风，复阳敛液。

【方义】桂枝加附子汤治疗太阳病汗不得法，导致汗出淋漓不止，进而造成阴阳两伤，是治疗阴阳两伤表未解证候的经方。本方温阳药与益气药相配，以治阳虚；补血药与益气药相配，气血互相化生。"其人恶风"，一则为表邪未解，再则为过汗伤阳、腠理不固、不耐风袭之故，当以桂枝汤。桂枝汤为治太阳中风证的主方，有调和营卫、解肌发汗、滋阴和阳的作用。方以桂枝为君，味辛性温，辛能发散，温通卫阳，以解卫分之邪；芍药为臣，味酸性寒，滋阴和营以固护营阴。生姜味辛，可助桂枝解肌泄邪；大枣味甘，可佐芍药和营益阴；甘草性味甘平，调和诸药，有安内攘外之功。"发汗，遂漏不止"，故加附子扶阳温经、固表止汗。诸药合用共达温经复阳、固表祛风、复阳敛液之效。

【原治】太阳病发汗太过，表证不解，风寒留表，阳虚不固，阳虚汗漏。

【辨证要点】太阳中风，汗出过多，阳虚失固，营阴外泄以致汗出不止、恶风发热、头痛、汗出、乏力、四肢屈伸不利者。

1. 自汗（自主神经功能紊乱）

病案1 李某，男，23岁，1980年3月6日初诊。

病史：自汗甚多1年余，尤在精神紧张时汗出不止。西医诊断为自主神经功能紊乱，经治不愈。

初诊 头面汗出如洗，遍身衣裳皆湿，头眩，夜眠多梦纷扰，健忘，手厥冷，脉沉，舌淡苔白滑。

辨证分析：属表虚不固一证。应治以固表祛风。宜桂枝加龙骨牡蛎汤加黄芪主治。连用8剂，头晕稍有好转，自汗仍不减，因思本案手脚厥冷，汗出淋漓不止，乃阳虚不能卫外，故改用桂枝加附子汤增味主治。

方药：桂枝20g 白芍20g 甘草10g 红枣5枚 生姜10g 附子10g 煅龙骨20g 煅牡蛎20g 麻黄根15g 党参15g 黄芪50g 五味子15g。水煎，日1剂，分2次服。

二诊 服上方8剂，自汗明显减少，头晕减少，全身较前有力，但仍有手脚厥冷、颤抖。效不更方，继服上方。

三诊　连用上方 20 剂，附子逐渐增量，增至 25g，已无汗出，手凉转温，睡眠亦大好，无梦。嘱继续服用 10 剂后停药观察。

按语　本例自汗，西医诊断为自主神经功能紊乱，治之周效。初诊时，虽按表虚不固治之，效仍不显，后据其汗出淋漓而手足逆冷的特点，认为卫阳虚为病之本。《内经》曰："阳在外，阴之使也；阴在内，阳之守也。"卫阳不能固于外，则营阴不能守于内，故汗出淋漓不止；"四肢者，诸阳之本也"，阳虚不能温煦四末，故手足厥冷；"阳气者，精则养神，柔则养筋"，阳虚不能养神柔筋，故神疲肢颤；清阳不能上奉于清空，故头晕健忘；"汗为心之液"，汗出过多，伤及心神，故失眠多梦；汗出过多，伤津耗气，故全身倦怠乏力。《伤寒论》曰："太阳病，发汗，遂漏不止，其人恶风，小便难四肢微急，难以屈伸者，桂枝加附子汤主之。"其所述病因和症状与本案虽不完全相符，但"汗出遂漏不止"的主证相同，病机则一，故予桂枝加附子汤增味而效。

病案 2　赵某，女，36 岁，2011 年 4 月 6 日初诊。

主诉：时时汗出 1 个月。

初诊　自汗出，腋窝汗出，头凉，恶风，恶心呕吐，四肢怕冷。

辨证分析：属内伤发热一证。应治以收敛浮阳。宜桂枝加附子汤主治。

方药：桂枝 20g　白芍 20g　甘草 15g　生姜 15g　大枣 5 枚　附子 10g　龙骨 20g　牡蛎 20g　太子参 20g　黄芪 30g　丹参 20g　赤芍 20g　川芎 15g　益母草 30g　桃仁 20g　丹皮 15g　乌药 15g　延胡索 15g　天麻 15g　钩藤 15g　全虫 10g　泽兰 15g。水煎，日 1 剂，分 2 次服。

二诊　2011 年 6 月 1 日。服上方后，出汗减少，后颈部转暖，易感冒好转，足冷，足遇冷则矢气，小腿酸软，后背怕风，肩酸沉，身痛，大便每日 3～4 次。方用桂枝加附子汤加小建中汤加左金丸化裁。

方药：黄芪 40g　太子参 20g　桂枝 20g　白芍 20g　甘草 15g　生姜 15g　大枣 5 枚　附子 10g　白术 20g　茯苓 20g　山药 20g　肉豆蔻 15g　诃子 20g　龙骨 20g　牡蛎 20g　吴茱萸 10g　川连 10g　陈皮 15g　枳壳 15g　砂仁 15g　炮姜 20g。水煎，日 1 剂，分 2 次服。

三诊　2011 年 6 月 15 日。怕风愈，出汗明显好转，胃痛明显好转，有空腹感，仍身痛，足怕凉，小腿酸软，足跟酸，面虚浮，肩膀酸沉。方用参芪建中汤化裁。

方药：桂枝 20g　白芍 25g　甘草 15g　生姜 15g　大枣 5 枚　黄芪 30g　太子参 20g　茯苓 15g　白术 20g　山药 20g　薏苡仁 20g　乌梅 15g　诃子 20g　五味子 15g　补骨脂 15g　肉豆蔻 10g　仙灵脾 15g　巴戟天 15g　肉苁蓉 15g　仙茅 15g　龙骨 20g　牡蛎 20g　天麻 15g　全虫 10g　葛根 15g。水煎，日 1 剂，分 2 次服。

随访：患者 1 年来已无汗出，症状皆消失，远期疗效满意。

按语　张琪教授认为此汗出为一过性，汗止则液自复，故不需滋养阴液的药物。附子与潜阳药治疗低热，阴亏阳气浮越于外，即属内伤发热范畴，症见倦怠乏力、自汗出、头昏气短、舌嫩、脉象虚数。此类发热，用甘温除热法无效，张琪教授常用龙牡以收敛浮阳，加附子引火归原，加用人参以益气，白薇、银柴胡、青蒿等以清虚热颇效。

2. 寒痹（交感神经紊乱）

病案　阚某，女，35 岁，2005 年 6 月 17 日初诊。

病史：患者 2 个月前因外出活动后汗出受风，出现周身关节痛，腰腹冷痛，遇冷加重。西医诊断为交感神经紊乱。

初诊　遇冷后关节痛，腰腹冷痛，畏风寒、易感冒，汗出不止，夜间衣被俱湿，手凉，舌红苔白滑，脉沉弱。

辨证分析：属寒痹一证。应治以散寒除痹。宜桂枝加附子汤主治。

方药：桂枝 15g　白芍 20g　甘草 15g　生姜 15g　大枣 5 枚　附子 10g　西洋参 15g　黄芪 30g　五味子 15g　乌梅 15g　麦门冬 15g　龙骨 20g　牡蛎 20g　杜仲 15g　巴戟天 15g　小茴香 15g　肉苁蓉 15g。水煎，日 1 剂，分 2 次服。

二诊　2005 年 7 月 8 日。服前方畏寒好转，汗出减少，药后胃酸较重，夜间出汗较重，腰凉，舌红，苔白。

方药：桂枝 15g　白芍 20g　甘草 15g　生姜 15g　大枣 5 枚　附子 10g　西洋参 15g　黄芪 30g　麦门冬 15g　大花粉 15g　龙骨 20g　牡蛎 20g　杜仲 15g　巴戟天 15g　淫羊藿 15g　肉苁蓉 15g。水煎，日 1 剂，分 2 次服。

三诊　2005 年 7 月 29 日。服前方后自汗好转，仍畏寒，腰腹冷，眼睑浮肿，偶有心慌，月经不调、量少。

方药：桂枝 15g　白芍 20g　甘草 15g　生姜 15g　大枣 5 枚　附子 10g　西洋参 15g　黄芪 30g　麦门冬 15g　天花粉 15g　知母 15g　龙骨 20g　牡蛎 20g　当归 20g　川芎 15g　丹参 15g　益母草 30g。水煎，日 1 剂，分 2 次服。

四诊　2005 年 8 月 19 日。服前方后自汗、畏寒均好转，自述右半身几乎无汗，左半身出汗，腰腹凉无疼痛。

方药：熟地黄 20g　山茱萸 20g　山药 20g　茯苓 15g　牡丹皮 15g　泽泻 15g　附子 10g　桂枝 15g　巴戟天 15g　党参 20g　黄芪 30g　龙骨 20g　牡蛎 20g　白芍 20g　川芎 15g　丹参 15g　益母草 30g　甘草 15g　生姜 15g　大枣 5 枚。水煎，日 1 剂，分 2 次服。

五诊　2005 年 9 月 9 日。服前方后仍有汗出，腰痛，腰以下凉，月经周期长。

方药：当归 20g　川芎 15g　白芍 15g　熟地 20g　秦艽 15g　羌活 15g　防风 15g　桑寄生 20g　桂枝 15g　杜仲 15g　山茱萸 20g　山药 20g　枸杞 20g　丹参 15g　益母草 30g　地龙 15g　附子 10g　芦巴子 10g　生姜 15g　大枣 5 枚。水煎，日 1 剂，分 2 次服。

六诊　2005 年 9 月 30 日。服前方后自汗、腰痛均减轻，腰以下凉（小腹、下肢凉），月经错后，月经量少，月经前小腹、腰不适，舌紫暗，少苔。

辨证分析：腰以下凉（小腹、下肢凉）乃为寒邪未尽；月经错后，月经量少，月经前小腹、腰不适为血瘀、血行不畅。投以当归四逆汤加减。

方药：当归 25g　桂枝 20g　赤芍 20g　细辛 5g　甘草 15g　通草 10g　生姜 15g　大枣 3 枚　王不留行 30g　寄奴 20g　鸡血藤 30g　小茴香 15g　附子 10g　桃仁 15g　红花 15g　丹参 20g　川芎 15g　牡丹皮 15g　乌药 15g　枳壳 15g。水煎，日 1 剂，分 2 次服。

后经复诊月经已恢复正常，除手足稍有冷感，余症俱除。

按语　患者素有腰腹痛、手足冷、自汗、畏寒症，因一次感冒汗出受风、周身肢节痛、汗出不止、腰腹冷痛加重、气短乏力，此属肾阳素虚。新感后营卫不和，汗出不止，手足厥冷，周身肢节疼痛，治疗当以桂枝汤调和营卫，加附子、龙牡以温阳祛邪止汗，复用参芪益气，巴戟天、淫羊藿、肉苁蓉、杜仲温补肾阳，治腰腹冷痛。经三诊诸症均明显好转，自汗已大为减少，腰腹冷痛均明显减轻。后有月经不调，经来量少、延期、经前小腹不适，此属寒凝血瘀，六诊后用当归四逆汤加温阳、活血通经之品治疗。后经复诊月事已通，汗出止，经继服此方，月事已基本恢复正常。

3. 心悸（心律失常）

病案　王某，女，36 岁。

病史：患者既往心肌炎病史 3 年余，频发室性期前收缩，用抗心律失常药无效，时出现三联律、二联律。

初诊　全身乏力，胸满短气心悸，手足厥冷，舌白润，脉结代。

辨证分析：属心阳与心气俱虚，血运受阻一证。应治以扶心阳益心气，疏郁通络。宜桂枝加附子汤加减主治。

方药：桂枝 15g　附子 15g　甘草 10g　红参 15g（另包）　麦冬 15g　五味子 10g　丹参 15g　郁金 10g　半夏 10g。水煎，日 1 剂，分 2 次服。

二诊　服上方 16 剂，期前收缩大减，脉象有力，但 1 分钟仍出现 1～2 次或 3 次间歇，较服药前有力，手足转温。继用上方加减。

三诊　服上方 18 剂，期前收缩消失，从而痊愈。

按语　本案为心肌炎心气阳俱虚夹血瘀者，心、脾、肾阳亏虚，而致命门火衰，无以暖土，脾阳亦衰，气血不足，心阳亦虚，鼓动无力，故畏寒身冷、手足厥冷、脉结代；治以温通心肾之阳为主，兼以通行血脉，方用桂枝附子汤加味。方中桂枝、附子合用，振奋心肾之阳，共奏温阳通脉之功；郁金、木香行气导滞；丹参活血安神。全方具温通心肾、通阳行气、通行血脉之功。

桂枝加厚朴杏子汤

【出处】《伤寒论》第 18 条："喘家作，桂枝汤加厚朴杏子佳。"

第 43 条："太阳病，下之微喘者，表未解故也，桂枝加厚朴杏子汤主之。"

【组成】桂枝三两（去皮）、甘草二两（炙）、生姜三两（切）、芍药三两、大枣十二枚（擘）、厚朴二两（炙、去皮）、杏仁五十枚（去皮尖）。

【功效】解肌发表，降气平喘。

【方义】桂枝加厚朴杏子汤是仲景治疗哮喘病证的经方之一，本方为桂枝汤加厚朴杏仁而成。桂枝辛温，辛能发散，温通卫阳。芍药酸寒，酸能收敛，寒走荣阴。桂芍相配于发汗中寓敛汗之旨，和荣中有调卫之功。生姜之辛，佐桂枝以解表；大枣之甘，佐芍药以和中。甘草甘平，有安内攘外之能，用以调和中气，即以调和表里，且以调和诸药；厚朴苦辛温，消痰除满、下气降逆；杏仁苦温，宣肺化痰、止咳平喘。诸药相和，功能解肌祛风、降气平喘，为素有咳喘而兼外感之妙方。

【原治】太阳病下后表不解兼喘或外感风寒引发宿疾喘息。

【辨证要点】风寒在表，营卫不和，肺气上逆，以致发热汗出、恶风、头痛、咳喘气逆者。

1. 喘证（病毒性肺炎）

病案　赵某，男，3 岁，1972 年 3 月初诊。

病史：在某医院住院 1 个月，诊断为病毒性肺炎。

初诊　高热不退，体温 39.7℃，咳嗽、喘息、喉中痰鸣，下利（溏泄），足冷面青，唇淡舌淡，苔白润，脉浮滑，指纹青透气关。

辨证分析：属风寒犯肺，外邪内陷，肺气不宣一证。应治以解表调和营卫。宜桂枝加厚朴杏仁汤增味主治。

方药：桂枝 5g　白芍 5g　甘草 2.5g　厚朴 5g　杏仁 5g　生姜 1 片　红枣 1 枚　前胡 2.5g　牛蒡 2.5g。水煎，频频灌之。

二诊　服药 1 剂后，全身微汗，热渐退，体温 38℃，继又服前方 2 剂，全身不断汗出，发热退，体温降至 36.2℃，唯有喉中痰鸣不减。继续用麻黄汤后治愈。

按语 本病例虽高热不退，喘咳，似属热症，但唇淡、舌淡、苔白、足冷、下利、面青、指纹青色透气关，则非里热，乃表邪内陷，肺气不宣，此时愈用寒凉之药，则邪内陷愈甚，阻遏气机，病必不除。用桂枝辛温解表调和营卫，使内陷之邪外达于表而解。厚朴、杏仁降肺气定喘，加前胡、牛蒡以助其宣通肺气，用药3剂全身汗出，发热随之而退，咳喘好转。

2. 喘证（支气管哮喘）

病案 万某，女，63岁，2001年2月13日初诊。

病史：患者支气管哮喘病史20余年，发作时呼吸困难，喉中痰鸣声，遇冷加重。转诊于当地医院，症状时轻时重。3天前又遇风寒加重。

初诊 恶风发热，汗出鼻塞，咳嗽气喘，痰白清稀，舌淡苔白厚而腻，脉浮缓。

辨证分析：属风寒表虚证。应治以解肌祛风，调和营卫，行气平喘。宜桂枝加厚朴杏子汤主治。

方药：桂枝30g 白芍30g 生姜30g 甘草20g 大枣8枚 炙厚朴25g 杏仁20g。水煎，日1剂，分2次服。

二诊：服药3剂，患者咳喘明显减轻，此方继服5剂，患者诸症好转，无明显不适。此患者平素患有喘疾，邪解喘定，当考虑理脾健中、温肺化痰，以治其本。

按语 张琪教授强调此方证辨证要点除风寒袭表，卫气不宣之喘外，还当有头痛、发热、汗出、恶风、脉浮缓等风寒表虚证，治当解肌祛风、降气定喘。桂枝加厚朴杏子汤即桂枝汤加厚朴、杏仁而成。本案见恶风发热、汗出鼻塞、脉浮缓，均为营卫不和之桂枝汤证，故用桂枝汤解肌祛风、调和营卫；厚朴性温味苦且辛，其力不但下行，又能上升外达，入肺以治外感喘逆，为温中下气之要药；加杏仁，其性苦温降泄，辛甘质润，温而不燥，长于降气止咳、祛痰定喘。全方表里同治，标本兼顾，为治疗太阳中风兼肺气上逆喘息之良方。

3. 喘证（支气管炎、肺气肿）

病案 唐某，男，54岁，2007年2月18日就诊。

病史：自诉平素多汗，易于感冒，10余年前因感冒风寒而患急性支气管炎，于当地诊所治疗，由于持续高热，转入他院治疗，病情好转后出院，自此每逢秋冬季天气寒冷，咳嗽咯白色黏液泡沫痰等症状反复发作。外院诊断为慢性支气管炎、肺气肿。3日前感受风寒，出现咳嗽，吐白稀泡沫痰，时汗出恶风，伴有身痛等症状。

初诊 咳嗽，咯白色泡沫痰，恶寒发热，头痛鼻塞，鼻流清涕，汗出，舌淡苔薄白脉浮虚。查体温37.7℃，两肺闻及干啰音。胸部X线示双肺纹理粗乱，透明度增强；血常规示白细胞10.2×10^9/L，中性粒细胞比率0.7。

辨证分析：属外感风寒引动宿疾而发。应治以益气固卫，解肌祛风，降气止咳。宜桂枝加厚朴杏子汤化裁主治。

方药：桂枝15g 白芍15g 炙甘草5g 炒杏仁10g 厚朴15g 生姜10g 大枣5枚 生黄芪15g 白术10g 防风5g。水煎，日1剂，分2次服。

二诊：服药3剂，咳平而汗出减少，恶寒发热、头痛鼻塞、鼻流清涕诸症消失，效不更方，原方继服5剂，诸症消失。又予以益气固表、健脾化痰之品，以善其后。

随访1年，曾有一次感受风寒而诱发，症状轻微，及时依法调理而缓解。

按语 慢性支气管炎、肺气肿属于中医的"咳嗽"、"哮证"、"喘证"、"肺胀"范畴，病位在肺，病程缠绵，多累及脾、肾，后期病及于心。病理性质多属标实本虚，但有偏实、偏虚的不同，且多以标实为急。外感诱发时则偏于邪实，平时偏于本虚。其病机为凤有伏痰，本案即为"伏痰"遇外感而引发，表里同病，新病痼疾兼见。故用桂枝加厚朴杏子汤化裁，方中桂枝汤发汗解肌、调和营卫，加厚朴下气消痰，杏仁降气平喘，黄芪、白术、防风即玉屏风散以益气固卫；治病求本，故以益气固表、健脾化痰之品，以善其后。

桂枝加芍药汤

【出处】《伤寒论》第279条："本太阳病，医反下之，因而腹满时痛者，属太阴也，桂枝加芍药汤主之。"

【组成】桂枝三两（去皮）、芍药六两、生姜三两（切）、大枣十二枚（擘）、甘草二两（炙）。

【功效】通阳益脾，活络止痛。

【方义】桂枝加芍药汤为桂枝汤倍用芍药而成，桂枝汤为太阳表证风剂之正方。太阳经既是六经病症之进路，亦是六经病症之出路。身体强壮者，病变多传三阳；体质虚弱者，病变多传三阴。误汗、误下，也能传入阳明，更可以不经少阳、阳明而经传三阴。但三阴病也不一定从阳经传来，有时外邪可以直中三阴。故桂枝汤不只是太阳病之表剂，也可为太阴病之表剂。然而桂枝汤用于太阴病的用法，又不是单纯太阳病可以相比的，应当根据太阴病所见之证有所加减变化。故有桂枝加芍药汤，而其中芍药重用，加至六两，使桂枝汤从调和阴阳之剂变为以阴和阳之剂。腹满时痛，将芍药倍加三两，佐以甘草，酸甘相辅，恰合太阴之主药；且倍加芍药，又能引桂枝深入阴分，升举其阳，辟太阳陷入太阴之邪。又有姜、枣为之调和，则太阳之阳邪，不留滞于太阴。

【原治】太阳病误下邪陷太阴。

【辨证要点】脾伤气滞络瘀，主要症状为腹满腹胀、时时阵痛、纳呆、呕吐、溏泄者。

1. 胃痛（十二指肠溃疡）

病案 郑某，男，22岁，1992年4月18日初诊。

病史：自述经某医院X线钡餐胃透示，十二指肠球部有龛影，诊断为十二指肠球部溃疡。

初诊 胃脘痛，喜温热喜按，发作时用手按之或用热水袋熨之痛可减，空腹饥饿时多发作，得食后可缓解，痛时口中泛清水，消瘦，全身无力，大便溏日1~2次，无便血，脉象弦迟，舌滑润。

辨证分析：属肝木乘脾，脾胃虚寒，肝脾不和之证。应治以和胃止痛。宜桂枝加芍药汤增味主治。

方药：桂枝20g 白芍40g 甘草15g 生姜15g 红枣6枚 吴茱萸7.5g 陈皮15g。水煎，日1剂，分2次服。

二诊 服药6剂，胃脘未痛，食欲增，自觉胃脘舒适，为从来未有之感，大便溏，脉象弦迟，舌润。继宜前方增减主治。

方药：桂枝20g 白芍40g 甘草15g 生姜15g 红枣6枚 吴茱萸7.5g 茯苓15g 陈皮15g。水煎，日1剂，分2次服。

三诊 服上方9剂，胃脘未痛，未泛清水，大便日1次不溏，食欲增进，全身有力，体重增1.5kg，脉象沉舌润，嘱停药复查。

四诊 5月17日胃透检查，十二指肠球部龛影完全消失。

按语 本病案属于肝旺脾虚、脾胃虚寒、肝气乘脾之溃疡病，辨证以胃脘痛喜暖喜按、泛清水、大便溏薄、舌滑润、脉弦迟为特征，治以桂枝加芍药汤，重用芍药以抑肝，肝气得平则脾自健。李时珍《本草纲目》谓"白芍药益脾，能于土中泻木"，即指泻肝气之横逆以益脾；桂枝、生姜以温脾；甘草、大枣以和脾胃，为治疗此类脘腹痛之有效方剂。本例加吴茱萸温中辛开降浊阴；陈皮和胃，以治清水上泛；由于大便溏，二诊加白术、茯苓健脾止泻，服药后诸症消除，龛影失而痊愈。

2. 胃痛（胃肠痉挛痛）

病案　王某，女，47岁，1997年4月19日初诊。

主诉：腹痛2年余，加重半年。

病史：患者2年前无明显诱因出现腹痛，发作时疼痛难忍，发作多在午夜12时左右，剧痛不能入睡，曾经去北京、上海各大医院及哈尔滨市（此后，均简称哈市）医院系统检查均无结果，未确诊，亦曾用过中药未效，经介绍来门诊就医。

初诊　观其体瘦，面色青暗不泽，面呈痛苦表情，舌润，边稍紫，脉象左右沉弦有力，询问其痛如肠中牵拉样，经胃镜检查无器质性改变。

辨证分析：属肝木侮土证。应治以活血通络止痛。宜以桂枝加芍药合活络效灵丹主治。

方药：桂枝20g　白芍50g　甘草25g　生姜20g　红枣5枚　当归20g　丹参20g　乳香10g　没药10g　延胡索15g　金铃子20g　白术15g　茯苓15g。水煎，日1剂，分2次服。

二诊　病情大减，经过如下。24～25日仍腹满，但较轻；26～27日腹未痛，夜间安稳入睡，自觉腹中气体下行，多矢气，腹中舒适觉松，大便日1行，较稀，舌脉如前。仍用上方化裁主治。

方药：桂枝20g　白芍50g　甘草25g　延胡索15g　砂仁15g　生姜15g　红枣5枚　当归20g　丹参20g　乳香10g　没药10g　金铃子15g　白术15g　茯苓15g。水煎，日1剂，分2次服。

三诊　服上方7剂，1周内腹基本未痛，仅有2次夜间小痛，很快即逝，腹中仍有气不通畅之感，似欲大便，但又不通畅，脉沉已无弦象，舌润苔白。继续用上方加川朴15g、枳实15g、广木香10g以行气。

四诊　1周未腹痛，腹中宽松舒适，自述为2年来未有现象，大便日1行，脉象缓，舌正红薄苔，继以此方调治；又2次复诊腹痛已愈，未再发作，从而痊愈。

按语　本病案之腹痛，西医检查未发现器质性病变，中医根据证脉全面综合分析为肝气乘脾证，用桂枝加芍药汤，重用芍药以敛阴柔肝，平肝气之亢逆，再用桂枝、生姜以温中，大枣、甘草以健脾甚为合拍。但因发病2年余，病入络，伴面色青、舌边紫，伴有血络瘀阻，故用活络效灵丹原方加金铃子、延胡索活血通络止痛，用后收效明显。同时伴有大便溏，故伍以白术、茯苓等以健脾止泻，且木旺乘土，一方面疏肝平木，一方面又须培土健脾，术、苓尤须用之。三诊有气滞不通之感，又加川朴、枳实、木香以行气。

小 建 中 汤

【出处】《伤寒论》第100条："伤寒，阳脉涩，阴脉弦，法当腹中急痛，先与小建中汤，不差者，小柴胡汤主之。"

第102条："伤寒二三日，心中悸而烦者，小建中汤主之。"

【组成】桂枝三两（去皮）、芍药（六两）、甘草二两（炙）、生姜三两（切）、胶饴一升、大枣十二枚（擘）。

【功效】温中补虚，调和气血。

【方义】本方为桂枝汤倍芍药加胶饴组成。方中重用甘温质润之饴糖为君，温中补虚，和里缓急。臣以辛温之桂枝温阳祛邪，取营卫不足润而散之之意；酸甘之白芍和营益阴，缓急止痛，取津液不通收而行之之意。佐以生姜温胃散寒，大枣补脾益气。炙甘草益气和中，调和诸药。其中饴糖配桂枝，辛甘化阳，温中焦而补脾虚；芍药配甘草，酸甘化阴，缓肝急而止腹痛。诸药合用，共奏温养中气、平补阴阳、调和营卫之功。方中辛甘合化生阳，酸甘合化生阴，使脾胃健运，营卫通和，津行精生，诸症自愈。

【原治】伤寒里虚，心中悸而烦。

【辨证要点】中焦虚寒，气血不足，复被邪扰以致心悸、心痛、腹中急痛、喜温喜按，或伴有恶寒发热者。

1. 胃痛（自主神经功能紊乱）

病案 栗某，男，39岁。

病史：胃脘部胀闷疼痛反复发作6年，经相关实验室及辅助检查，未见器质性病变，西医诊断为自主神经功能紊乱，经西药治疗症状时重时缓。

初诊 胃脘作痛，得温痛减，喜揉喜按，心悸气短，恶寒怕冷，倦怠乏力，食纳不香，大便微溏，舌淡嫩，苔薄，脉沉。

辨证分析：属中焦虚寒，脾虚失运，气血不足，心神失养一证。应治宜培中滋源，滋生气血。宜小建中汤主治。

方药：桂枝15g 白芍30g 生姜10g 大枣4枚 炙甘草6g 饴糖45g（分冲）。水煎，日1剂，分2次服。

二诊 服药1周，胃脘部胀满疼痛好转，余诸症减轻。继服上方10余剂，诸症皆除。

按语 患者久病脾虚，气血双亏，里虚邪扰，气血不足，心无所主，而见心悸；脾主大腹，气血双亏，脾络失养，故胃脘部胀闷疼痛，阳虚则得温痛减，喜揉喜按。小建中汤为专治脾胃两虚之主方，方中桂枝性温，通行阳气，温中散寒；饴糖味甘而厚，缓急止痛，合芍药酸甘化阴，合桂枝辛甘化阳；芍药味酸，收敛阴血，养荣平肝；甘草甘平，调中益气；大枣补脾滋液；生姜健胃理气。该方酸甘化阴，辛甘化阳，使之阴阳相生，中气自立。临床张琪教授常用此方加减化裁治疗中焦虚寒证。

2. 经行腹痛（痛经）

病案 王某，女，32岁，2006年4月21日初诊。

主诉：经行后小腹疼痛2年余。

病史：患者平素身体较弱，常腹中冷痛，每月经行后小腹疼痛绵绵不止，热敷痛减。月经周期正常，行经量少色淡质稀，经期持续4~7天。

初诊 畏寒肢冷，体倦乏力，纳食欠佳，面色少华，舌质淡，苔白，脉细弱。

辨证分析：属中气虚弱，气血不足，冲任虚损之痛经一证。应治以温中补虚，缓急止痛。宜小建中汤化裁。

方药：桂枝10g 白芍20g 甘草10g 生姜5片 大枣5枚 饴糖30g（蒸兑） 当归15g 延胡索10g。水煎，日1剂，分2次服。

二诊 服药7剂后痛经时间缩短，畏寒肢冷减轻，于下次月经净后守方继服5剂，并嘱其忌食生冷，再次行经疼痛未作。连续调治3个月，随访1年痛经未复发。

按语 脾胃为后天之本，气血生化之源，患者素禀体虚，脾胃虚弱，化源匮乏，加之经行后血海空虚，胞脉失养，故见经期或经净后小腹隐痛、喜温喜按；气虚阳气不充，血虚精血不荣，故经血色淡、量少、质稀，余症亦为血虚气弱之象。用小建中汤，意在建中培土，补气生血，调和营卫，使气血流畅，缓急止痛。方中饴糖甘温质润入脾，益脾气，养脾阴，温脾阳，缓脾急；芍药养血和血，柔肝缓急；桂枝温运脾胃，生化气血；炙甘草甘温益气，既助饴糖、桂枝辛甘养阳、益气温中缓急，又合芍药酸甘化阴，柔肝益脾和营，并调和诸药；生姜温暖脾胃之气，与桂枝相合，助阳以化气；大枣补脾，与当归、芍药相合以化气生血。诸药相合，辛甘化阳，酸甘化阴，使中气建、化源充，则五脏有所养，全身气血运行不滞，以达温中补虚、缓急止痛之效。

3. 呃逆（膈肌痉挛）

病案 刘某，女，60岁，2013年7月10日初诊。

主诉：呃逆7年，加重5个月。

病史：患者于2006年开始出现呃逆，当时做胃镜检查提示炎性息肉，经手术摘除后呃逆无缓解，经中西医治疗罔效。

初诊 呃逆连连，排便后心中空虚、心慌气短，饭后亦觉心中无底，头时不清爽，纳食可，无胃脘胀痛，大便日1～2次，第2次不成形，时有口干，舌淡暗苔薄白，脉沉细数。

辨证分析：属胃虚气逆证。应治以建中平逆。宜小建中汤合橘皮竹茹汤加味。

方药：太子参20g 白芍20g 桂枝15g 甘草15g 生姜15g 大枣3枚 砂仁15g 白术20g 茯苓15g 陈皮15g 竹茹15g 麦冬15g 天花粉15g 石斛20g 川连10g。水煎，日1剂，分2次服。

二诊 2013年9月4日。自诉服上药14剂后效好，呃逆已止，近几日受凉后稍反复，程度轻，便后空虚感服至第4剂药已明显减轻，大便成形，舌淡暗苔薄白有津，脉滑数。复于上方加以半夏15g、紫苏15g温中降逆。

按语 患者以呃逆为主诉就诊，呃逆常见的治疗方法多为降逆和胃，如旋覆代赭石汤证，但此患者排便后心中空虚、心慌气短揭示出脾虚的基本病机，因排便后脾气清阳不升，则心失濡养而现悸而烦。张琪教授施以小建中汤建中州，橘皮竹茹汤平逆和胃正合其意。因患者有口干脉数，故需加麦冬、石斛、天花粉及川连以清热养阴。这类患者如果再用赭石之类重镇则反碍其清阳之升举。

第二节 麻 黄 汤 类

麻黄附子细辛汤

【出处】《伤寒论》第301条："少阴病，始得之，反发热，脉沉者，麻黄附子细辛汤主之。"

【组成】麻黄二两（去节）、细辛二两、附子一枚（炮，去皮，破八片）。

上三味，以水一升，先煮麻黄，减二升，去上沫；内诸药，煮取三升，去滓，温服一升，日三服。

【功效】温经解表。

【方义】本方由麻黄、附子、细辛三味药组成，全方三味药，味少而效专，各药气味相似，相互配伍，体制严谨，主从有序，共奏发汗散表寒、温阳化里寒之功。麻黄为治表寒证之主药，辛温发汗，解表散寒。因本品为发汗解表之猛药，故方中麻黄应先煮去上沫，以减麻黄发表之峻烈，麻黄辛散温通，可除日久沉寒之存于体内者，表开则营卫调和、肺气宣肃、邪有出路。故麻黄为风寒束表、沉寒之症转向痊愈的要药。再配伍大温大热、走而不守的附子，以温命门而振奋已衰之元阳，温化里寒。故其为治疗一切阳气虚衰、阴寒痼冷盘踞体内之主药。细辛用二两，气味辛温雄烈，内外通达，外可助表散寒，内可温补下元，一助麻黄疏散外邪以解表邪，二助附子温补固阳而防阳脱。三药相合，于扶阳之中促进解表，于解表之中不伤阳气。

【原治】少阴病寒化兼表。

【辨证要点】少阴里虚兼表以致神疲、体虚、恶寒、身痛、脉沉。

1. 水肿 (慢性肾小球肾炎)

病案　李某，男，40 岁。

病史：患肾小球肾炎 1 年余，周身浮肿，曾反复住院治疗，浮肿始终不消失，时轻时重，尿蛋白 (3+) ～ (4+)。特由某医院出院前来，求张琪教授诊治。

初诊　头面及下肢皆肿，腹胀满，食入益甚，面色无华，畏寒肢冷，尿少，尿量 300ml/24h，舌润苔滑，脉沉。

辨证分析：属肺脾肾阳虚一证。应治以宣肺温脾肾利水。宜麻黄附子细辛汤加减主治。

方药：桂枝 15g　麻黄 15g　附子 15g　细辛 3g　生姜 15g　红枣 4 枚　甘草 10g。水煎，日 1 剂，分 2 次服。

二诊　服上方 3 剂，浮肿减轻，尿量明显增加，约 1500ml/24h。效不更方，继服上方。

三诊　服上方 5 剂，水肿全消，胀满大减，诸症均有好转，尿量增至 3000ml/24h。尿常规示蛋白 (2+)，余皆阴性。唯胃纳稍差，下肢无力，以手压之稍有指痕，腹部微有不适，乃脾虚运化不及之候，遂以健脾利湿法调治 20 余剂，诸症基本消失，尿蛋白 (±) 而病情缓解，后随访一直未复发。

按语　本案为慢性肾小球肾炎浮肿，屡治不消。虽系阴水，仍头面及全身肿甚，具有一派阳虚寒象，故麻黄附子细辛汤加减以肺脾肾三脏合治。药后阳气渐复，水湿得化，不仅浮肿诸症减轻，且尿蛋白随之减少。后现脾虚征象明显，而用健脾利湿法收功。方中用麻黄宣肺而通调水道，附子温肾以助气化开阖；细辛有助麻黄宣肺、佐附子温肾之功；桂枝、甘草、生姜、大枣温脾阳助运化。合而用之，阳气得复，肺脾肾功能协调，水湿自除。张琪教授认为此方具有宣肺温脾助肾阳之功，乃肺脾肾三脏同治之方。凡慢性肾小球肾炎、肾病综合征而见高度浮肿、头面及上半身肿甚、小便不利、手足厥冷、面㿠畏寒、乏力便溏、舌淡嫩胖大、苔白滑、脉象沉弱，辨证属肺气不宣、脾肾阳虚者，用之均可奏效。此类肾炎水肿与蛋白尿密切相关，用此方使肺脾肾三脏阳气复、功能协调后，常常随着水肿之消减而尿蛋白明显减少或消失。

2. 淋证 (尿道综合征)

病案　常某，女，30 岁。

病史：小便频数夜间尤甚，尿液检查（简称尿检）全呈阴性，肾功能亦正常，服补肾温阳益气固涩之品皆无效，故来张琪教授门诊求治。

初诊　尿频数，一夜 10 余次，色清，周身疼痛，腰脊背紧束感、畏寒，舌白脉浮。

辨证分析：结合前法无效，分析其为外邪束表，太阳经脉不利。膀胱与肾为表里，肾阳式微，膀胱气化失司故小便频数，宜宣肺温肾阳佐以固摄法。

方药：麻黄 10g　细辛 5g　附子片 10g　桑螵蛸 20g　益智仁 20g　龙骨 20g　牡蛎 20g　甘草 10g。水煎，日 1 剂，分 2 次服。

二诊　服上方 6 剂，尿频大减，夜间减为 3 次，全身舒适，畏寒亦减。继用上方调治，服 10

余剂而愈。

按语 女性尿道综合征是指有尿频、尿急、尿痛等症状，但膀胱和尿道检查无明显器质性病变的一组非特异性症候群。多见于已婚的中青年女性。常由于尿道外口解剖异常、尿道远端梗阻、泌尿系感染，以及局部化学性、机械性刺激等因素所引起。西药治疗效果不甚理想，辨证属中医"淋证"范畴。本案即属此证，为外邪束表，太阳经脉不利所致，膀胱与肾为表里，肾阳式微，膀胱气化失司，故小便频数。麻黄直入足太阳膀胱及手太阴肺经，以宣通阳气；附子温助肾阳、壮命火，肾阳衰非附子不足以温助肾阳，肺气不宣非麻黄不足以宣肺气。肺为水之上源，外合皮毛，功能宣发肃降、通调水道；如寒邪外束，肺气失宣，水液不得输布，下注膀胱，故小便频数。麻黄、附子一宣通肺气，一温阳散寒，肺肾合治；加用固摄之桑螵蛸散，故小便频可愈。

麻黄连翘赤小豆汤

【出处】《伤寒论》第262条："伤寒瘀热在里，身必黄，麻黄连翘赤豆汤主之。"

【组成】麻黄二两（去节）、连轺二两（即连翘根）、杏仁四十个（去皮尖）、赤小豆一升、大枣十二枚（擘）、生梓白皮一升（切）、生姜二两（切）、甘草二两（炙）。

【功效】清热利湿，解表散邪。

【方义】方中麻黄、杏仁、生姜辛散表邪、宣泄肺气，三药相合发汗去表，开提肺气通调水道以利水湿。连翘、生梓白皮透达气机、清泄瘀热，现代多以桑白皮代替白梓皮。赤小豆，性平，味甘、酸，功能利水消肿、解毒，与甘草合用解热毒、利小便，使湿热假小便而去。众多医家认为本方由麻黄汤化裁而来，正如《医宗金鉴》所云："麻黄汤以开其表，使黄从外散；去桂枝者，避其热也；佐姜枣者，和营卫也；加连翘、梓皮以泻其热，赤小豆以利其湿；共成治表实发黄之效也。"全方共奏解表散邪、宣畅肺气、通调水道、发泄瘀热之功，故能获化湿清热、解毒退黄之效。

【原治】湿热发黄。

【辨证要点】湿热内蕴，熏蒸肝胆，兼风寒束表以致发热，恶寒，身黄如橘子色，小便不利且色黄。

1. 水肿（急性肾小球肾炎）

病案 孙某，女，7岁，2007年10月21日初诊。

病史：患者近3周前突然出现面部浮肿，咽痛。于某西医院进行治疗未见明显疗效。遂前来就诊。

初诊 双眼睑及面部浮肿，皮色光亮，按之凹陷可随手而起，咽痛，体倦肢乏，尿少，大便尚可，纳差、眠差，舌红，苔黄腻，脉浮数。查体：咽部充血，双肾区有轻微叩击痛。查尿常规：尿蛋白（＋），红细胞7～11个/HP，颗粒管型2～4个/HP。西医诊断为急性肾小球肾炎。

辨证分析：属风水相搏之水肿一证。应治以疏风清热，宣肺行水。宜麻黄连翘赤小豆汤化裁主治。

方药：麻黄20g 连翘20g 赤小豆20g 杏仁15g 桑白皮20g 生姜15g 甘草15g 防风15g 白术15g 车前子15g 板蓝根10g。水煎，日1剂，分2次服。

二诊 服上方5剂，水肿大消，尿已不少，查尿蛋白（±），红细胞0～1个/HP。效不更方，嘱患者继服上方。

三诊 服上方7剂后，诸症消失，水肿已无，咽亦不痛。继服方药10剂加以巩固，后随访1

年未复发。

按语 急性肾小球肾炎属祖国医学"水肿"、"尿血"范畴。足少阴肾经起于小指之下，邪走足心，出于然谷之下，循内踝之后，别入跟中，以上踹内，出腘内廉，上股内后廉，贯脊属肾，络膀胱。本案中病因为风邪外袭，肺失宣降，不能通调水道，风遏水阻、流溢肌肤而发为水肿，外加湿热侵袭，脾失健运，诸因相合，而使水液代谢障碍，故发生水肿；热伤下焦血络而致血尿。治应消肿利水、理气健脾，方用麻黄连翘赤小豆汤。再加车前草甘寒清热利尿、渗湿通淋，用于水肿胀满、热淋涩痛等症，合白术燥湿利水、健脾益气，板蓝根清热解毒、清利咽喉，防风祛风解表、胜湿止痛。诸药相和具有利水消肿、健脾理气之功。药证合拍，固收良效。

2. 瘾疹（荨麻疹）

病案 陈某，女，5 岁半，2011 年 5 月 12 日初诊。

病史：患儿 15 天前全身突起大片风团样疹，色红，伴瘙痒，无鼻塞流涕，伴有恶心、腹泻。就诊于某西医院，诊断为荨麻疹，给予激素治疗 3 天，患儿皮疹好转，停药 2 天后又复发。患儿家属拒绝再次使用西药治疗，为求中医治疗，今来就诊。

初诊 颜面及全身有红色风团，略高出皮肤，灼热剧痒，遇热加重，咽喉肿痛，纳呆，恶心，呕吐，伴有腹泻，精神疲惫，舌质红，苔黄腻，脉滑数。

辨证分析：属风热湿蕴一证。应治以疏风解表，通腑泻热。宜麻黄连翘赤小豆汤化裁主治。

方药：麻黄 10g　桂枝 10g　金银花 10g　连翘 10g　赤小豆 15g　大枣 3 枚　桑白皮 10g　防风 10g　荆芥 10g　当归 10g　赤芍 10g　黄芩 10g　生姜 10g。水煎，日 1 剂，分 3 次服。

二诊 2011 年 5 月 15 日。服上方 3 剂后，皮疹已较前稍减轻，但仍有反复，以头面部及周身为主，伴瘙痒。少有食欲，大便已不溏泄。咽喉肿痛减轻，舌红，苔白稍腻，脉滑。予上方加厚朴 10g、白鲜皮 10g。

三诊 2011 年 5 月 17 日。服上药 2 剂后，皮疹已基本消退，继服此方 5 剂巩固治疗，皮疹未再出现。后随访 1 个月，未再复发。

按语 此案可辨为中医"瘾疹"，是一种皮肤出现红色或苍白色风团，时隐时现的瘙痒症、过敏性皮肤病，相当于西医荨麻疹。本案中患儿皮疹反复发作，色红，舌红，苔黄腻，可知为风湿热蕴之证。此疾病的发生，责之于先天禀赋不足，风、湿、热、毒之邪客于肌肤所致。风性"善行而数变"、"风盛则痒"的特点与"风团"、"瘙痒"的临床表现是一致的；"湿性黏滞"、"湿盛则肿"的特点与本病反复发作，纳呆，大便溏泄有关。因此"风"和"湿"是发病的主要病理因素。故疾病病位主要在肺脾两脏，正如《素问·四时刺逆从论》所云"少阴有余，病皮痹瘾疹"，《金匮要略》中有"邪气中经，则身痒而瘾疹"。肺主气，外合皮毛，为水之上源，脾主肌肉，主运化水湿。而小儿具有"肺脏娇嫩"、"脾常不足"之生理病理特点，若肺气壅闭，气机不利，则气滞湿阻，湿气留连皮肤则皮病生热，风湿热郁于皮毛肌腠之间，阻于经络，内不得疏泄，外不得透达，营卫失和，气机失调，则发为本病。

张琪教授认为，本案基本的病机与经方麻黄连翘赤小豆汤组方正属方证相投，故临床上多应用麻黄连翘赤小豆汤治疗小儿湿疹、荨麻疹，该方既能宣发肺气、发散外邪以解表，又能健脾化湿、清热解毒以畅内，再可以疏风活血、调和营卫而通经脉。方中用麻黄、防风宣肺解表、透疹止痒为君药；连翘、金银花味辛苦凉，可以清热解毒利湿，既能制约麻黄之峻烈之性，又能透发内在火热兼清利湿热；赤小豆、赤芍以清热凉血；桑白皮甘寒入肺经，诸药合用使湿、热、毒之邪得祛使内外畅达；荆芥、白鲜皮助麻黄疏风止痒透疹；桂枝既可散外邪以和卫，又温通经脉，配当归养血活血，使营卫和调正如医家所说"治风先治血，血行风自灭"；黄芩可以清热燥湿、泻火解毒。全方共奏疏风活血、清热解毒化湿、止痒透疹之功。如此则内外和畅，气机通畅，营卫调和，外不得侵，则皮肤安康无患矣。

3. 水肿（肾病综合征）

病案　张某，男，50 岁，2007 年 1 月 29 日初诊。

病史：该患者半年前感冒后出现浮肿，查尿蛋白（3+），在哈尔滨医科大学附属医院诊断为肾病综合征，经住院治疗浮肿减轻、尿蛋白仍（3+）即出院。1 个月前感冒后出现周身浮肿。查尿常规尿蛋白（3+），潜血（3+）。肝功能血浆白蛋白 19g/L。在当地经抗生素及利尿治疗后出现肾功能改变，转入黑龙江省中医研究院肾病科治疗。入院后查肾功能示血肌酐 367μmol/L；双肾彩超示双肾弥漫性改变、大小正常、血供丰富，诊断为肾病综合征、急性肾衰竭，特邀张琪教授会诊。

初诊　周身浮肿、尿少、口渴、气促、身胀、乏力、舌干、舌红苔白、脉滑少力。查体：肺部听诊可闻及湿啰音及痰鸣音。

辨证分析：此为外感引动内湿，湿热内蕴，肺肾同病。治当宣肺利水、清热利湿，辅以解毒活血。

方药：麻黄 15g　生石膏 50g　杏仁 15g　桔梗 15g　赤小豆 30g　连翘 20g　苍术 15g　金银花 30g　知母 15g　车前子 30g　桑白皮 15g　瞿麦 20g　萹蓄 20g　桃仁 20g　赤芍 20g　红花 15g　葛根 15g　柴胡 15g　生地 20g　大黄 10g　生姜 15g　大枣 5 枚　甘草 15g。水煎，日 1 剂，分 2 次服。

二诊　2007 年 2 月 5 日。服上方 7 剂，颜面浮肿已消，双下肢浮肿亦消大半，尿量增多，大便每日 3 次，便质稍稀，无气促，周身肿胀感消除，乏力好转，口不渴，舌质红稍干。肺部听诊仍有少量湿啰音，痰鸣音已消失，复查尿蛋白（3+），血肌酐降至 193μmol/L。继以前方生石膏减至 20g、大黄减至 7g 治疗。

方药：麻黄 15g　生石膏 20g　杏仁 15g　桔梗 15g　赤小豆 30g　连翘 20g　苍术 15g　金银花 30g　知母 15g　车前子 30g　桑白皮 15g　瞿麦 20g　萹蓄 20g　桃仁 20g　赤芍 20g　红花 15g　葛根 15g　柴胡 15g　生地 20g　大黄 7g　生姜 15g　大枣 5 枚　甘草 15g。水煎，日 1 剂，分 2 次服。

三诊　2007 年 2 月 12 日。服上方 7 剂，浮肿全消，尿量每天 2500ml 以上，大便每日 2 次，不成形，力气渐复，全身轻松。尿蛋白（2+），血肌酐降至 146μmol/L。继以补脾肾、化湿浊、解毒活血调治近 1 个月肾功能恢复正常，尿蛋白（1+）而出院。

按语　仲景设麻黄连翘赤小豆汤原治"瘀热发黄"，即湿热黄疸兼有表邪者。张琪教授认为不发黄者也可用之，急慢性肾炎、肾病综合征凡外有表证、内有湿热者皆可化裁应用。本案患者素有肾病综合征病史，外感后加重且出现肾功能改变，病机较为复杂。张琪教授综合脉证，辨证与辨病相结合，认为此因外感引动内湿，湿热内蕴，肺肾同病，当治以宣肺利水、清热利湿，又因合并急性肾衰竭，当辅以解毒活血化瘀。肺为水之上源，通调水道，因外感风寒束表，肺气郁闭，失于宣肃，水液输布失常，发为水肿。故方中用麻黄、生姜、杏仁辛温解表散邪，开提肺气以利水湿之邪，重用生石膏清肺热、解肌发汗，即开鬼门之意；湿热内蕴，小便不利，故以金银花、连翘、赤小豆、桑白皮、车前子、瞿麦、萹蓄清热利湿，取洁净府之意；加桃仁、赤芍、红花、葛根、柴胡、生地，师王清任"解毒活血汤"之意活血化瘀以改善肾功能；大黄是张琪教授治疗肾功能不全的常用药物，具有活血解毒泄浊之功，血利则水亦行。二诊肿消大半，肾功能亦有恢复，但大便次数增多、质稀，恐寒凉药伤脾之弊，故前方减生石膏、麻黄用量。前后用药 14 剂，浮肿全消，再经扶正祛邪调治，不仅尿蛋白减少，肾功能也恢复正常。

麻黄杏仁石膏甘草汤

【出处】《伤寒论》第 63 条："发汗后，不可更行桂枝汤，汗出而喘，无大热者，可与麻黄杏仁石膏甘草汤。"

第 162 条："下后不可更行桂枝汤，若汗出而喘，无大热者，可与麻黄杏仁甘草石膏汤。"

【组成】麻黄四两（去节）、杏仁五十个（去皮尖）、甘草二两（炙）、石膏半斤（碎，绵裹）。

【功效】清宣肺热平喘。

【方义】本方由麻黄汤去桂枝加石膏组成。方中麻黄为君药，取其能宣肺而泄邪热，是"火郁发之"之义。但麻黄辛温恐助热邪，故用石膏与麻黄相配伍，而且用量倍于麻黄，石膏辛寒直清里热，两药合用使肺宣而不助热、清肺而不留邪，肺气肃降有权，喘急可平，是相制为用。杏仁降肺气而治咳喘，用为佐药，助麻黄、石膏清肺而更增平喘之功。炙甘草既能益气和中，又与石膏合而生津止渴，更能调和于寒温宣降之间，所以是为佐使之药。综观全方药仅四味，但配伍严谨，用量亦经斟酌，尤其治肺热而用麻黄配石膏，深得配伍变通灵活之妙，所以清泄肺热、降逆平喘疗效显著。

原文载该方用于汗后、下后，但张琪教授在临床应用此方，凡表邪不解、邪热迫肺作喘者皆可用之，不必拘泥于有汗无汗，常用于治疗感冒、上呼吸道感染、急性支气管炎、支气管肺炎、大叶性肺炎、支气管哮喘、麻疹合并肺炎等，属邪热壅肺、外邪未解者，常收良效。张琪教授临证经验认为运用此方时，石膏之用量需大于麻黄 5 倍以上，甚至 10 倍方能起到宣肺清热之效，不然往往达不到药效。

【原治】太阳病，发汗未愈，风寒入里化热，汗出而喘者。

【辨证要点】外感邪气化热，热邪壅遏于肺以致发热咳喘，苔薄黄，脉数。

1. 喘证（麻疹合并肺炎）

病案　李某，男，8 个月。

病史：患儿麻疹出齐 10 天，高热不退。

初诊　发热，体温 39.5℃，无汗，咳嗽喘，气促鼻翼煽动，痰鸣，口渴，烦躁，舌苔黄，质赤，脉数。指纹紫，透气关。听诊两肺上野有大量啰音，在某医院住院诊断为麻疹合并肺炎。曾用多种抗生素热不退，服用安宫丸、银翘散、犀角等亦无明显效果。

辨证分析：属外邪迫肺，闭郁不宣之证。应治以宣肺透邪，清热定喘。宜麻黄杏仁石膏甘草汤主治。

方药：麻黄 5g　杏仁 10g　生石膏 50g　甘草 5g　桑皮 10g　川贝母 10g　麦冬 10g。水煎，日 1 剂，频频饮之。

二诊　服 1 剂后，全身微微汗出，高热减退，体温 37.5～38℃，喘促等症初见好转。原方麻黄减为 2.5g、石膏减为 25g。

三诊　继服 1 剂，全身不断汗出，体温已降至 36.5℃，喘咳大减，能吃乳，唯舌红仍咳。此郁闭得宣邪热已解，但阴分尚亏，继以养阴清肺之剂而愈。

按语　本案可辨为中医"喘证"。患儿高热不退，无汗，咳嗽喘，气促鼻翼煽动，烦躁，舌苔黄，质赤，脉数，指纹紫透气关示其病之重心在肺，为肺热失宣、热邪壅肺之象。治疗应宣肺清热、降逆平喘，授以麻黄杏仁石膏甘草汤，再加以桑白皮、甘寒入肺经，以增泻肺平喘之功；

川贝入肺胃经，润肺止咳化痰平喘，能清热化痰，证药相投，诸症悉除。

张琪教授常以麻黄杏仁甘草石膏汤方加川贝、鱼腥草、黄芩、金银花，治疗上呼吸道感染及肺炎，尤以小儿肺炎屡获良效，但石膏之剂量须大于麻黄10倍方佳，并予此方取名加味麻杏石甘汤，其方组成如下：麻黄10g、金杏仁15g、生石膏50～100g、鱼腥草30g、牛蒡子15g、黄芩10g、川贝10g、金银花30g、桔梗10g、甘草10g。如见舌红少津，为肺阴亏耗，宜于方中加沙参、麦冬、玉竹、生地。石膏为质重之药，似与轻清宣透相悖，吴鞠通谓"表不解者不可与也"，但张琪教授根据临床经验，认为石膏与麻黄合用，解肌透表，尤其肺热甚者非此药不能收功，服药后汗出溱溱邪解，发热随之而退，屡屡收效。1994年曾治1例极危重肺结核并发感染，重用石膏200g，连续用之使患者转危为安。石膏剂量可随患者年龄体质不同而变更，不必拘泥。

2. 咳嗽（上呼吸道感染）

病案　患者，男，10岁，2009年12月10日初诊。

病史：患者1个月前感冒后发热、咳嗽，咽喉红肿疼痛。经给予抗生素等治疗后，发热、咽喉红肿疼痛消退，但咳嗽月余不愈。近3日着凉后咳嗽加重，伴发热，胸部X线、血生化等检查无阳性表现，为转求中医治疗来诊。

初诊　患儿发热，咳嗽、咳痰不爽、咳声嘎哑、气粗、胸痛，夜不能寐，纳差，口干，舌红苔白，脉数。

辨证分析：属风寒束肺，内有郁热一证。应治以疏风散寒，清热化痰，宣肺止咳。宜麻杏石甘汤加减主治。

方药：柴胡15g　半夏10g　牛蒡子15g　薄荷15g　生石膏50g　麻黄7g　紫菀15g　川贝15g　枳壳10g　黄芩15g　杏仁15g　桔梗15g　甘草15g。水煎，日1剂，分2次服。

按语　麻杏石甘汤出自《伤寒论》，原方治疗太阳病，发汗未愈，风寒入里化热，"汗出而喘"者。本方有辛凉宣泄、清肺平喘之功，后世用于风寒化热，或风热犯肺，以及内热外寒，但见肺中热盛、身热喘咳、口渴脉数，无论有汗、无汗，以本方加减治疗，俱能获效。本案患者外感后出现发热、咽喉红肿疼痛等风寒化热之证，虽经抗生素治疗发热、咽喉红肿疼痛消退，但仍咳嗽月余不止，此为表邪不解之故。复又着凉，内有余热未清，外有风寒束肺，肺气不宣，故见发热、咳嗽、咳痰不爽；热邪伤阴，故见咳声嘎哑、口干；热邪壅肺，故见气粗、胸痛，舌红苔白，脉数。方中麻黄辛甘温，宣肺解表而平喘；石膏辛甘大寒，清泻肺胃之热以生津，两药相配，既能宣肺，又能泻热。杏仁苦降肺气、止咳平喘，既助石膏沉降下行，又助麻黄清肺热。炙甘草顾护胃气，防石膏之大寒伤胃，调和麻黄、石膏之寒温。加柴胡、半夏、黄芩取小柴胡汤之意，疏解郁于半表半里之邪，酌加牛蒡子、薄荷疏散风热、宣肺利咽，紫菀、川贝、桔梗、枳壳行气化痰止咳。张琪教授常用麻杏石甘汤合小柴胡汤治疗外感后久治不愈余邪留恋之咳嗽、发热，且重用生石膏，常用量30g，若热重、脾气不虚、大便实者，可增至50g，热退则止，以防寒凉伤脾。

小 青 龙 汤

【出处】《伤寒论》第40条："伤寒表不解，心下有水气，干呕发热而咳，或渴，或利，或噎，或小便不利、少腹满，或喘者，小青龙汤主之。"

第41条："伤寒，心下有水气，咳有微喘、发热不渴。服汤已，渴者，此寒去欲解也，小青龙汤主之。"

【组成】麻黄三两（去节）、芍药三两、干姜三两、五味子半升、甘草三两（炙）、桂枝三两、半夏半升（洗）、细辛三两。

【功效】辛温解表，温化水饮。

【方义】本方乃麻黄汤去杏仁加芍药、细辛、干姜、五味子和半夏而成。麻黄能宣肺平喘祛痰，桂枝能通阳化饮，故两者共解外寒；干姜温散寒痰，细辛温散风寒，温化水饮，止咳化痰；半夏温燥痰湿，和降肺胃之气；芍药能缓急平喘止咳，与桂枝相伍，又可调和营卫；故姜、辛、夏、芍四药合用以化内因。干姜、细辛、五味子三味配伍，一收一散，正邪兼顾，被认为是仲景治疗寒饮咳喘之核心药物，与麻、桂相伍，则温中有滋，散中有敛，使寒与饮俱从汗而解的同时，又可以防止肺气耗散。综上所述小青龙汤可以散寒解表、温肺蠲饮。因而前贤张锡纯盛赞此方，其作用重在温化寒饮，故小青龙汤为解表化饮、止咳最佳首选方药，药后得汗而诸症缓解。

【原治】伤寒兼水饮。

【辨证要点】风寒素表，水饮内停以致咳喘、痰稀色白、舌苔白滑、脉弦紧者。

1. 喘证（慢性支气管炎）

病案 孟某，女，67岁，1998年12月23日初诊。

病史：患者素有慢性支气管炎、肺气肿近6年。今年入冬后感冒发作，喉中痰鸣音甚剧，咳嗽气喘不能平卧，发热恶寒，曾用青霉素、先锋霉素等抗生素静脉滴注，热退，但仍咳嗽。

初诊 气喘不能平卧，呈端坐呼吸，痰呈泡沫状，听诊两肺中下野湿啰音，舌润苔白，脉滑。

辨证分析：属肺肾虚寒痰饮证。应治以温寒化饮，补肾纳摄。宜加味小青龙汤主治。

方药：麻黄10g 细辛5g 干姜5g 半夏10g 五味子10g 白芍10g 桂枝10g 甘草10g 熟地25g 仙灵脾15g 枸杞子15g 肉苁蓉10g。水煎，日1剂，分2次服。

二诊 服上方6剂，咳嗽有明显好转，夜间已能平卧，但后半夜仍气喘咳嗽，喉中有痰鸣音，用射干麻黄汤加熟地20g、山茱萸20g、仙灵脾20g、核桃1个捣碎，水煎服。继服10剂。

三诊 痰鸣音及两肺啰音均消除而缓解。嘱其继服补肾之药以增强肾气调治。

随访：远期追踪2年均未发作，体力增强，从而痊愈。

按语 慢性气管炎、肺气肿属痰饮病，施用小青龙汤治表寒里饮证可获得缓解。如属新感可以痊愈，如属痰饮宿疾喘证则不易根治、多遇寒即发。张琪教授治疗此类病多用补肾之药以巩固之，命名加味小青龙汤。肾中元阴元阳为气之根，张景岳有金水六君煎，用熟地、当归与二陈配伍，治肺肾虚寒、水泛为痰之咳嗽喘急，张琪教授根据其意用小青龙汤治疗痰饮喘咳、呕逆，小便不利时，加熟地、肉苁蓉、仙灵脾、枸杞子以助肾中元阴元阳，如恶寒手足逆冷、小便清频，加附子、肉桂常取得良好疗效。但本方用量宜小为适合，若用量大如细辛、干姜、麻黄、桂枝等辛热之品则易化热伤阴。

2. 咳嗽（慢性支气管炎并发感染）

病案 赵某，男，53岁，1973年1月5日初诊。

病史：该患者6个月前发热，体温39℃，恶寒咳嗽。经某医院诊断为慢性支气管炎并发感染。用抗生素控制感染，效不显，延中医会诊。

初诊 发热、体温38.7℃，恶寒，肢节酸痛，烦躁无汗，咳嗽吐痰、泡沫间有黏液痰，呼吸气促，脉象滑数，舌尖赤苔白干。

辨证分析：属外寒内饮夹有热邪之证。应治以解表化饮清热。宜小青龙加石膏汤主治。

方药：麻黄10g 生石膏75g 干姜7.5g 细辛5g 五味子10g 桂枝15g 白芍15g 半夏

15g 甘草7.5g。水煎，日1剂，分2次服。

二诊 1973年11月8日。服前方3剂，周身微汗，热退，体温36.7℃，烦躁及咳嗽气促皆减轻，痰易咯出，但仍咳嗽，舌苔转润，脉滑。此表邪已解，饮邪渐化，里热清。继以宣肺清热止咳之剂而安。

按语 本例即外邪不解（表寒）发热恶寒肢节痛，里饮夹热，咳吐痰清稀间带黏稠，小青龙加石膏汤解表化饮清热，表解饮化热退而诸症皆愈。本证以喘为主，间有属于肾虚者，虽有外寒内饮证候多见尿频或遗尿不禁、脉虚或濡等，宜本方选加熟地、山茱萸、菟丝子、枸杞、补骨脂等补摄肾元固下之药。

第三节 抵当汤类

桃核承气汤

【出处】《伤寒论》第106条："太阳病不解，热结膀胱，其人如狂，血自下，下者愈。其外不解者，尚未可攻，当先解其外，外解已，但少腹急结者，乃可攻之，宜桃核承气汤。"

【组成】桃仁五十个（去皮尖）、桂枝二两（去皮）、大黄四两、芒硝二两、甘草二两（炙）。

【功效】逐瘀泻热。

【方义】本方即调胃承气汤减芒硝之量，再加桃仁与桂枝而组成。方中桃仁与大黄并用为君，桃仁能破蓄血，驱除血中结秘；大黄破瘀泻热，两者相伍，瘀热并治。桂枝通行血脉，助桃仁活血行瘀，配于寒凉破泄方中，亦可防止寒凉凝血之弊；芒硝泻热软坚，助大黄下瘀泻热，共为臣药。炙甘草护卫安中，缓诸药峻烈之性，以为佐使。五味配合，共奏破血下瘀之功，服后"微利"，使蓄血去、瘀热清，诸症自平。

【原治】下焦蓄血证。

【辨证要点】瘀热互结下焦之证：症见尿血色紫或尿如酱油色，或镜下血尿，排尿涩痛不畅，小腹胀痛，腰痛，便秘，手足发热，闭经，痛经，烦躁谵语，舌暗红或红紫少津，苔白而干，脉滑或滑数。

1. 经闭如狂证（经前烦躁）

病案 王某，女，19岁，1986年3月28日初诊。

病史：患者自初潮以来月经来潮量少色紫，月经周期前，必出现烦躁不宁，狂躁不安欲摔物，烦冤哭泣，不能入寐，在中西医院久治无效，故来张琪教授门诊求治。

初诊 月经来潮量少色紫，五心烦热，经前烦躁不宁，入寐困难，舌紫有瘀斑，脉象沉弦有力，触诊其少腹硬满痛。

辨证分析：此属实热郁于血分，冲任失调之证。治以逐瘀泻热。宜桃核承气汤增味主之。

方药：桃仁30g 大黄20g 桂枝15g 甘草10g 丹皮10g 元明粉10g 赤芍20g 香附15g。水煎，日1剂，分2次服。

二诊 1986年4月10日。服上方10剂，经前烦躁不宁减轻，仍有五心烦热，睡眠好转，但大便溏薄，每日2次，故去元明粉，加益母草30g。

方药：桃仁30g 大黄20g 桂枝15g 甘草10g 丹皮10g 益母草30g 赤芍20g 香附

15g。水煎，日1剂，分2次服。

三诊 1986年4月22日。服上方10剂，经前躁扰不宁明显减轻，入睡困难明显改善，月经量渐多，色转红。效不更方，前方继服。

方药：桃仁30g 大黄20g 桂枝15g 甘草10g 丹皮10g 益母草30g 赤芍20g 香附15g。水煎，日1剂，分2次服。

四诊 1986年5月3日。服上方10剂，月经恢复正常，经前未再出现烦躁哭泣，能正常入睡。随访1个月，月经及神志、睡眠皆未再出现异常而愈。

按语 妇女有经闭如狂者，由下焦瘀血所致，临证表现除如发狂外，常伴有心烦不宁、无端动怒、少腹急结硬满、经水不行或不利等。《伤寒论》谓："其人如狂，血自下，下者愈。"但在原书所指系膀胱蓄血，而妇科经闭发狂、如狂，乃瘀血结于冲任及胞宫，女子生理之胞宫与肝经及冲任二脉关系极为密切。冲为血海，任主胞宫。冲任二脉为妇女月经之本，然二脉又与肝肾有不可分割之关系，必肾气全盛，冲任方能流通，经血充盈，应时而下。肝藏血，冲任之血又皆汇集于肝，肝在人体具有贮藏和调节血量的作用，在妇女与经、带、胎、产的关系极为密切。肝为将军之官，出谋虑而主疏泄，喜条达、恶抑郁，女子嗜欲多于丈夫，感情病倍于男子。因此，重视女子肝气、肝血，情志病与月经之关系既有理论依据，又有一定的实践意义。妇女经、带、胎、产都广泛涉及情志，所以《素问·阴阳别论》谓："二阳之病发心脾，有不得隐曲，女子不月。"可见情志不遂可导致经闭，反之经闭也可促使情志之异常，所以探索妇女神志异常，是治疗月经病一个不可忽视的因素。

张琪教授临证，每遇妇女经闭或经少不畅，多出现头痛、眩晕、耳鸣、不眠、惊悸、腹痛、手足灼热，重则烦躁不宁、哭笑怒骂奔走、少腹硬满拒按、苔黄、舌质紫或有瘀斑、面色潮红或紫暗不泽、脉见沉弦或结者，多得之于暴怒或情志不遂，气滞血凝，冲任失调，属于血瘀化热、扰于神明所致，治疗必泻热活血逐瘀，张仲景之桃核承气汤为治疗此证之有效方剂，服药数剂后，热清瘀血下，而诸症除。根据病情轻重的不同，服药剂数亦不同，但始能收功，所下之血皆紫污成块，为血因热结之兆。用后如见腹泻可去芒硝，大黄则酌情减量。

2. 狂证（精神分裂症）

病案 史某，女，32岁，1983年9月16日初诊。

主诉：烦躁不安、发狂数月。

病史：患者因家庭不和，经常与爱人口角，抑郁寡欢，月经逐渐减少，后致闭经2年余。初则烦躁易怒，继而狂躁外奔，争吵骂人，不避亲疏。曾入某专科医院，诊断精神分裂症，使用氯丙嗪等药治疗无效，故由家人陪伴来张琪教授门诊求治。

初诊 患者狂躁不安，经闭不行，少腹拒按，舌紫暗，脉沉弦有力。

辨证：瘀血闭阻胞宫，实热上扰神明。治以清热泄下，活血逐瘀。予桃核承气汤加减。

方药：桃仁30g 大黄20g 桂枝15g 丹皮20g 元明粉15g 赤芍15g 甘草15g。水煎，日1剂，分2次服。

二诊 1983年10月4日。服上方10剂，每日大便1～2次，精神渐安，未出现骂人奔走现象。但月经未潮，少腹仍拒按。继用前方加减，去元明粉，加生水蛭10g。

方药：桃仁30g 大黄20g 桂枝15g 丹皮20g 生水蛭10g 赤芍15g 甘草15g。水煎，日1剂，分2次服。

三诊 1983年10月18日。服上方10剂，精神转佳，未再出现骂人奔走现象。月经于本月15日来潮，经量较多，夹有紫污瘀块。继以养血活血之剂调治而愈。

按语 妇人发狂，常因经闭不行、瘀血阻胞而致。《素问·上古天真论》曰："女子七岁肾气盛，齿更发长，二七而天癸至，任脉通，太冲脉盛，月事以时下，故有子。"因任主胞宫，冲为血海，故妇人月经和冲任关系非常密切。又因"肝藏血"，冲任之血皆汇集、调节于肝，故叶天士曾有"女子以肝为先天"之说。妇人感情易动，情志易郁，故多肝气不舒，甚则可见瘀血经闭。情志不遂可致经闭，反之经闭也可导致神志之变异，所以治疗妇人神志病，调理月经是一个不可忽视的因素。本案即因情志久郁闭经而致。瘀血闭阻胞宫，久而化热，实热与瘀血内结，故少腹硬满拒按；血不得下，热不得泄，循冲任上扰神明故神志不宁、狂躁不安。舌、脉也皆为瘀血实邪内结之象。故投予桃核承气汤加味而效。

3. 崩漏（功能性子宫出血）

病案 秦某，女，16 岁，1989 年 5 月初诊。

病史：该患者崩漏病史半年余，经多家医院治疗未愈，曾服用清热止血等中药皆罔效，慕名求治于张琪教授。

初诊 阴道出血绵绵不止，手足灼热，少腹拒按而痛，脉沉弦有力，舌紫无苔。

辨证分析：此乃血瘀夹热，阻于脉络，血不归经而致出血不止。当泻热活血，祛瘀止血。予桃核承气汤加凉血止血药。

方药：桃仁 20g　大黄炭 15g　桂枝 15g　牡丹皮 15g　棕炭 20g　甘草 15g。水煎，日 1 剂，分 2 次服。

二诊 服上方 1 剂后，下血较多，其色紫黯有块，少腹疼痛减轻，此瘀血下行之吉兆，前方继服。

方药：桃仁 20g　大黄炭 15g　桂枝 15g　牡丹皮 15g　棕炭 20g　甘草 15g。水煎，日 1 剂，分 2 次服。

三诊 服上方 5 剂，少腹疼痛消失，按之亦无不适，阴道仍有淋漓出血，但较前大减。继以上方加减调治而愈。

按语 崩漏是妇女非行经期间阴道出血的总称。其发病急骤，暴下如注，大量出血者为"崩"；病势缓，出血量少，淋漓不绝者为"漏"，由冲任二脉功能失调而致。若热瘀互结，瘀阻胞宫，新血不得归经，离经之血妄行则可出现崩漏。单纯大剂止血药不仅无效，易更致血瘀加重，需予以泻热逐瘀。桃核承气汤不仅破瘀血，亦能止血，治妇女漏下属于瘀血内停者，莫不随手奏效。崩漏下血，属瘀血内停者并非罕见，审其血瘀夹热者，应用本方具有卓效。方中大黄泻热毒，破积滞，行瘀血，通利二便。《神农本草经》言其："下破血，血闭。"因其有泻热、凉血止血的作用，故治大热亢盛、迫血上溢的吐血衄血，同时亦治热迫血下行之出血，如溺血、崩漏等。

4. 伤寒蓄血证（败血症）

病案 石某，女，27 岁，1980 年 6 月初诊。

病史：患者外感后出现高热，10 余日不退，后出现神昏谵语，昼夜狂叫不止。西医诊断为败血症，多组抗生素治疗效果不显，特邀张琪教授往诊。患者症见高热、神昏谵语，给予大剂清瘟败毒饮治疗而不效，张琪教授重审病机、辨证论治。

初诊 高热、神昏谵语，狂叫声高，小便浓赤，大便数日未行，舌红苔黄，脉实大，触诊腹硬满拒按。

辨证分析：此为伤寒蓄血证。应逐瘀泻热。投以桃仁承气汤。

方药：大黄 25g　芒硝 15g　桃仁 20g　桂枝 15g　甘草 10g。水煎，日 1 剂，分 2 次服。

二诊 服上方 1 剂，大便下紫黑色血块半痰盂，热退神安。但冷汗淋漓，脉象细数，此因重伤气阴之象，防其虚脱，急以益气养阴法调治而愈。

按语 败血症大多起病急骤，先有畏寒或寒战，继之高热，或伴精神委靡，或烦躁不安，严重者可出现神志不清，本病病势危急，死亡率高。医家大多因其高热、神昏从热毒辨证，用清热解毒药治疗。然本病例用大剂清瘟败毒饮周效，当四诊合参，明辨病机。张琪教授触诊其腹部硬满拒按，问其大便不通，此为有实热内结于阳明，煎熬血分，实热与血瘀阻于下焦，血络受阻，血不循经故见小便赤，恍悟此为伤寒蓄血证，可用桃核承气汤，泻热开瘀，大便通，瘀血去，则神志转清、高热退，诸症解除。

5. 暑厥（森林脑炎）

病案 耿某，男，22 岁，1985 年 8 月 24 日初诊。

主诉：高热、神昏伴抽搐 12 天。

病史：该患者 12 天前无明显诱因出现发热，为高热，逐渐出现神昏、抽搐，在某医院经会诊确诊为森林脑炎。曾用抗病毒、抗菌、脱水剂等治疗，病情无好转，特邀张琪教授会诊。

初诊 高热，体温 40℃，神志不清，狂叫，面垢，目赤，手足抽搐，项强，角弓反张，手足厥冷，大便闭结，舌红绛，苔黄燥，脉数有力。

辨证分析：此为暑热之邪充斥气血，热与浊邪结于阳明，腑气不通；兼热邪煎熬血分，瘀血内结，上犯神明所致暑温（暑厥证）。治当通腑下瘀，气血兼调。投以桃核承气汤加味，重加生石膏清气分之热。

方药：桃仁 50g 大黄 50g 芒硝 50g（冲） 甘草 20g 生石膏 200g。水煎鼻饲，日 1 剂，分 2 次喂服。

二诊 1985 年 8 月 26 日。服上方 2 剂，大便通，下燥屎及灰污水样便甚多。高热亦大减，狂叫谵语亦止，手足转温，已不躁动。此邪热虽减，但邪热瘀血尚存，且阴津亏乏。继续治以泻热逐瘀，辅以养阴生津。

方药：生石膏 100g 大黄 25g 桃仁 25g 川朴 15g 芒硝 20g（冲） 枳实 15g 延胡索 25g 生地 25g 甘草 15g。水煎鼻饲，每日 1 剂，分 2 次喂服。

三诊 1985 年 8 月 29 日。服上方 3 剂，体温正常，神志转清，眼珠转动自如，脉见沉弦、舌红转润苔已薄。继以清热解毒、养阴活血之剂调理而愈。

按语 森林脑炎又称苏联春夏脑炎或远东脑炎，是由森林脑炎病毒经硬蜱媒介所致自然疫源性急性中枢神经系统传染病。起病时先有发热、头痛、恶心、呕吐，神志往往不清，并有颈项强直。随后，出现颈部、肩部和上肢肌肉瘫痪。恢复期较长，可留有瘫痪后遗症，为危急难治性疾病。早期根据其症状可归属于中医"暑温"范畴。暑温是由感受暑热病邪所致的急性外感热病。本病的发生有较明显的季节性，一般是夏至到立秋之间。本病发病急骤，初起即见壮热、烦渴引饮、面赤、大便秘结、脉洪大等阳明热盛证候，常有热邪充斥气血，腑气不通，瘀血内结之变，可引起神昏、痉厥等危急证候，此乃暑厥之症。本案症见高热、神昏、手足抽搐，项强，角弓反张，手足厥冷，即为此证，此时既要注意泄气分之热，又要注意清化瘀热，以桃仁承气汤化裁，多可取效。暑热病邪炎热酷烈，极易耗伤人体津气，二诊时实热未尽去，津液已伤，故在继续祛除实邪的同时，养阴生津以扶正，既助抗邪，又防止疾病传变。

6. 尿血（慢性肾小球肾炎急性发作）

病案　王某，男，49岁，1989年7月3日初诊。

病史：该患者既往慢性肾炎病史15年，自述定期复查尿蛋白微量。4个月前无明显诱因出现颜面浮肿，尿常规示尿蛋白（3+）、红细胞满视野。在某医院诊断为慢性肾小球肾炎急性发作，经住院治疗尿蛋白减至（1+），尿红细胞10~15个/HP而出院。2个月前又出现眼睑及颜面浮肿，在黑龙江省某三甲医院治疗，口服双嘧达莫、芦丁、丹参片等，症状无明显好转，故求治于张琪教授。

初诊　症见颜面及眼睑轻度浮肿，腰酸痛，小腹闷胀，尿黄赤，大便秘，2~3日1行，舌质红，苔薄黄腻，脉弦细。尿常规示尿蛋白（1+），红细胞10~15个/HP，白细胞3~5个/HP。

辨证分析：此为实热与瘀血结于下焦，肾络受阻，血不循经而外溢。当治以泻热逐瘀，凉血止血之法。予桃核承气汤加味。

方药：桃仁15g　大黄5g　赤芍15g　连翘20g　贯众25g　甘草15g　白茅根30g　小蓟30g　藕节20g　生地20g。水煎，日1剂，分2次服。

二诊　1989年7月10日。服上方6剂，颜面浮肿消失，腰酸痛大减，小腹闷胀及尿黄赤均好转，大便通、日1次、便质正常。继以前法调治。

方药：桃仁15g　大黄5g　赤芍15g　连翘20g　贯众25g　甘草15g　白茅根30g　小蓟30g　藕节20g　生地20g。水煎，日1剂，分2次服。

三诊　1989年7月10日。服上方10剂，腰酸痛基本消失，无小腹闷胀，尿黄转淡黄，大便仍日1次、便质稍溏，舌质转淡红，苔薄白。查尿红细胞：3~5个/HP。继以前法，去连翘，加白术10g。

方药：桃仁15g　大黄5g　赤芍15g　贯众25g　甘草15g　白茅根30g　小蓟30g　藕节20g　生地20g　白术10g。水煎，日1剂，分2次服。

四诊　1989年8月15日。服上方21剂，因患者外感，咽痛，尿黄，于8月2日尿中红细胞又增至15~20个/HP。现外感已愈，继以前法加减治疗。

方药：桃仁15g　大黄3g　赤芍15g　连翘20g　贯众25g　甘草15g　白茅根30g　小蓟30g　藕节20g　生地20g　白术10g。水煎，日1剂，分2次服。

五诊　1989年9月13日。坚持服药28剂，尿蛋白（-），红细胞1~3个/HP，自觉症状消失。

随访半年未复发。

按语　张琪教授根据多年治疗肾病经验，总结出治疗血尿八法，其中泻热逐瘀、凉血止血法，是针对热壅下焦、瘀热结滞、血不归经之病机而设，方用桃黄止血汤效佳。桃黄止血汤是张琪教授古方新用，依据仲景之桃核承气汤去芒硝加入凉血止血、清热解毒之剂创制而成，组成如下：大黄7.5g、桃仁20g、小蓟30g、茅根30g、生地20g、侧柏叶20g、山栀子10g、蒲黄15g、桂枝10g、甘草15g。本方主药为桃仁、大黄。桃仁活血润燥，大黄泻热开瘀，两药配伍泻热逐瘀，热除瘀去则血止。配伍赤芍、生地、白茅根、小蓟、藕节凉血止血之品，合连翘、贯众清热解毒之药以增强泻热逐瘀止血之效。应用本方的要点在于有"瘀热互结"之征象，如下腹满痛、小便赤涩、大便秘结、舌红苔干等。临床观察有不少尿血病例，用一般凉血止血药无效，改用大黄、桃仁后血尿即止。但大黄用于凉血止血，量不宜大，量大则易导致腹泻。《神农本草经》谓大黄"下瘀血，血闭"，《名医别录》谓治"老血，血留结，少腹痛"，甄权谓"通女子经候，利水肿，利大小肠"，元素谓"除下焦湿热"，李时珍谓"治下利里急腹痛，小便淋漓"。综上可知，大黄除治阳明实热具有泻下作用，又有通利小便、清热泻热、化瘀止血之功效。故用于治疗急慢性肾小球肾炎及泌尿系感染之血尿辨证属于热结迫血外溢者有良效。本案患者反复血尿、蛋白尿不愈，根据脉证分析，辨证应属瘀热阻于下焦，用桃黄止血汤为主方化裁治疗而尿血止、尿蛋白消失。

7. 尿血（急性肾小球肾炎）

病案 庞某，男，10岁，1991年7月17日初诊。

病史：该患者2个月前上呼吸道感染后2周出现肉眼血尿，伴尿液混浊，无尿痛、尿频、尿急，在当地医院化验尿常规示尿蛋白（2+）、红细胞满视野，诊断为急性肾小球肾炎。用青霉素治疗2周，尿中红细胞持续不消，20~50个/HP，故求治于张琪教授。

初诊 尿色黄赤，小腹满闷不舒，大便秘结，手足心热，舌质红，苔白少津，脉滑数。尿常规示红细胞大于50个/HP，尿蛋白（1+）。

辨证分析：此为瘀热阻于下焦之尿血证。拟泻热逐瘀，凉血止血法。予桃核承气汤加味治疗。

方药：桃仁15g 熟大黄5g 生地20g 丹皮15g 赤芍15g 贯众20g 黄芩10g 茜草20g 生甘草10g 地榆炭20g。水煎，日1剂，分2次服。

二诊 1991年7月23日。服上方6剂，尿色转淡，大便每日1次，小腹满闷症状减轻，仍有手足心热。舌质红、苔白，脉滑稍数。复查尿常规示红细胞10~15个/HP，尿蛋白（1+）。继以前方治疗。

方药：桃仁15g 熟大黄5g 生地20g 丹皮15g 赤芍15g 贯众20g 黄芩10g 茜草20g 生甘草10g 地榆炭20g。水煎，日1剂，分2次服。

三诊 1991年7月29日。服上方6剂，除手心热外，余无明显症状，7月27日复查尿常规示红细胞4~8个/HP，尿蛋白（-）。仍以前方加藕节20g、侧柏叶15g。

方药：桃仁15g 熟大黄5g 生地20g 丹皮15g 赤芍15g 贯众20g 黄芩10g 茜草20g 生甘草10g 地榆炭20g 藕节20g 侧柏叶15g。水煎，日1剂，分2次服。

四诊 1991年8月3日。服上方6剂，手心热轻，舌尖红，苔白有津，7月31日复查尿常规示红细胞1~3个/HP、尿蛋白（-），改用益气养阴清热法以巩固疗效。连服10余剂，诸症消失，尿检皆阴性而告愈。

随访半年未见复发。

按语 急性肾小球肾炎特点为急性起病，患者出现血尿、蛋白尿、水肿和高血压，并可伴有一过性氮质血症。多见于链球菌感染后，而其他细菌、病毒及寄生虫感染亦可引起，通常于前驱感染后1~3周起病。本病多见于儿童，男性多于女性。急性肾小球肾炎部分患者起病时以肉眼血尿为主要表现，属祖国医学"尿血"范畴。《灵枢·经脉》云："肾足少阴之脉从肾，其支者，上贯肝、膈，入肺中，循喉咙，挟舌本。"本案发于上呼吸道感染之后，外邪入里化为瘀热毒邪，循经客于肾络，灼伤脉络而发为尿血。下焦瘀热，腑气不通，故见小腹满闷不舒、大便秘结；手足心热，舌质红，苔白少津，脉滑数均为实热之象。治当泻热逐瘀、凉血止血，方用桃核承气汤加凉血止血药化裁。张琪教授用此方治疗急性肾小球肾炎、过敏性紫癜性肾炎及泌尿系感染血尿顽固不除，属于实热迫血外溢者，原方去芒硝、桂枝，加清热凉血之剂，奏效甚捷。对于急性肾衰竭及产后瘀血不下之发热，诊其少腹硬满拒按者，用之亦效。本案用此方后热象去，则血尿止；热邪伤阴耗气，邪虽去但正气已虚，再以益气养阴清热法调治巩固。

8. 尿血（IgA肾病）

病案 齐某，男，24岁，1999年4月7日初诊。

病史：该患者于3年前体检时发现镜下血尿，肾活检病理诊断为IgA肾病。先后服用中西药治疗,尿红细胞持续 15～50 个/HP,尿蛋白(±)～(1+),血压正常,生化检查未见异常,为求彻治,故来张琪教授门诊。

初诊 大便秘结,手足心热,舌质红,苔薄黄,脉滑数。尿常规示红细胞 50 个/HP,尿蛋白(1+)。

辨证分析:为瘀热互结下焦。治以活血祛瘀,清热止血。予桃核承气汤加减治疗。

方药:桃仁 15g 大黄 7g 赤芍 20g 生地 20g 白茅根 30g 小蓟 30g 茜草 20g 甘草 15g。水煎,日 1 剂,分 2 次服。

二诊 1999 年 4 月 21 日。服上方 14 剂,大便通,手足心热减轻;尿红细胞 15～20 个/HP,尿蛋白(±)。继以前方加黄芩 15g、丹皮 15g 治疗。

方药:桃仁 15g 大黄 7g 赤芍 20g 生地 20g 白茅根 30g 黄芩 15g 丹皮 15g 小蓟 30g 茜草 20g 甘草 15g。水煎,日 1 剂,分 2 次服。

三诊 1999 年 5 月 5 日。服上方 14 剂,热象明显减轻,苔薄白,脉滑;尿红细胞 5～10 个/HP,尿蛋白(-)。前方去黄芩,加葛根 20g、红花 15g,以助活血祛瘀。

方药:桃仁 15g 大黄 7g 赤芍 20g 生地 20g 白茅根 30g 葛根 20g 红花 15g 丹皮 15g 小蓟 30g 茜草 20g 甘草 15g。水煎,日 1 剂,分 2 次服。

四诊 1999 年 5 月 29 日。服上方 20 余剂,尿红细胞 1～3 个/HP,尿蛋白(-)。改用益气养阴之剂善后。

随访 1 年余,病情无反复。

按语 IgA 肾病是指不伴有系统性疾病,肾活检免疫病理检查在肾小球系膜区有以 IgA 为主的颗粒样沉积的肾小球肾炎。临床主要表现为与感染有关的反复发作性血尿,可同时伴有蛋白尿,少数患者可表现为肾病综合征、急性肾炎综合征,其最主要的临床表现为镜下血尿或肉眼血尿。张琪教授认为 IgA 肾病血尿属于本虚标实之证,肝肾阴虚或气阴两虚是其本,邪热瘀毒为其标。IgA 肾病血尿的产生、加重,往往继发于上呼吸道感染、扁桃体炎之后,外邪入侵与虚热同气相求、相互助长,使热邪炽盛灼伤脉络而发为尿血。因此本病是内外合邪致病,邪热瘀毒是促发 IgA 肾病血尿产生的外在原因,与 IgA 肾病的病情活动有关,是病变进展的重要因素。在 IgA 肾病血尿形成及进展过程中,瘀血是主要病理产物,也是加重病情的重要因素。治疗时应详审病因、明辨病机、洞察证候,灵活用药。

本案 IgA 肾病临床症见镜下血尿,大便秘结,手足心热,舌质红,苔薄黄,脉滑数等实热之象,辨证应为热壅下焦,瘀热结滞,血不归经,方用由桃核承气汤化裁之自拟桃黄止血汤而收效。本方虽为瘀热互结尿血而设,但一些久治不愈的顽固尿血,即使无明显热象,也可以应用,往往收到良好的疗效。

9. 尿血(过敏性紫癜性肾炎)

病案 王某,女,15 岁,1992 年 11 月初诊。

病史:患者 1 年半前进食火锅后出现双下肢紫癜,1 天后出现肉眼血尿,诊断为过敏性紫癜性肾炎,经治后肉眼血尿及紫癜消失,但尿红细胞仍大于 50 个/HP,一直用中西药治疗而不愈,慕名求治于张琪教授。

初诊 症见口干,手足心热,尿黄,大便稍干、两日 1 行,脉沉滑有力,舌紫苔干。尿常规示尿蛋白(2+),红细胞大于 50 个/HP。

辨证分析:此患者初治热邪未尽去,日久煎熬血分,热瘀互结于下焦,迫血离经而发尿血。当治以泻热逐瘀、凉血止血之法。予桃核承气汤加味。

方药：桃仁 15g 大黄 5g 白茅根 20g 大蓟 20g 小蓟 20g 赤芍 15g 连翘 15g 藕节 20g 生地 15g 甘草 15g。水煎，日 1 剂，分 2 次服。

二诊 服上方 7 剂，口干愈，手足心热大减，尿转淡黄，大便日 1 次、便质正常。复查尿常规示尿蛋白（1+），红细胞 10~15 个/HP。前方继服。

方药：桃仁 15g 大黄 5g 白茅根 20g 大蓟 20g 小蓟 20g 赤芍 15g 连翘 15g 藕节 20g 生地 15g 甘草 15g。水煎，日 1 剂，分 2 次服。

连服上方 30 余剂痊愈，随访 1 年余未复发。

按语 过敏性紫癜性肾炎是过敏性紫癜出现肾脏损害时的表现。临床表现除有皮肤紫癜、关节肿痛、腹痛、便血外，主要为血尿和蛋白尿，多发生于皮肤紫癜后 1 个月内，有的或可以同时并见皮肤紫癜、腹痛，有的仅是无症状性的尿异常。本病若反复发作，或病理类型不佳，则预后较差，部分患者可出现肾功能下降，故应当积极治疗。根据本病以紫癜、血尿、浮肿等为主要临床表现，当属中医"肌衄"、"尿血"、"水肿"等疾病范畴。张琪教授在总结大量过敏性紫癜肾炎诊治经验基础上，认为毒热蕴结、迫血妄行为其发病之关键，血热内瘀、脉络损伤为其病理之机转，气血不足、脾肾亏虚为其病势之转归。本案过敏性紫癜肾炎几经治疗，热邪未尽去，日久煎熬血分而血热搏结，舍于肾与膀胱，迫血妄行，损伤脉络而尿血。此时紫癜已不显，但镜下血尿持续不解。因此治疗当以泻热逐瘀、活血止血法。师仲景桃核承气汤之法加清热利湿、凉血止血药治疗而取效。

张琪教授治疗处于机转期之过敏性紫癜性肾炎常用大黄、桃仁、白花蛇舌草、小蓟、白茅根、焦栀、茜草、侧柏叶、蒲黄、生地、赤芍等药物，特别是大黄、桃仁泻热活血止血，必不可少。本病凡属正气未衰者，张琪教授喜用大黄与桃仁配伍，确有泻热开瘀止血之效，尤其是对屡用激素而有瘀热之象者，首选大黄、桃仁，常收到满意效果。《神农本草经》谓桃仁"主治瘀血，血闭，癥瘕邪气"，刘完素谓"治血结、血秘、血燥，通润大便破蓄血"。王清任各逐瘀汤皆用桃仁既有活血逐瘀之能，又有润燥之功，为血热兼血瘀者必用之药。张琪教授以之与大黄合用，除治疗血闭神志病外，对肾炎血尿属热结者确有卓效。但临证中有许多病例初期血热征象明显，经用清热凉血药物治疗后，热象渐退，此时用药切忌过于苦寒，张琪教授常在凉血止血药中酌加参芪等益气之品，清补兼施，可明显提高疗效。

10. 石淋（肾结石）

病案 段某，女，35 岁，2007 年 4 月 11 日初诊。

病史：患者既往肾结石病史 3 年，曾用多种排石药未见效果。近 1 周着急上火后出现尿频、排尿不畅，伴腰痛。查尿常规示尿蛋白（-），白细胞（2+），潜血（1+）。双肾彩超示左肾小囊肿，双肾多发结石。诊断为肾结石、尿路感染，故来张琪教授门诊求治。

初诊 尿频、排尿不畅、尿色黄，腰痛，月经 2 个月未至，大便排不净，头发木，面色紫红，舌质紫。

辨证分析：此为下焦湿热蕴结，而致血行不畅，血热互结于下焦，日久凝结成石。当治以泻热逐瘀行气，利湿通淋化石。方用桃核承气汤加利湿通淋、行气活血、消坚化石药。

方药：桃仁 20g 大黄 10g 桂枝 15g 金钱草 30g 三棱 15g 莪术 15g 鸡内金 15g 石韦 20g 海金沙 20g 瞿麦 20g 萹蓄 20g 车前子 20g 丹皮 15g 赤芍 20g 乌药 15g 延胡索 15g 川芎 15g 茴香 15g 橘核 15g 柴胡 20g 川楝子 20g。水煎，日 1 剂，分 2 次服。

二诊 2007 年 4 月 25 日。服上方 14 剂，尿频好转，排尿通畅，月经至、量多有血块、色紫黑，腰痛轻，大便通畅，面色转红润色，舌质红，脉数。继以上方大黄减量治疗。

　　方药：桃仁 20g　大黄 7g　桂枝 15g　金钱草 30g　三棱 15g　莪术 15g　鸡内金 15g　石韦 20g　海金沙 20g　瞿麦 20g　萹蓄 20g　车前子 20g　丹皮 15g　赤芍 20g　乌药 15g　延胡索 15g　川芎 15g　茴香 15g　橘核 15g　柴胡 20g　川楝子 20g。水煎，日 1 剂，分 2 次服。

　　三诊　2007 年 5 月 9 日。服上方 14 剂，大便正常，腰痛愈，自述尿液中有泥沙样沉淀，时有下肢乏力。此为结石得化之征，继以前方减活血药用量，加黄芪、党参、熟地扶正治疗。

　　方药：桃仁 20g　大黄 7g　桂枝 15g　金钱草 30g　三棱 10g　莪术 10g　鸡内金 15g　石韦 20g　海金沙 20g　瞿麦 15g　萹蓄 15g　车前子 15g　丹皮 15g　赤芍 20g　乌药 15g　延胡索 15g　川芎 15g　茴香 15g　橘核 15g　柴胡 20g　川楝子 20g　黄芪 30g　党参 20g　熟地 25g。水煎，日 1 剂，分 2 次服。

　　四诊　2007 年 6 月 6 日。服上方 28 剂，复查彩超示双肾可见 2～3 个小结石。继以温肾益气药物善后。

　　按语　肾结石是尿液中的矿物质结晶沉积在肾脏所致。轻者可以完全没有症状；结石并发感染时，尿中出现脓细胞，有尿频、尿痛症状；结石嵌顿在肾盂输尿管交界部或输尿管内下降时，可出现肾绞痛，肾盂、输尿管积水；结石损伤黏膜，可出现肉眼血尿；双侧上尿路结石或肾结石完全梗阻时，可导致无尿、肾衰竭、中毒性休克或死亡。张琪教授经过多年治疗大量尿路结石患者得出经验，认为尿路结石发病规律为初期或急性期以湿热实证为主，下焦湿热，久则阻滞气血，致气滞血瘀，湿热与血瘀互结，燔灼尿液，凝炼为石；临床上少有纯虚纯实表现者，肾阳虚弱，肾失开合蒸化之权，清浊泌别失司，尿液不能下注亦能沉积为石，因此治疗时应攻补兼施，在清利通淋、调理气血的同时注重温补肾气（阳）。

　　本案肾结石伴有尿色黄，大便排不净，头发木，面色紫红，舌质紫等瘀热征象，分析其病机为下焦湿热蕴结日久，血液瘀滞，热瘀互结，故月经不至。治当泻热逐瘀为主，以桃核承气汤为主方，辅以行气活血、通淋化石药治疗。二诊患者月经至、热象去，继续前方治疗；三诊患者尿中排除泥沙样物质，说明结石得化，久用攻伐之品防其伤正，故加益气温阳之品，亦有助气化，增强化石排石之功。

抵 当 汤

　　【出处】《伤寒论》第 124 条："太阳病六七日，表证犹在，脉微而沉，反不结胸，其人发狂者，以热在下焦，少腹当硬满，小便自利者，下血乃愈。所以然者，以太阳随经，瘀热在里故也，抵当汤主之。"

　　第 125 条："太阳病身黄，脉沉结，少腹硬，小便不利者，为无血也。小便自利，其人如狂者，血证谛也，抵当汤主之。"

　　第 237 条："阳明证，其人喜忘者，必有蓄血。所以然者，本有久瘀血，故令喜忘，屎虽硬，大便反易，其色必黑者，宜抵当汤下之。"

　　第 257 条："病人无表里证，发热七八日，虽脉浮数者，可下之。假令已下，脉数不解，合热则消谷喜饥，至六七日不大便者，有瘀血，宜抵当汤。"

　　【组成】水蛭三十个（熬）、虻虫三十枚（去翅足，熬）、桃仁二十个（去皮尖）、大黄三两（酒洗）。

　　【功效】破瘀血、泻实热。

　　【方义】方中水蛭咸苦平，有显著的破血作用；虻虫苦寒，峻猛破血，并兼有泻下作用。虫类走窜，善于逐瘀血、破恶血、消坚积；桃仁苦甘平，活血化瘀；大黄苦寒，泻热通便，兼能活血化瘀；四药相须配伍，有逐瘀峻下之功。

【原治】太阳蓄血证。

【辨证要点】下焦蓄血证：症见发狂或如狂，少腹硬满，小便自利，妇女经闭，少腹硬满拒按者，脉沉结。

1. 血证 （输卵管结核）

病案 许某，女，28 岁，1984 年 8 月 15 日初诊。

病史：患者脐以下硬满，疼痛数月，触之有肿块状物，经本市医院妇科检查诊断为输卵管结核，但用抗结核药物治疗无效。形体日见消瘦，故求治于张琪教授。

初诊 脐以下硬满，触之有肿块状物，疼痛，终日痛无小歇，月经来潮前疼痛尤剧、经量不多、色紫块多；面色憔悴无华，舌紫暗，脉象沉弦。

辨证分析：此为瘀血阻于冲任，日久结为"血症"。治宜活血化瘀消症之品。予以抵当汤化裁治疗。

方药：桃仁 20g 丹皮 15g 赤芍 15g 首乌 15g 当归 20g 川芎 15g 五灵脂 15g 红花 15g 香附 15g 生地 20g 生水蛭 7.5g 甘草 10g。水煎，日 1 剂，分 2 次服。

二诊 1984 年 8 月 22 日。服上方 6 剂，月经来潮时腹痛显著减轻，色稍红，黑块减少、饮食增加。效不更方，继服上方。

方药：桃仁 20g 丹皮 15g 赤芍 15g 首乌 15g 当归 20g 川芎 15g 五灵脂 15g 红花 15g 香附 15g 生地 20g 生水蛭 7.5g 甘草 10g。水煎，日 1 剂，分 2 次服。

三诊 1984 年 9 月 12 日。服上方 9 剂，腹痛进一步减轻，唯全身不适，脐下肿块见缩小，仍有触痛。继以前方加桂枝 15g、吴茱萸 15g。

方药：桃仁 20g 丹皮 15g 赤芍 15g 首乌 15g 当归 20g 川芎 15g 五灵脂 15g 红花 15g 香附 15g 桂枝 15g 吴茱萸 15g 生地 20g 生水蛭 7.5g 甘草 10g。水煎，日 1 剂，分 2 次服。

四诊 1984 年 10 月 3 日。服上方 14 剂，效果明显，月经恢复正常，色转红，黑块消退，肿块消失，腹部触之软，只是月经来潮次日，全身稍痛，半天即消失，其余无异常。此为症消瘀开，气血通调之征兆，嘱继续服若干剂，停药观察。

五诊 1984 年 11 月 18 日。患者自述按上方服 6 剂，月经来潮时，一切均无异常，下腹肿块全消。

随访：后未复发，且生一女孩。

按语 本案中医诊断为"血症"，为症瘕之一。症瘕指腹腔内症块，血积则为症，气聚则为瘕。一般以隐见腹内，按之形征可验，坚硬不移，痛有定处者为症；聚散无常，推之游移不定，痛无定处者为瘕。《妇人大全良方》谓"瘀血成块，坚而不移，名曰血症"即属此类病症。本案为伤寒蓄血，少腹硬满，不通则痛，故腹痛、经前尤甚；瘀血停滞不下，故月经量少、色紫血块多，由于血瘀日久，影响新血的生成，无以荣养灌概周身，故面色无华。以抵当汤丸治之。直用大黄、桃仁、水蛭、虻虫以攻逐破血。水蛭、虻虫为逐血之峻剂。张琪教授于临床用虻虫者少，用水蛭较多，人都畏水蛭峻不敢用，实际破坚消症非此莫属，以之治疗症瘕属于积血者，具有他药不能比拟之效，用后症块缩小，直到消失。本案患者用后不仅腹痛除，月经亦恢复正常，且能孕育。

2. 积证 （结核性腹膜炎）

病案 王某，男，24 岁，1961 年 9 月 18 日初诊。

病史：该患者数月前因左腹部肿块、低热，在某西医院诊断为结核性腹膜炎（干性），历经抗结核药治疗无效，在祖国医药研究所（今黑龙江省中医研究院）住院，特请张琪教授会诊。张琪教授初见其人腹部肿块、有压痛，思及诸有形而坚着不移者为积，诸无形留止不定者为聚。本症坚硬而不移位，当属积证，观其体质尚健，遂以消坚化积为主治，用三棱、莪术、鸡内金等治疗数剂，但积块不缩，症状不减，故重新辨证施治。

初诊 脐左侧有一块状物，大如鞋底，有明显压痛，按之不移，痞而不舒，午后潮热盗汗，脉象弦滑。

辨证分析：因思此属陈久积血，营卫气受阻，非寻常化积之药所能治，必须用破血之峻剂方能取效。

方药：生水蛭25g（研面），每次2.5g，日2次服。

二诊 1961年10月16日。连用20余日，自觉腹部有气体向下移动，疼痛减轻，硬块虽明显缩小，但不消失，考虑此属药轻病重，须水蛭与虻虫合用方能进一步收效，遂为抵当丸方。

方药：虻虫25g 水蛭100g 桃仁25g 大黄15g。研面蜜丸为梧桐子大，每次服10g，日2次服。

三诊 1961年11月8日。连用20余日后，硬块逐渐缩小至硬块完全消失而痊愈。

按语 积聚是腹内结块或痛或胀的病证。积属有形，结块固定不移，痛有定处，病在血分，是为脏病；聚属无形，包块聚散无常，痛无定处，病在气分，是为腑病。本案腹部肿块固定不移，痛有定处，应为积证。初用消坚化积药数剂而无效，盖因此积血日久，营卫气受阻，非寻常化积之药所能治，必须用破血之峻剂方能取效。故予水蛭研面冲服。张氏谓水蛭必用生者方效，但生用腥味甚烈，入煎剂尤甚，炙用则药效减弱，张琪教授常用生者研末胶囊吞服，不入煎剂则无此弊。用水蛭后疼痛减轻，肿块虽有缩小，但连用数剂，终不见消失，张琪教授思此为陈久积血，独水蛭一味破血可及，遂以抵当丸攻逐蓄血。虻虫又名蜚虻、牛虻，可破血通经，逐瘀消症。《本草经疏》云："蜚虻，……苦能泄结，性善啮牛、马诸畜血，味应有咸，咸能走血。故主积聚症瘕一切血结为病。"今人以其有毒多不用，然仲景抵当汤、丸，大黄䗪虫丸中咸入之，以其散脏腑宿血结积有效也，本案用后肿块全消。可见只要辨证准确，治疗此类陈久积证时若患者无羸弱之象，体质尚健，水蛭、虻虫大可放心使用，若畏手畏脚，则病重药轻，难以根治。

第四节　陷胸汤类

小陷胸汤

【出处】《伤寒论》第138条："小结胸病，正在心下，按之则痛，脉浮滑者，小陷胸汤主之。"

【组成】黄连一两、半夏半升、瓜蒌实一枚（大者）。

【功效】清热涤痰开结。

【方义】本方主药瓜蒌，能宽胸散结，清化肺胃之热痰，亦能涤垢、下气、润肠。辅以半夏辛温滑利、化痰除饮、和胃降逆，黄连苦寒泻火、清化湿热，两药合用辛开苦降，善治痰热内阻之证。瓜蒌、半夏、黄连三药合之，可痰化热清气机之郁结散开，则胸自宽畅，而疼痛亦除。

【原治】小结胸病。

【辨证要点】痰热互结于心下证：症见心下痞硬，按之则痛，胸闷喘满，咳吐黄痰者。

1. 结胸（心包积液）

病案 马某，女，68岁，2003年5月28日初诊。

病史：患者2个月前出现呼吸困难，喘促、胸闷，于某医院两次抽出胸腔积液，当时胸部自觉宽松，1个月后又复旧，医院诊断为心包积液甚重，不敢多次抽水，令其保守治疗，故来诊。

初诊　患者呼吸困难，气短、喘促、胸部憋闷感，舌质紫暗，脉弦滑。

辨证分析：此属痰水互结一证。应治以清热化痰，逐水化饮。宜小陷胸汤加减主治。

方药：柴胡20g　半夏20g　瓜蒌仁20g　黄连10g　太子参15g　白芥子15g　桃仁20g　赤芍20g　茯苓20g　生地黄15g　丹参15g　泽泻20g　炙甘遂面3g（另包）。水煎，日1剂，分2次服（注：炙甘遂面装胶囊与汤剂同服）。

二诊　2003年6月4日。服前方7剂，胸部憋闷好转，仍气短，大便次数增多、水样便，脉数。

方药：柴胡20g　半夏20g　西洋参15g　白芥子15g　瓜蒌仁20g　桃仁15g　赤芍15g　茯苓15g　桂枝15g　泽泻15g　生地15g　枳壳15g　当归20g　红花15g　黄芩15g　炙甘遂面3g（另包）。水煎，日1剂，分2次服。

三诊　2003年6月11日。服前方7剂，胸部憋闷减轻，疲惫乏力，纳差，舌质红，脉数。

方药：柴胡20g　半夏15g　黄芩15g　西洋参15g　白芥子15g　生地黄20g　麦门冬15g　石斛20g　桃仁15g　赤芍15g　红花15g　枳壳15g　当归20g　桔梗15g　郁金10g　甘草15g　沙参15g　麦芽30g　神曲15g　山楂15g。水煎，日1剂，分2次服。

四诊　2003年6月25日。服前方14剂，疲惫乏力、纳差均好转，现胸部憋闷，气短，舌质红，苔腻。

方药：柴胡20g　黄芩15g　半夏15g　瓜蒌20g　西洋参15g　白芥子15g　麦门冬15g　五味子15g　桂枝15g　桃仁15g　红花15g　赤芍15g　炙甘遂面3g（另包）。水煎，日1剂，分2次服。

五诊　2003年7月9日。服前方14剂，胸部憋闷、气短减轻，大便次数增多、水样便，血压140/80mmHg，舌质紫暗，苔黄腻。方予生脉饮加减。

方药：柴胡20g　黄芩15g　瓜蒌20g　西洋参15g　白芥子15g　桃仁15g　丹参20g　赤芍15g　红花15g　麦门冬15g　五味子15g　桂枝15g　茯苓20g　益母草30g　炙甘遂面2g（另包）。水煎，日1剂，分2次服。

六诊　2003年7月23日。服前方14剂，胸部憋闷、气短、乏力较前大减，口干，大便3～4次/日，舌质紫暗，苔黄腻而干。B超示心包积液消失。予炙甘草汤加减。

方药：甘草15g　西洋参15g　桂枝15g　麦门冬15g　生地黄15g　阿胶10g　五味子15g　柴胡15g　枸杞子15g　女贞子20g　茯苓20g　黄芪20g　丹参15g　桃仁10g　瓜蒌15g　生姜10g。水煎，日1剂，分2次服。

七诊　2003年9月3日。服前方后，胸部憋闷、乏力均好转，现气短，活动后喘促，少量黄痰，纳差，脉虚数。考虑为肺气不足，宜补气利水。予以小柴胡汤合小陷胸汤。

方药：柴胡25g　半夏15g　黄芩15g　西洋参15g　甘草15g　瓜蒌20g　葶苈子15g　黄芪30g　枳壳15g　桃仁15g　丹参20g　黄连10g　赤芍15g　红花15g　茯苓15g　生姜15g　大枣5枚。水煎，日1剂，分2次服。

八诊　2003年9月17日。服前方14剂，气短、纳差好转，活动后喘促，黄痰，颜面浮肿，舌暗红，舌根部苔腻。肾为气之根，活动后喘促乃肾虚、肾不纳气之证，宜肺肾合治。

方药：麦门冬 15g　桑白皮 15g　黄芩 15g　柴胡 15g　瓜蒌 20g　黄连 15g　半夏 15g　杏仁 15g　桔梗 15g　熟地黄 20g　山茱萸 20g　枸杞子 20g　女贞子 20g　五味子 15g　沙参 15g　甘草 15g。水煎，日 1 剂，分 2 次服。

按语　该患者诊断为心包积液，病情较重，不适宜抽水治疗，故求中医治疗。现代医学之"心包积液"相当于《伤寒论》记载之"水结胸"。水结胸为水邪结于胸胁的病证。症见结胸而无大热，头汗出，心下怔忡。张琪教授以小陷胸汤与小柴胡汤合用治之，外加甘遂以逐水，茯苓淡渗利水，丹参、桃仁、赤芍、生地黄活血开瘀，白芥子以除痰湿，服药后大便似水样甚多，患者胸部憋闷大轻。经 6 次复诊胸憋闷症状已基本消除，心包积液消失，患者出现体弱乏力，活动后即气喘，舌苔已退，脉弱。为肺气不足，予补肾益气之剂辅以宽胸开胸之剂。八诊后又出现黄痰气喘，舌苔黄腻，颜面轻肿，脉虚数，为肺热失于清肃下降、肾阴亏而失于纳气之候，又肺肾合治，滋补肾阴与清肺之剂合用使肺气下降，肾阴复纳气归元，调治而安。

2. 发热（大叶性肺炎）

病案　**王某，男，31 岁，1992 年 3 月 14 日初诊。**

病史：患者 3 天前突感畏寒不适，旋即高热，体温 39.1℃。于当地卫生所诊断为上呼吸道感染，给予阿司匹林、银翘解毒片等药未效，经化验、胸部 X 线透视等检查，诊断为右肺大叶性肺炎，患者拒用西药治疗，遂延中医诊治。

初诊　症见面色潮红，口唇干燥，上唇有疱疹，呼吸气促，咳嗽胸痛，痰黄黏稠、痰中夹有少量血丝，头痛身热，口渴心烦，便结溲赤，舌质红苔黄腻，脉数。

辨证分析：属风热壅肺，痰热结胸。应治以清热化痰，宣肺定喘。宜用小陷胸汤加减主治。

方药：黄连 15g　半夏 15g　瓜蒌 15g　麻黄 15g　杏仁 20g　生石膏 50g　炙甘草 10g。水煎，日 2 剂，分 2 次服。

二诊　1992 年 3 月 19 日。服上方 5 剂，诸症明显减轻，体温已降至 37.2℃，可知药中病机，痰热渐清。续服前方石膏减为 30g，加白豆蔻 15g，以助醒脾开胃。

三诊　1992 年 3 月 22 日。诸恙已平，患者仍自觉体倦乏力，舌红少苔，脉数。此时可知痰热已去，唯有气阴耗伤，治疗宜以益气养阴、清热生津之竹叶石膏汤调治 1 周。后随访，病获痊愈，未再复发。

按语　大叶性肺炎属于中医"肺痈"、"肺胀"、"喘证"范畴，是急性感染性呼吸系统疾病。本案中患者面色潮红，口唇干燥，并伴有疱疹，痰黄黏稠，且痰中夹有少量血丝，头痛身热，口渴心烦，舌质红苔黄腻，脉数。辨证可知该案属风热喘咳，因风温邪犯肺卫，肺失宣肃，津液失布，灼津炼痰，痰热坐肺，肺气不利，而成结胸之证。治用小陷胸合麻杏石甘汤。方用大剂量石膏能起到良好的清热之效，杏仁平喘止咳，二方合用，共奏清热化痰、宣肺定喘，肺气得宣，疾热得清，继用竹叶石膏汤加以调养，兼清余热，获痊愈。

3. 消渴（2 型糖尿病）

病案　**郭某，女，51 岁，2004 年 8 月 10 日初诊。**

病史：患者既往糖尿病、高血压病史 3 年，平素饮酒，每日白酒 2～3 两，吸烟，喜食膏粱厚味。口服格列本脲、二甲双胍，近 1 年来血糖控制不理想。为求中医治疗，故前来就诊。

初诊　患者觉倦怠乏力下肢酸软，易困倦，口臭口黏，胃脘部胀满疼痛，纳呆，眠差，口渴而不欲饮，大便黏滞臭秽不爽，心情烦躁易怒，舌质胖红边有齿痕，苔黄腻，脉弦滑数，空腹血糖 10.2 mmol/L。

辨证分析：属脾虚湿热型消渴。应治以健脾益气，清热利湿。宜小陷胸汤化裁主治。

方药：姜半夏15g　黄连10g　瓜蒌15g　枳壳15g　苍术10g　黄柏10g　茯苓15g　薏苡仁30g　决明子10g　牛膝20g。水煎，日1剂，分2次服。并嘱患者注意饮食，加强体育锻炼。

二诊　服上方7剂后，口中黏腻症状减轻，自觉神疲乏力俱减，食欲增加，大便已成形、无明显臭秽，复查血糖7.1mmol/L。上方加酸枣仁30g，继服。

三诊　诸症明显好转，复查血糖6.9mmol/L。继服上方10剂，后以脾肾双调、益气养血之膏方调理善后，后随访病情平稳，无明显不适。

按语　本案属于中医消渴一证，《内经》认为五脏虚弱、过食肥甘、情志失调是引起消渴的原因，而内热是其主要病机。脾主四肢肌肉，主升清，湿热困脾故患者多症见困倦乏力、肌肉酸痛；湿热内蕴故口干不欲饮、口苦、口异味大；脾虚湿滞下注，故大便黏滞不爽、臭秽不堪；湿阻气滞，气机不畅，故胸闷脘胀。方用小陷胸汤，黄连、半夏、全瓜蒌清热燥湿，枳壳宽胸理气，苍术、茯苓、薏苡仁燥湿健脾、消胀除满，脾虚泄泻，给邪出路。牛膝补肝肾、强筋骨，后加酸枣仁养神宁心，诸药合用，健脾利湿泻热，诸症缓解，血糖下降，再以脾肾双调、益气养血之膏方加以调养，诸症消失，血糖得到控制。

4. 痞满（浅表性胃炎）

病案　高某，女，50岁，2010年12月29日初诊。

病史：患者反复口腔溃疡、胃痛10年。胃镜示浅表萎缩性胃炎，彩超示胆囊壁毛糙。

初诊　胃胀、痞满、便秘，晨起胃胀，睡眠欠佳，脉弱。

辨证分析：属脾胃湿热，气机升降失调一证。应治以补脾调胃。宜小陷胸汤加减主治。

方药：瓜蒌仁15g　半夏15g　川连10g　黄芩10g　干姜10g　太子参10g　石斛20g　砂仁10g　陈皮15g　枳壳15g　川朴10g　甘草15g　麦芽20g　神曲15g　鸡内金15g。水煎，日1剂，分2次服。

按语　脾与胃居于中州，脾喜燥而恶湿、喜热而恶寒，胃喜润而恶燥、喜清凉而恶浊热；脾主运化、主升清，胃主受纳、主降浊，两者相互为用，为气机升降之枢纽。居中宫，灌四旁，脾胃气机升降正常，则其他脏腑气机升降亦随之而安，反之各个脏腑气机升降紊乱而诸症蜂起。黄坤载谓："脾升则肾肝亦升，故水木不郁；胃降则心肺亦降，故火金不滞。"说明脾胃气机之升降与其他脏腑的气机升降密切相关。本案用小陷胸汤宽胸散结，除胃胀之气滞、大便之秘结，再配以麦芽、神曲、鸡内金之品，诸症消失。

5. 胃痛（慢性萎缩性胃炎）

病案　金某，男，58岁，1992年8月2日就诊。

病史：患者胃脘痛1年余，曾于某医院胃镜检查诊断为慢性萎缩性胃炎。

初诊　现患者终日胃脘部疼痛不舒，大便时秘时溏，舌苔白，脉弦滑。

辨证分析：属脾寒胃热一证。应治以清胃温脾开郁。宜小陷胸汤加减主治。

方药：半夏15g　黄连15g　黄芩15g　干姜10g　砂仁10g　枣仁20g　枳壳15g　大黄5g　陈皮15g　甘草10g。水煎，日1剂，分2次服。

二诊　服上方10剂，胃脘未痛，食欲增，胀满除，但胃脘部仍有不舒适感，舌苔较滑，脉弦缓。继以上方化裁。

方药：砂仁10g　公丁香7g　陈皮15g　半夏15g　黄连10g　茯苓10g　干姜10g　枣仁20g　厚朴15g　枳壳15g　大黄5g　吴茱萸7g　甘草10g。水煎，日1剂，分2次服。

三诊 患者连服上方 25 剂，胃脘部不适等症状已全部消除，大便畅通，日行 1 次，食欲增，体重亦有增加，后经胃镜复查，萎缩性胃炎已痊愈。

按语 本案胃脘痛有脾寒胃热、寒热互结之证，依据舌苔、症状及大便时秘时溏的疼痛，脾主升清，胃主降浊，一寒一热则升降失常。方用小陷胸汤合半夏泻心汤温脾清胃，寒温并调，而胃脘痛等症状皆能消除。

十 枣 汤

【出处】《伤寒论》第 152 条："太阳中风，下利呕逆，表解者，乃可攻之。其人 ~~热热~~ 汗出，发作有时，头痛，心下痞硬满，引胁下痛，干呕短气，汗出不恶寒者，此表解里未和也，十枣汤主之。"

【组成】芫花（熬）、大戟、甘遂。上三味等份，各捣为散，以水一升半，先煮大枣肥者十枚，取八合，去滓，内药末，强人服一钱匕，羸人服半钱，温服之，平旦服。若下少，病不除者，明日更服，加半钱。得快下利后，糜粥自养。

【功效】攻逐水饮

【方义】方中芫花、大戟、甘遂皆有毒，性味苦而泄，均为逐水之猛药，可达水饮隐僻之处。三药峻烈，各有专攻。甘遂峻泻经隧脉络之水饮，大戟主攻逐脏腑之水饮，芫花善逐胸胁之伏饮，三味合用，逐水饮、除积聚，消肿满之功更著。方中以大枣益气健脾护胃，又可甘缓诸药峻烈之毒。

【原治】悬饮。

【辨证要点】水肿腹胀属于实证者，悬饮，胁下有水气，以致咳唾胸胁引痛、心下痞硬、干呕短气、头痛目眩，或胸背掣痛不得息，舌苔滑、脉沉弦。

悬饮（渗出性胸膜炎）

病案 1 刘某，女，33 岁，2000 年 4 月 21 日初诊。

病史：患者 1 个月前出现咳嗽，气促，胸胀痛，不得卧，在哈尔滨市某医院胸部 X 线示胸腔大量积液，在右侧第 3 肋以上，诊断为渗出性胸膜炎。曾抽出胸腔积液数百毫升，当时觉宽松，过数日又恢复如前。近 1 周，上述症状加重，遂来中医院求治。

初诊 咳嗽，气促，胸胀痛不得卧，夜寐难安，脉沉弦有力，舌苔白厚腻。

辨证分析：属水饮壅结胸胁，肺气不利一证。应治以攻逐水饮。方予十枣汤化裁。

方药：甘遂、大戟、芫花俱用醋炙为末，胶囊装入，每次 2g，日 2 次，用枣汤送服。

二诊 初服腹痛未泻，增至 3.5g，仍日 2 次服药。

三诊 服后腹痛下泻水样粪便甚多，胸胀痛大轻，呼吸亦通畅，连服 2 日下泻 10 余次，嘱停药，中病即止，过服则伤脾胃，后经放射线透视水饮已无，遂痊愈。

病案 2 辛某，男，29 岁。

病史：该患者面部无华，浮肿，气短促，呼吸困难，咳嗽，吐涎沫，夜不得卧，卧则气促加剧，在哈尔滨市某医院住院，诊断为渗出性胸膜炎、胸腔大量积液。胸部 X 线检查第 2～5 肋大量积液，曾经两次抽出胸腔积液 600～700ml，暂获轻松，但不久又恢复如初，患者十分痛苦，求治于张琪教授，诊断为悬饮。

初诊 面部无华，浮肿，气短促，呼吸困难，咳嗽，吐涎沫，夜不得卧，卧则气促加剧，舌苔白腻少津，脉象沉弦，体质尚可，大便不溏。

辨证分析：属肺气不利，三焦壅塞一证。应治以攻逐水饮。宜十枣汤加减主治。

方药：甘遂、大戟、芫花醋浸炒微黄，各等份研末，每次 2.5g，大枣 10 枚煮水，用大枣汤送服观察。

二诊 服药后大便下泻，日 3～4 次，均为水样便，胸部感觉宽松，咳嗽亦轻。嘱继服 1 剂。

三诊 连续泻水便，胸腔积液大减，夜能平卧入睡。前方继服。

四诊 连服 4 剂，经 X 线复查仅有少量胸腔积液，嘱停药恐其伤正，继用小柴胡与小陷胸汤合用而愈。

按语 悬饮为四饮之一，是饮邪停留胁肋部而见咳唾引痛的病证。《金匮要略·痰饮咳嗽病脉证并治》谓："饮后水流在胁下，咳唾引痛，谓之悬饮。"症见胁下胀满，咳嗽或唾涎时两胁引痛，甚则转身及呼吸均牵引作痛，心下痞硬胀满，或兼干呕、短气，头痛目眩，或胸背掣痛不得息，舌苔滑，脉沉弦。本证类似胸腔积液。病机为水饮壅结于胸胁，肺气不利，失于下行，三焦壅塞，气化受阻。治当攻逐水饮，尤必须峻药攻之，方可有济。方用逐水之峻剂十枣汤。方以芫花为君，破饮逐水；甘遂、大戟为臣；佐之以大枣，益脾而胜水为使。经曰：辛以散之者，芫花之辛，散其伏饮；苦以泄之者，以甘遂、大戟之苦，以泄其水；甘以缓之者，以大枣之甘，益脾而缓其中也。因本方攻伐伤正，故当中病即止，调理善后。

第五节　泻心汤类

半夏泻心汤

【出处】《伤寒论》第 149 条："伤寒五六日，呕而发热者，柴胡汤证具，而以他药下之，柴胡证仍在者，复与柴胡汤。此虽已下之不为逆，必蒸蒸而振，却发热汗出而解。若心下满而硬痛者，此为结胸也，大陷胸汤主之。但满而不痛者，此为痞，柴胡汤不中与之，宜半夏泻心汤。"

【组成】 半夏半升（洗），黄连一两，干姜、甘草（炙）、人参、黄芩各三两，大枣十二枚（擘）。

【功效】 和中降逆消痞。

【方义】 本方由小柴胡汤去柴胡、生姜，加黄连、干姜组成。因无半表证，故去解表之柴胡、生姜，心下痞因寒热错杂而成，故加寒热平调之黄连、干姜，变和解少阳之剂，而为调和肠胃之方。方中半夏、干姜辛温开散；黄芩、黄连苦寒降泻，相合共奏辛开苦降、调理中焦枢机之功，使脾气得升，胃气得降。柴胡轻清开散，疏邪透发，用于疏利肝胆气机，与黄芩配伍清火通降解郁，使胆汁疏泄正常。枳壳理气宽中，行滞消胀除痞，与柴胡配伍一升一降，共同调畅中焦之气机。白芍合甘草酸甘化阴，调和脾胃，和胃止痛。本方诸药配合，辛开苦降，寒热并用，攻补兼施，调和脾胃，具有疏而不伤正、行而不碍运气、降而不伐胃气，使逆乱之气得以平降和顺则诸症消失。其组方精炼，配伍得当，辛开苦降甘润，最能体现仲景组方用药的圆机活法，也最能展示辛开苦降法的精义所在。

【原治】 少阳证、大结胸证及痞证。

【辨证要点】 脾胃升降失常，寒热错杂于中以致恶心呕吐、肠鸣、溏泄、口干口渴者。

1. 瘾闭

病案 1 刘某，女，65 岁，2003 年 3 月 8 日初诊。

病史：该患者 8 天前因出汗后皮肤出现丘疹，于当地医院服阿司咪唑、静脉滴注头孢噻肟钠后出现腹胀、无尿，化验血常规示白细胞 $21.4 \times 10^9/L$、血红蛋白 $162g/L$；尿常规示尿蛋白（1+），红细胞 8～10 个/HP；肾功能检查示尿素氮 22.3mmol/L，肌酐 469.0μmol/L；B 超示双肾大小正常。在黑龙江省中医研究院肾病科住院治疗，请张琪教授会诊。

初诊　无尿、无大便 4 日，恶心，腹部隐痛、胀满，舌质淡紫，苔薄白，脉沉。

辨证分析：属气血瘀滞，肾络损伤，气化失司，水液不行，湿浊瘀毒不能排出体外一证。应治以辛开苦降，温阳利水，活血解毒之法。宜半夏泻心汤加减主治。

方药：半夏15g　黄芩15g　大黄15g　黄连15g　干姜15g　砂仁15g　桃仁15g　桂枝15g　车前子15g　赤芍15g　白豆蔻15g　枳实15g　白花蛇舌草30g。水煎，日 1 剂，分 2 次服。

二诊　2003 年 3 月 12 日。服药 4 剂，患者大便通畅，尿量逐渐增多、24h 约2100ml，腹部隐痛减轻、胀满，无恶心，可进少量流食，舌质淡紫，苔薄白，脉沉。肾功能检查示血尿素氮17.15mmol/L，血肌酐461.6μmol/L。

方药：黄连15g　黄芩15g　枳实15g　厚朴15g　草果仁15g　茵陈15g　紫苏15g　葛根15g　红花15g　赤芍15g　陈皮15g　半夏15g　甘草15g　神曲15g　山楂15g　大黄10g　丹参20g　连翘20g　麦芽30g。水煎，日 1 剂，分 2 次服。

三诊　2003 年 3 月 17 日。服药 5 剂后，患者腹微胀、无痛，纳食好转，大便日 1 次，24h 尿量约 1700ml。续用上方治疗。

四诊　2003 年 3 月 21 日。患者状态良好，无明显症状，纳食、二便正常。肾功能检查示血尿素氮 4.26mmol/L，血肌酐 88.1μmol/L，痊愈出院。

随访 3 个月，肾功能正常。

病案2　吴某，男，39 岁，2003 年 1 月 26 日入院。

病史：该患者 10 天前因患上呼吸道感染，于当地医院静脉滴注抗生素（名称及用量不详），于 3 天前出现排尿困难、腹胀，经某县医院诊断为前列腺炎、黄疸性肝炎，予营养肝细胞治疗，症状无好转，尿量减少、24h 尿量 250ml 左右，又于某医院查尿常规尿蛋白（3+）、红细胞满视野、白细胞 6～8 个/HP；肾功能血尿素氮（BUN）11.6mmol/L，二氧化碳结合力（CO_2 CP）20mmol/L，经静脉滴注先锋霉素及头孢曲松钠仍无好转。入黑龙江省中医研究院肾病科治疗，诊断为急性肾衰竭，请张琪教授会诊。

初诊　尿少、乏力、恶心，舌质红，苔薄，脉弦滑。化验：尿蛋白（2+）、尿中红细胞满视野；肾功能示 BUN 21.49mmol/L，血肌酐（Cr）643.2μmol/L；彩超示双肾大小正常。

辨证分析：属实热内蕴一证。应治以辛开苦降，利尿。宜半夏泻心汤加减主治。

方药：黄连15g　黄芩15g　太子参15g　砂仁15g　白豆蔻15g　大黄15g　枳实15g　厚朴15g　草果仁15g　桃仁20g　赤芍20g　竹茹20g　槟榔20g。水煎，日 1 剂，分 2 次服。

二诊　2003 年 1 月 29 日。患者 24h 尿量约 1000ml，恶心好转。前方继服。

三诊　2003 年 2 月 7 日。患者 24h 尿量约 2500ml，口干、腰酸痛、腹胀、乏力、大便干，BUN 7.26mmol/L，Cr 142.2μmol/L，尿常规正常。

方药：生地黄15g　黄芩15g　枳壳15g　枇杷叶15g　麦冬15g　砂仁15g　草果仁15g　白豆蔻15g　石菖蒲15g　厚朴15g　槟榔15g　石斛15g　甘草15g　茵陈25g　大黄10g　枳实10g　黄连10g。水煎，日 1 剂，分 2 次服。

四诊　2003 年 2 月 13 日。患者无症状，24h 尿量约 1600ml，Cr 92.3μmol/L，内生肌酐清除率 60.1ml/min。出院续服上方 10 余剂巩固疗效。

随访 3 个月，肾功能正常。

按语　本案患者系因药物意外伤肾，致使气血瘀滞，肾络损伤，气化失司，水液不行，湿浊瘀毒不能排出体外。故先以半夏泻心汤加减，治以辛开苦降、温阳利水、活血解毒之法使二便通利。半夏泻心汤为《伤寒论》五泻心汤之一，是《伤寒论》辛开苦降法的代表方剂，尤对脾胃系统疾病具有较高使用价值，被后世医家尊为调和脾胃的祖方。半夏泻心汤由半夏、干姜、人参、甘草、大枣、黄连、黄芩组成。《伤寒论》以之治心下满不痛之痞证。此方治脾胃不和、升降失司之痞，缘脾喜燥恶湿、胃喜润恶燥、脾主升清、胃主降浊。脾湿则清阳不升、胃热则浊阴不降，湿热交阻清浊混淆，而出现痞满胀诸证候，恰合本案之证。方中以黄连、黄芩苦寒清胃热；干姜温脾除湿；半夏降逆和胃；大黄、桃仁、赤芍泻热开瘀；桂枝温阳助膀胱气化；砂仁、白蔻温脾防止苦寒伤胃；枳实行气散满而除胀；车前子、白花蛇舌草共奏清热解毒、利湿通淋之功；诸药合之热清、湿除，脾气得以健运，胃气得以和谐，清升浊降，痞满减轻，二便通利。方中以黄连、黄芩、茵陈泻热清湿而消痞；厚朴、枳实行气散满而除胀；陈皮理气和中；半夏、紫苏、草果仁皆为化湿浊之品；连翘、葛根、甘草清热解毒；赤芍、红花、丹参活血祛瘀；大黄解毒泻浊；神曲、山楂以理气、醒胃消食导滞。诸药配合，湿热瘀毒邪消除，脾胃得健，病情终获痊愈。

2. 噎膈 （慢性萎缩性胃炎）

病案 冯某，男，52 岁，2011 年 11 月 14 日初诊。

病史：患者既往慢性胃炎病史 20 余年。近 6 个月来出现进食后反酸、胃痛、胃中痞满，胃镜示萎缩性胃炎、胃黏膜糜烂；胃黏膜病理检查示轻度不典型增生。服用多种胃药治疗无效，为求中医治疗来诊。

初诊 症见进食半小时后反酸、胃痛，晨起自觉胃中痞满、揉按后好转，胃脘灼热，呃逆，食后咽部有阻塞感、下行较慢、有痛感，咽部异物感，痰多，睡眠欠佳，唇紫红而干，舌紫，苔薄干，脉滑。

辨证分析：属脾湿胃热、肝气上逆一证。应治以理脾清胃、降逆化痰。宜半夏泻心汤化裁主治。

方药：半夏 15g 川连 15g 黄芩 15g 代赭石 30g 旋覆花 15g 干姜 10g 甘草 15g 瓜蒌仁 20g 太子参 15g 陈皮 15g 砂仁 15g 百合 20g 生地黄 15g 公丁香 10g 枳实 15g 鸡内金 15g 石斛 15g。水煎，日 1 剂，分 2 次服。

二诊 2011 年 12 月 5 日。进食后呃逆，胃脘不适，胃胀，无反酸，咽喉部大减轻松，仍小有阻塞感，大便干，舌红，苔薄干。继以前方加润肠之品。

方药：瓜蒌仁 20g 半夏 15g 川连 15g 枳实 15g 川厚朴 15g 陈皮 15g 石斛 20g 砂仁 15g 代赭石 30g 旋覆花 15g 黄芩 15g 生地黄 15g 麦门冬 15g 天花粉 15g 鸡内金 15g 莱菔子 15g 赤芍 15g 麻子仁 15g 郁李仁 15g 甘草 15g 干姜 10g。水煎，日 1 剂，分 2 次服。

按语 本案特征为食后咽部有梗塞感，痰多，进食半小时反酸，胃脘痛痞满。辨证为脾胃湿热、升降失调、肝气上逆，治以黄连、黄芩清湿热；干姜、公丁香温脾祛湿，湿热除则痞满消；更用代赭石、旋覆花以平肝、降气之上逆；半夏、瓜蒌仁化痰。因便秘加郁李仁、麻子仁润肠通便。二诊服药 40 余剂，诸症俱除而安。方从半夏泻心汤、旋覆代赭汤加味主治。

3. 尿血 （急性肾小球肾炎）

病案 马某，女，51 岁，1990 年 3 月 5 日初诊。

病史：患急性肾小球肾炎 1 月余，经中西药治疗不效，请张琪教授诊治。

初诊 食少纳呆，恶心，呕吐，胃脘胀满，舌质红，苔白略腻，脉细。尿常规示尿蛋白 （2+），尿潜血 （3+），白细胞 20 ~ 30 个/HP，红细胞 20 ~ 30 个/HP，颗粒管型 5 ~ 8 个/HP。

辨证分析：属下焦湿热证。应治以清利下焦湿热。宜半夏泻心汤加减主治。

方药：半夏20g　川连10g　黄芩10g　干姜15g　甘草10g　陈皮15g　竹茹15g　党参25g　枳壳15g。水煎，日1剂，分2次服。

二诊　1990年3月19日。症见周身不适，手足心热，口干，腰酸痛，排尿热感。尿常规示尿蛋白（2+），潜血（3+），白细胞15～20个/HP，无红细胞及颗粒管型。遂改予八正散治疗，1月余再见患者诸症皆除，唯尿蛋白（±）。

按语　该患者血尿系由下焦湿热而来，治疗一般以清下焦湿热为主，但患者同时并见中焦脾胃湿热郁滞之证，如仅清下焦湿热而中焦湿热不除，不能化生水谷精气以补肾之元气，则不但下焦湿热难除，却有反生他弊，中焦不受，食入即吐，则药力何以达病所而祛邪，故而凡见此类证，张琪教授多先从脾胃入手治疗。此患者辨证正符合半夏泻心汤证，故投以原方（用党参代人参）清胃热、化脾湿，加竹茹止呕化痰，加枳壳行气。10剂药后即见显效，不但湿热中阻消除，且血尿亦清。为了使下焦湿热根除，继投八正散而收全功。

4. 臌胀（慢性乙型病毒性肝炎）

病案　张某，女，39岁，1999年2月13日初诊。

主诉：恶心纳差、腹胀8个月。

病史：患者8个月前因过量饮酒后出现恶心纳差、腹胀，于当地医院就诊，体检乙型肝炎病毒表面抗原（HBsAg）阳性、乙型肝炎病毒e抗体（抗HBe）阳性、乙型肝炎病毒核心抗体（抗HBc）阳性，确诊为乙型肝炎，间断中西医结合治疗，症状时轻时重，现服用甘草酸二铵（甘利欣）保肝降酶。患者既往体质较弱，善怒喜思，情绪抑郁。

初诊　口干，口苦，恶心，食纳差；腹胀，按之稍舒，进食及饮酒后加重，进食油腻及情绪激动后腹泻。查面色黧淡，舌边尖红，苔黄腻，脉濡缓。

辨证分析：属寒热互结一证。治宜寒热平调，散结除痞。宜半夏泻心汤治之。

方药：制半夏10g　黄连10g　干姜10g　黄芩10g　党参10g　炙甘草10g　红枣5枚。水煎，日1剂，分2次服。

二诊　服3剂后，患者诸症均减，食纳好转，腹胀消失，大便正常，原方3剂继服调理。药后诸症消失，嘱患者复发时即连服本方3剂。

随访半年，患者病情稳定，无明显不适。

按语　本案是典型的半夏泻心汤证，其病机为寒热互结、中焦气机升降失司、痞胀不通。在上表现为恶心，在中为腹胀，在下则有腹泻。张琪教授临证经验半夏泻心汤方证基本病机为本虚标实，其邪实为主要矛盾，但脾胃已虚也是必须考虑的因素。因此，张琪教授用药强调寒热互用以和其阴阳、苦辛并进以调其升降、补泻兼施以顾其虚实，本案不仅选方契合病机，其组方精练，配伍得当，如矢中的。张琪教授在应用半夏泻心汤时，注重四点要素，即虚、实、寒、热。虚为脾气虚、胃阳弱而见乏力便溏、泄泻；实为气机升降失常而见胃脘痞满、腹胀；寒为胃阳不足而见恶食生冷、脘腹冷痛；热为脾胃运纳不健、食积化热上蒸而见口舌生疮、口干口苦、舌红苔黄、脉数等。半夏泻心汤是张仲景治疗痞证的名方，临床用于治疗脾胃系统疾病疗效显著。此方，集辛开苦降、寒温并调、动静结合、攻补兼施、刚柔相济之大法于一身，充分体现了仲景的脾胃观，临证时应当详加审查仔细鉴别。

5. 呕吐（神经性呕吐）

病案　王某，女，14岁，1986年11月20日初诊。

病史：反复呕吐1年余，不能进食，多于经前发作，一经发作即难控制，须10余日始能缓解，如此 1 月余，几乎无宁日。曾用中药甚多，皆未收效，由其祖父携来张琪教授门诊求治。

初诊 面色萎黄憔悴，精神衰惫，体质消瘦，连日来粒米不能下咽，入口即反胃吐出。口干、舌燥、大便数日不行，脉象弦滑无力，细询致病之由，其祖父追述曾在行经期遭其父训斥，胸中抑郁而催生此病。

辨证分析：属肝郁挟胃气上逆之证。应治以泻热和胃平肝降逆法。宜半夏泻心汤化裁主治。

方药：大黄 10g　甘草 10g　生赭石 30g　半夏 25g　川连 10g　黄芩 15g　干姜 10g　旋覆花 15g　党参 15g。水煎，日 1 剂，分 2 次服。

二诊 1986 年 12 月 9 日。祖孙来诊，满面笑容，据述用药 3 剂后呕吐即止，来门诊又按原方服 6 剂一直未吐，本月月经来潮仅头部昏沉，并未呕吐，为一年来无有之现象，又予疏肝和胃调治而愈。

按语 此案西医谓神经性呕吐，辨证属肝胃不和、肝气挟胃热上冲之证。半夏泻心汤加大黄加减化裁，泻热平肝降逆，尤妙在大黄以泻胃热降逆气，与芩、连、甘草合用，清热和胃降逆，热清则上逆平，呕吐止。其他如赭石、半夏镇逆平肝，相互协调，相得益彰。在此以前，其他医者曾用半夏、赭石等，并未收效，可见大黄泻热和胃之功发挥主要作用，因热不清则气不平，吐亦不能止耳。

6. 胃痛 （十二指肠溃疡）

病案 患者，男，40 岁，1972 年 8 月 10 日初诊。

病史：自诉胃脘胀痛，经某医院诊断为十二指肠球部溃疡。

初诊 饥饿时胃痛尤甚，得食稍缓，吞酸嘈杂，恶心呕吐，便秘，手心热，舌质红苔白，脉弦滑数。

辨证分析：属寒热互结之胃痛一证。应治以和胃止痛。宜半夏泻心汤化裁主治。

方药：大黄 5g　干姜 7.5g　黄芩 15g　黄连 10g　甘草 20g　半夏 15g　党参 15g　枣仁 20g。水煎，日 1 剂，分 2 次服。

二诊 服上方 6 剂，大便变软，胃脘胀痛大减，吞酸亦轻，舌红苔润，脉弦滑。继以前方去党参加海螵蛸 15g，煅牡蛎 20g。

三诊 服上方 6 剂，诸症全消。X 线检查十二指肠球部龛影缩小。随访后未复发。

按语 此病例为十二指肠球部溃疡，属于寒热互结，用半夏泻心汤加小量大黄协同黄连、黄芩清泻胃热，寒温并用，甘草缓急止痛；二诊因胃胀便秘已解，故去党参，加海螵蛸、煅牡蛎抑酸，药后病除而愈。张琪教授常用此方治疗胃溃疡、十二指肠溃疡、慢性胃炎，凡辨证属寒热互结脾胃不和者，皆可获效。

7. 嘈杂 （慢性浅表性胃炎）

病案 曾某，女，48 岁，2013 年 1 月 13 日初诊。

病史：胃胀嘈杂 7 年，近 4 年加重。胃镜检查示浅表性胃炎（胆汁反流型）。

初诊 食后及夜间平卧胃中嘈杂烧心感加重，胃胀痛，食凉加重，泛酸，口干，大便数日 1 行、量少质黏，纳食好，睡眠不好，手足心热，舌红苔薄黄脉滑。

辨证分析：属脾胃不和一证。应治以温脾清胃，行气消滞。宜半夏泻心汤合小承气汤加味主治。

方药：半夏 15g　川连 10g　黄芩 10g　干姜 10g　甘草 5g　太子参 15g　瓜蒌仁 20g　枳实 15g　川朴 15g　鸡内金 15g　大黄 5g　木香 10g　白芍 15g　槟榔 15g。水煎，日 1 剂，分 2 次服。

二诊 2013 年 1 月 21 日。服上药 7 剂，已无泛酸胃胀及口干，胃中嘈杂、身热手心热，大便

日 1 行、不成形（已自去大黄），舌红苔薄少脉稍滑。胃热已清、气滞已行，目前以胃阴不足为要，易方以甘露饮加减善后。

方药：麦冬 15g　石斛 20g　白芍 15g　生地 15g　百合 15g　麦芽 20g　神曲 15g　沙参 15g　茵陈 10g　砂仁 15g　白术 15g　太子参 15g　桔梗 15g　甘草 15g　陈皮 15g　枇杷叶 15g。水煎，日 1 剂，分 2 次服。

按语　半夏泻心汤证是《伤寒论》中记载的几个寒热错杂证之一，其病位在脾胃，常以脾寒胃热或者胃寒脾热的证候出现。该患者应属于脾寒胃热证兼气郁不顺，其胃热表现于胃中嘈杂胀痛，口干，便秘，舌红苔薄黄脉滑主热；脾寒表现食凉后腹胀不适。故张琪教授治以半夏泻心汤调和脾胃升降之机，合小承气汤加木香、槟榔通腑气以泻热，首诊方中还蕴有理中丸健脾之意（以患者胃热之征显，故去白术之温燥）。二诊显效，胃热已除，但有阴液不足之象，故效叶天士之益胃汤之旨以甘露饮加沙参、白芍、百合益阴，砂仁、陈皮、太子参、白术温脾以善后。

甘草泻心汤

【组成】《伤寒论》第 158 条："伤寒中风，医反下之，其人下利日数十行，谷不化，腹中雷鸣，心下痞硬而满，干呕心烦不得安。医见心下痞，谓病不尽，复下之，其痞益甚。此非结热，但以胃中虚，客气上逆，故使硬也，甘草泻心汤主之。"

【组成】甘草四两、黄芩、干姜各三两，黄连一两，半夏半升（洗），大枣十二枚（擘）。

【功效】和胃补中，消痞止利。

【方义】方中甘草性甘平，缓急以补益脾胃，人参、大枣以补中益气，与甘草相用，扶正祛邪，正气得复，不为邪虐，其诸症自消；黄连、黄芩清热燥湿、消痞止烦，使脾胃不为湿热所扰，痞消利止；半夏降逆止呕；干姜能扶脾胃阳气。诸药相合，将散结消痞，辛开苦降寓于和胃补虚之中，使苦寒不峻、辛温不散，补而有序，和中固本。甘草泻心汤在《金匮要略·百合狐惑阴阳毒病篇》中有人参，《备急千金要方》、《外台秘要》用本方均有人参。另根据半夏泻心汤、生姜泻心汤均有人参，又本方所治病胃气重虚、气机痞塞，故当有人参为是。

【原治】脾胃虚弱，痞利俱甚。

【辨证要点】脾胃重虚，寒热错杂，水谷不化以致心下痞硬而满，心烦，肠鸣下利。

1. 胃痛（十二指肠溃疡）

病案　康某，男，55 岁，1989 年 2 月 18 日初诊。

病史　患者半年前开始出现胃脘痛，经胃镜检查诊断为十二指肠球部溃疡。

初诊　症见胃脘痛，时烧心吞酸，痛如刀割样，有时饥饿痛，得进食稍缓解，时胃灼热吞酸，大便 2 日 1 行较秘，舌苔白少津，质红，脉象弦滑。

辨证分析：属脾胃不和，寒热互结一证。应治以温脾清胃。宜甘草泻心汤增味主治。

方药：甘草 20g　川连 10g　黄芩 15g　干姜 7.5g　半夏 15g　人参 15g　吴茱萸 5g　公丁香 7.5g　大黄 5g。水煎，日 1 剂，分 2 次服。

二诊　1989 年 3 月 1 日。服药 8 剂，胃脘胀痛、胃灼热吞酸俱消除，大便日 1 行不秘，自觉胃脘舒适，食欲增进，舌白苔已退，质淡红，脉象沉缓。宗前方增减。

方药：甘草 20g　川连 10g　黄芩 15g　干姜 7.5g　砂仁 15g　人参 15g　陈皮 15g　公丁香 5g　枳壳 10g。水煎，日 1 剂，分 2 次服。

三诊　1989 年 3 月 18 日。服前方 10 剂，胃脘未痛，无自觉症状，3 月 10 日经 X 线胃透复

查，溃疡面缩小。嘱继服前方观察。

按语 此病例十二指肠球部溃疡，属于寒热互结，用甘草泻心汤加公丁香、吴茱萸以温脾寒，加小量大黄协同黄连、黄芩清泻胃热，寒温并用，甘草缓急止痛。二诊因吞酸便秘已解，故去大黄，加砂仁、陈皮温脾和胃，枳壳宽中利气，药后病除而愈。凡慢性病如肝病、肾病等，不思饮食、倦怠、四肢乏力、短气、面色萎白、舌淡、脉弱等属脾胃气虚，皆可用此方以补气健脾胃而收功。

2. 狐惑病（白塞病）

病案 1 刘某，男，46 岁，2009 年 4 月 16 日初诊。

病史：患者 2 年前感冒后出现咽喉溃疡疼痛，2 天后进展至咽喉内多处溃疡，声音嘶哑，目赤，经哈尔滨医科大学附属第一医院诊断为白塞病，予糖皮质激素、抗生素治疗 3 周后溃疡消退。停药 1 个月后又复发，于多家医院用激素及中药治疗，病情时轻时重，始终不愈。近 2 周因情志不遂，溃疡加重，遂来张琪教授门诊就诊。

初诊 患者多处口腔溃疡且疼痛，声音嘶哑，目赤，腹泻日 3～4 次、黏秽，舌质红，苔黄腻，脉滑数。查体示颌下淋巴结肿大。

辨证分析：属热毒壅盛一证。应治以清热解毒，醒脾和胃。宜甘草泻心汤合甘露饮加减主治。

方药：黄芩 15g　黄连 10g　半夏 15g　生甘草 25g　干姜 15g　大枣 5 枚　茵陈 15g　太子参 30g　生地黄 15g　麦门冬 15g　石斛 15g　枇杷叶 15g　枳壳 15g　蒲公英 20g　金银花 30g　败酱草 20g　砂仁 15g　白豆蔻 15g。水煎，日 1 剂，分 2 次服。

二诊 2009 年 4 月 30 日。服上方 14 剂，病情好转，咽喉及口腔溃疡疼痛、目赤均明显减轻，大便正常日 1 次；口腔溃疡面积均减小，甚至已愈合，眼角略赤。舌质紫苔薄黄，脉滑，小有数象。考虑久病必瘀，故于前方加赤芍 15g、桃仁 15g、红花 15g 继服。

方药：黄芩 15g　黄连 10g　半夏 15g　生甘草 25g　干姜 15g　大枣 5 枚　茵陈 15g　太子参 30g　生地黄 15g　麦门冬 15g　石斛 15g　枇杷叶 15g　枳壳 15g　蒲公英 20g　金银花 30g　败酱草 20g　砂仁 15g　白豆蔻 15g　赤芍 15g　桃仁 15g　红花 15g。水煎，日 1 剂，分 2 次服。

三诊 2009 年 5 月 14 日。服药 14 剂，病情进一步好转，咽喉溃疡面已显著变小，观其咽喉后壁仅有一小溃疡点，其余处均恢复正常。舌质由紫转为淡红色，苔薄黄，脉弦滑无数。继用前方不变。

四诊 2009 年 5 月 28 日。服前方 2 周口腔溃疡、咽喉后壁溃疡点已消失，声音恢复正常，舌质淡红，脉象缓，从而痊愈。

按语 本病例中医诊断为狐惑病，《金匮要略》谓："狐惑之为病状如伤寒，默默欲眠，目不得闭，卧起不安，蚀于喉为惑，蚀于阴为狐，不欲饮食，恶闻食臭，其面乍赤、乍黑、乍白，蚀于上部则声喝。甘草泻心汤主之。"本病例其病机为脾胃与肝经湿热毒邪侵袭，以咽喉溃疡、声音嘶哑、目赤为主症，兼颌下淋巴结肿大，下利黏秽，治疗以甘草泻心汤重用甘草与黄芩、黄连以清热解毒，干姜、半夏、大枣温脾祛湿。因颌下淋巴结肿大，泄利黏秽，舌苔黄腻，乃湿热毒邪伤阴之候，故用甘露饮以清湿热养阴，辅以砂仁、白蔻温脾醒脾防甘寒有碍脾之运化，蒲公英、金银花、败酱草清热解毒，助芩、连清热解毒之不足，仅服药 1 个月共 28 剂诸症消除而痊愈。

病案 2 赵某，女，39 岁，2010 年 9 月 27 日初诊。

病史：患者 1 年前出现眼干、鼻干、咽干，伴有口腔溃疡，尿道痒，在某医院诊断为白塞病，曾用激素治疗，病情缓解不明显，为求中医治疗故来张琪教授门诊。

初诊 现患者眼干、鼻干、咽干，口腔溃疡，尿道痒，无热感，大便日 3 次、质稀，舌质紫，苔白厚干，脉数。

辨证分析：属脾胃与肝经湿热，毒邪侵扰一证。应治以清热燥湿解毒，滋阴和胃健脾。宜甘草泻心汤合甘露饮加减主治。

方药：甘草20g 黄连15g 黄芩5g 干姜10g 石斛20g 生地15g 茵陈10g 枳壳15g 枇杷叶15g 麦冬15g 桂枝10g 砂仁10g 茯苓15g 白术15g。水煎，日1剂，分2次服。

二诊 2010年10月18日。自述眼干、鼻干、眼干较前减轻，口腔溃疡面减小，大便稀溏好转，腰酸，月经量少，口渴喜饮，舌质紫暗苔黄，脉涩。抗核抗体（－）。

方药：甘草20g 黄连15g 黄芩5g 半夏15g 干姜10g 石斛20g 生地20g 麦冬15g 茵陈15g 枇杷叶15g 枳壳15g 桃仁20g 丹参20g 赤芍15g 红花15g 丹皮15g 白术15g 茯苓15g。水煎，日1剂，分2次服。

三诊 2010年11月15日。服药后眼干、鼻干、眼干明显好转，口腔溃疡消失未再出，月经量增多，口渴喜饮，舌紫暗苔白少津。抗核抗体（－）。

方药：生地20g 麦冬15g 茵陈15g 黄芩15g 枳壳15g 枇杷叶15g 石斛20g 桃仁15g 赤芍15g 沙参20g 天花粉15g 玄参15g 知母15g 乌梅15g 桂枝15g 甘草15g。水煎，日1剂，分2次服。

按语 本病案西医诊断为白塞病，中医则属于狐惑病，为脾胃与肝经湿热毒邪蕴结侵扰之证。肝经开窍于目，下络阴器，肝经虚火内炽，湿热火毒内生，充斥上下，走窜于口、眼、二阴，致气血凝滞、蚀烂溃疡而病；心脾积热、胃火偏旺，致口腔溃疡；脾阳虚，阴寒内盛，湿毒蕴阻，上阻气血，则口眼不能濡养，下则寒湿流渍阴部，而致病情反复、缠绵。方用甘草、黄芩、黄连清热燥湿解毒；干姜、半夏温脾祛湿；石斛、生地、茵陈、枇杷叶、麦冬滋阴和胃润燥；砂仁、枳壳醒脾防甘寒有碍脾之运化；桂枝、茯苓、白术健脾和胃。前后服药50余剂，患者眼干、鼻干明显好转，口腔溃疡消失未再出，诸症皆平而安。

旋覆代赭汤

【出处】《伤寒论》第161条："伤寒发汗，若吐若下，解后心下痞硬，噫气不除者，旋覆代赭汤主之。"

【组成】旋覆花三两、人参二两、生姜五两、代赭石一两、甘草三两（炙）、半夏半升（洗）、大枣十二枚（擘）。

【功效】和胃化痰，镇肝降逆。

【方义】旋覆花功专消痰下气、软坚散结，方中是为主药，以治心下痞硬而除嗳气；代赭石甘寒质重，平肝降逆，药性平和，不伤肠胃，虽降逆气，但不伤正气，协助旋覆花镇肝和胃、降逆化痰而止呕；半夏、生姜辛温走散，祛痰散结、和胃降逆，助君臣之药平嗳气而消痞硬；人参、甘草、大枣甘缓补中，益气扶正，参、赭相配降气不伤正、补虚不助逆。诸药相合，中焦健运，痞逆得舒，浊降清升，诸症均除，共达益气补中、消痰散结、和胃降逆之效。

【原治】肝气犯胃，胃虚痰阻证。

【辨证要点】胃虚痰阻，肝胃气逆证：症见频频嗳气，腹部痞满，按之紧硬不痛，纳差，舌苔白腻，脉缓或滑。

1. 关格（急性肠梗阻）

病案 矫某，男，47岁，1995年2月16日初诊。

病史：患者18天前患小肠坏死，手术后出现呃逆不止，呕吐，腹胀满，无矢气，至今不能进食，在某院住院经专家会诊确诊为高位绞窄性粘连性肠梗阻，再手术难度较大，用胃管 24h 引流以减轻胃肠压力，曾经用豆油经胃管注入亦吐出，患者家属坚持不再手术，要求中医治疗，医院邀张琪教授会诊保守治疗。

初诊　症见呃逆不止，呕吐，腹胀，不排气，18 天未进饮食，极度衰惫，脉象沉滑，舌苔黄腻。

辨证分析：属胃腑实热与水饮互结，夹肝气上冲一证。应治以通腑泄热、疏气活血开郁之法。宜旋覆代赭石汤合小承气汤加减主治。

方药：生赭石 30g（砸面布包）　旋覆花 20g　大黄 15g　黄连 15g　黄芩 15g　枳实 15g　川朴 20g　半夏 20g　莱菔子 15g。水煎，频频少量口服，防其吐出。

二诊　1995 年 2 月 18 日。服药 1 剂呃逆即止，仍不能进食，胃管引流 3 瓶，较前减少 1 瓶，呕吐，腹胀，无大便，不排气，因思肠粘连绞窄梗阻，此为胃肠实热与水饮互结、梗阻不通，必须大黄与甘遂合用通腑泄热，加活血疏郁、软坚散结之品。

方药：大黄 15g　甘遂末 5g（另包）　三棱 15g　莪术 15g　桃仁 20g　赤芍 20g　生赭石 30g　海藻 30g　番泻叶 15g（另包后下）。水煎，日 1 剂，分 3 次服。

三诊　1995 年 2 月 20 日。家属来面谈服药 2 剂，药后大便已通，吐止，腹胀已除，此药属峻剂，嘱暂停药，恐过用伤正。

四诊　1995 年 2 月 21 日。停药后今晨又呕吐水液，腹又胀满，无大便，不排气。医院又用胃管引流，因考虑大黄与甘遂合用加入疏郁活血软坚之剂，用后一度大便通，呕吐止，药已对症无疑，但肠粘连仍有梗阻则不能解决，必须加入芒硝。芒硝润燥软坚、泻热通便，与大黄合用相辅相成，必能收功，于原方加芒硝 10g 与药冲服。

方药：大黄 15g　甘遂末 5g（另包）　三棱 15g　莪术 15g　桃仁 20g　赤芍 20g　生赭石 30g　海藻 30g　芒硝 10g（冲服）　番泻叶 15g（另包后下）。水煎，日 1 剂，分 3 次服。

五诊　1995 年 2 月 22 日。21 日上午服药至下午 3 时许其家属来电话泻下粪便污秽夹杂水液约一洗面盆，奇臭难闻，随之排气甚多，呕吐腹胀俱除，胃管亦随之撤除，患者有饥饿感，索食，嘱可少进半流食，经外科医师检查症状已基本缓解，但仍少有粘连，继以疏郁开结活血之剂调治。

方药：桃仁 20g　丹参 20g　赤芍 20g　青皮 15g　三棱 15g　莪术 15g　莱菔子 20g　鸡内金 15g　槟榔 20g　海藻 30g　广木香 10g　厚朴 20g　大黄 10g　郁李仁 20g　西洋参 15g　白术 20g　蜂蜜 30g。水煎，日 1 剂，分 2 次服。

六诊　1995 年 3 月 18 日。上方连服 25 剂，排气，大便日 1 次，腹部舒适，饥饿欲食、每日进食 4~5 次固体食物、每次约 30g，无不适感，舌苔薄白，脉沉有力，体重增加，并可外出散步。

后经两次检查肠粘连已解除，痊愈出院。远期随访，亦无异常。

按语　本例为急性肠梗阻，根据其腹痛、腹满、呕吐、呃逆、便秘五大主症，相当于中医"关格"范畴。关格辨证有寒热虚实之分，但其中属实热者居多。本案综观舌脉证，当属胃腑实热与水热互结夹肝气上逆。治疗当以通腑泄热、疏气、活血、开郁为法则。先用旋覆代赭汤合小承气汤加减，泄热通腑、镇肝降逆。《内经》谓："诸逆冲上皆属于火。"不泻热，只用旋覆代赭汤则呃逆难平，服药 2 剂，呃逆止，夜能入睡，患者及其家属大为欣慰，以为病有转机，然大便未通、未排气，粘连梗阻根本问题未获解决，遂用重剂，通腑泄热与疏气活血药，以疏通其粘连。尤其用甘遂末与大量番泻叶同用，以增强通腑泄热、逐水之功。服药 2 剂，大便通、呕吐止。恐其继续下泻伤及正气，遂停药，不料旋即出现呕吐腹胀，此为病重药轻、肠粘连未解、宿瘀未除，于原方加芒硝软坚散结，服 2 剂后，即泻下粪便、黏液夹水甚多，随后排气。呕吐腹胀俱除，继以疏郁开结调治而愈。

此患者就诊时呃逆频繁，药物入口即吐出，考虑再三必须要先解除呃逆止吐，后再议治其梗阻。旋覆代赭汤服后呃逆即止，后用以大黄、甘遂为主通腑泄热逐水之剂一度大便得通，腹胀满、吐俱解，停药又复发作，后加入芒硝润燥软坚与大黄、甘遂合用，佐以活血疏郁散结之三棱、莪术、海藻等而愈。

2. 呕吐（经行呕吐）

病案　赵某，女，47岁，2011年11月18日初诊。

病史：据患者诉从2011年8月因家务情志不调而得。月经来潮前2日先出现呃逆，继而呕吐甚剧。食、水不进，呕吐物多为酸水、黏液，持续到经期结束后2~3日才止。如此情况连续4个月，月经来潮时必发作。曾在哈尔滨医科大学第二附属医院做胃镜检查未发现异常。由于4个月适月经期呕吐不止，患者体质虚弱，需人搀扶行动。患者现在哈尔滨医科大学第二附属医院住院，曾经中西医治疗均无效。

初诊　现患者经行呕吐，月经量正常，无大便，小便少，口苦，舌干，苔白，脉弱无力。

辨证分析：属胃气挟冲气上冲一证。应治以清热和胃，平冲降逆一法。宜旋覆代赭汤加味主治。

方药：生赭石50g　旋覆花20g　西洋参15g　麦门冬20g　半夏15g　生姜15g　川连15g　枳实15g　香附15g　柴胡15g　黄芩15g　茯苓15g　甘草15g。水煎，日1剂，分2次服。

二诊　2011年12月2日。服药10剂，月经未来，但非经期呕吐2次，仍口苦、口黏，大便秘，无矢气，舌干，苔黄。气不下行，有升无降，此肝胆胃腑实热与冲气上冲之证。予大柴胡汤与旋覆代赭汤合用治之。

方药：柴胡20g　黄芩15g　半夏15g　白芍20g　枳实20g　香附15g　青皮15g　姜黄20g　大黄15g　代赭石40g　旋覆花20g　西洋参15g　麦门冬20g　瓜蒌20g　川连10g　甘草15g。水煎，日1剂，分2次服。

三诊　2011年12月16日。服药之初，每隔2~3日仍吐一次，但自觉较轻，稍能进水不吐，仍不能食物。继续服药至本月8日月经来潮期间未出现呕吐，大便日行一次。现胃脘热痛，口干唇干，仍不欲食，体弱，舌红苔黄厚转薄，脉象弱。分析：此为日久呕吐耗伤胃阴，宜滋养胃阴，辅以开胃养胃方剂润之，自能恢复。投甘露饮加二陈汤加消食之品。

方药：生地黄15g　麦门冬15g　石斛15g　茵陈10g　枳壳15g　枇杷叶15g　川连10g　半夏15g　陈皮15g　竹茹15g　砂仁10g　紫苏10g　神曲15g　麦芽20g　山楂15g　生姜10g　大枣3枚　甘草15g　白芍15g。水煎，日1剂，分2次服。

按语　此病之特点在于经行呕吐连续4个月不愈，诸治无效。患者极度衰弱，需人搀扶。考虑女子行经始于冲脉，冲主血海，任主胞胎。《素问·上古天真论》谓："女子二七而天癸至，任脉通，太冲脉盛，月事以时下……"冲脉与足厥阴肝经、足阳明胃经皆相通，张锡纯谓："人之血海其名曰冲。在血室两旁与血室同来属于阳明。"可见女子行经与以上各经脉有极为密切之关系。此患者自述得之于志极动火及怒气，此气与火邪循冲脉与肝、胃经上冲之证，初诊以旋覆代赭汤镇冲气，加黄连、黄芩清胃热，柴胡、香附疏肝气，因月经未行则未发作，但药后呕吐2次，患者口苦口黏，舌干苔黄，大便秘3~5天不行，无矢气。因思上方清热药少，缺少通腑下行之药，因予大柴胡汤合用之。三诊服药开始吐一次，但较前轻，稍能进水不吐，仍不能食物。继服药，12月8日来潮期间、经行前后均未呕吐，腹中气体下行，大便日行一次，其丈夫讲4个月来患者受尽折磨，从未见有此好现象。此呕吐日久耗伤胃液，胃阴亏耗，脾气虚而不振，宜养胃阴醒脾开胃之剂治之，自能恢复而愈。

张琪教授临证总结认为旋覆代赭汤证既可由于外感误汗、误下引发，也可由于脾胃之气损伤的内伤因素所导致，临床表现也各有不同，但只要其病机符合痰浊内生、脾胃气虚、升降失和均可仿效其法，随证加减而用之。

3. 呃逆（膈肌痉挛）

病案 王某，男，57岁，1994年12月8日初诊。

病史：既往高血压病史，于1个月前突发脑出血，继则右侧肢体不遂，经治脑出血得以控制，近日出现呃逆不止，不能入睡，西医诊断为膈肌痉挛。经中西药及针灸治疗均无效，故求治于张琪教授。

初诊 呃逆频频，声音高亢，舌质红苔白，脉弦。

辨证分析：为肝气夹热上冲之证。仿旋覆代赭汤加清热之品治疗。

方药：生代赭石50g 旋覆花20g 西洋参15g 半夏20g 川连15g 麦冬15g 竹茹15g 生姜15g 甘草15g。水煎，日1剂，分2次服。

二诊 1994年12月10日。服上方2剂，呃逆止，夜能入睡而安，未再发作。

按语 本案脑出血后遗症并发呃逆不止，综合脉证脉弦动有力，舌红苔白，为肝气夹热上冲之证，以旋覆代赭汤镇肝降逆加黄连苦寒直折其热而愈。旋覆代赭汤原方为旋覆花3两、人参2两、生姜5两、甘草3两、半夏半升、代赭石1两、大枣12枚，从药量看原方是以生姜、旋覆花、半夏为主，代赭石量最小，据临证观察，治呃逆不止，必须重用代赭石方能达到镇逆平肝之目的，代赭石为镇肝降逆之首选药，凡肝气上冲之证，张琪教授屡用之有良效。代赭石质重，用量小则效不显，必须重用，研面或砸碎方能煎出药力，否则难以取效。

第六节 甘草汤类

甘草干姜汤

【出处】《伤寒论》第29条："伤寒脉浮，自汗出，小便数，心烦，微恶寒，脚挛急，反与桂枝，欲攻其表，此误也。得之便厥，咽中干，烦躁，吐逆者，作甘草干姜汤与之，以复其阳。若厥愈足温者，更作芍药甘草汤与之，其脚即伸；若胃气不和，谵语者，少与调胃承气汤；若重发汗，复加烧针者，四逆汤主之。"

【组成】甘草四两，炙干姜二两。

【功效】温中复阳。

【方义】本方组成唯有甘草、干姜二味药。但其药味相对平和，故为变证之后首先施用之药。仲景避免扶阳药物的刚燥之性对阴液的耗损，故此方中仲景用干姜而弃用附子，改用干姜炮炙，缓其性，以防劫阴之弊，如张石顽有云："干姜味本辛，炮之则苦，专散虚火，用之里寒，止而不易。"可见仲景用药精心之处。将甘草蜜炙，且用量大于干姜，甘胜于辛，扶脾胃之阳，还可抑制干姜之峻，以护其阴。正如刘渡舟所说"此方既可扶阳而又能摄阴"。

【原治】伤寒兼阴阳两虚误治。

【辨证要点】中焦阳虚、脾弱肺寒以致胃脘胀痛、肠鸣腹泻、反酸、吐涎沫、头晕、鼻衄、吐血、遗尿等。

1. 眩晕（梅尼埃病）

病案 吴某，男，55岁，1990年8月9日初诊。

病史：患者头晕目眩、间歇呕吐已有4年，发作时间间隔日渐缩短，病情逐渐加重。既往每次发作时间4～5天不定。曾自服清眩丸无效。末次发病为8月6日，发病前并无明显诱因，患者自觉身疲纳呆，6日上午突觉头昏目眩，恶心呕吐，呕吐之物多为清稀痰涎。就诊于某西医院，给予维生素、氯丙嗪等进行治疗，未有明显疗效，且病情渐重，为求中医治疗，故前来门诊。

初诊 头晕目眩，不能睁目站立，睁目几分钟遂有扑倒之势，神志清楚，但精神委靡不振，面色淡白无华，纳差，进食即呕吐，眠差，已有3日未大便，舌淡苔薄白，脉沉细。

辨证分析：属中焦虚寒，清阳不展一证。应治以温中散寒。宜甘草干姜汤化裁主治。

方药：炙甘草20g 干姜15g（炮） 半夏10g 白术10g 砂仁10g 大黄10g。水煎，日1剂，分2次服。

二诊 1990年8月15日。患者服完上方2剂后，眩晕大减，呕吐已停，大便已下，且能少许进食。嘱患者再服原方7剂，诸症消失后未复发。

按语 《景岳全书·眩晕》指出："眩晕一证，虚者居其七八，而兼火、兼痰者，不过十中一二耳。"本案由中焦虚寒、清阳不展所致，影响人体正常气机升降，用甘草干姜汤温中寒而补清阳、促气化。本案中只要抓住温养这一原则，酌加宣肺化痰、健脾降逆之品，则愈。本方在甘草干姜汤的基础上稍加半夏，半夏以姜半夏为宜，姜半夏辛、温，归脾胃经，有良好的降逆止呕作用；白术苦、甘、温能够健脾益气、燥湿利水，且与甘草合用能加强补脾胃之功；砂仁能够化湿开胃、理脾气，其性辛、温，为除脾胃虚寒之良药；患者已几日不大便，故稍加大黄，使大便下，气机通畅以防燥屎内结日久，影响心神，谵语出现，使病情加重。

2. 胃痛（浅表性胃炎）

病案 孙某，女，27岁，2004年6月21日初诊。

病史：患者胃脘部疼痛已有1月余，遇寒即犯，伴有嗳气，反酸，呃逆，曾就诊于某医院，给予奥美拉唑等药物治疗，未见明显疗效，故前来就诊。

初诊 胃痛喜温喜按，脘腹胀满，嗳气反酸，食不消化，体倦肢乏，气短无力，平日口中有较多清稀痰涎，苔白，脉迟。

辨证分析：属胃痛脾胃虚寒证。应治以温中散寒健脾。宜甘草干姜汤化裁主治。

方药：甘草20g 干姜20g 白芍15g 半夏15g 吴茱萸15g 黄芪20g 陈皮15g。水煎，日1剂，分2次服。

二诊 2004年6月28日。患者服上方7剂后，胃痛大减，已无明显冷痛之状，食欲增加。上方加砂仁10g。继服14剂，后随访未再复发。

按语 本案中患者素体虚弱，禀赋不足，后天失调，且经常饥饱失常，劳倦过度，而引起脾胃虚弱，脾阳不足，寒自内生，胃失温养，而致虚寒胃痛，可见腹痛绵绵，喜温喜按，神疲纳呆，四肢倦怠。治以温中健脾、和胃止痛法，方用甘草干姜汤，再加白芍与甘草合用，缓急止痛，黄芪补中益气，吴茱萸制酸和胃，半夏、陈皮与干姜温脾散寒，药证合拍，则疾病速愈。

炙 甘 草 汤

【出处】《伤寒论》第177条："伤寒脉结代，心动悸，炙甘草汤主之。"

第178条："脉按之来缓，时一止复来者，名曰结；又脉来动而中止，更来小数，中有还者反动者，名曰结，阴也；脉来动而中止，不能自还，因而复动者，名曰代，阴也；得此脉者，必难治。"

【组成】甘草四两（炙）、生姜三两（切）、人参二两、生地黄一斤、桂枝三两（去皮）、阿胶二两、麦门冬半升（去心）、麻仁半升、大枣三十枚（擘）。

【功效】温通心阳，滋阴养血。

【方义】本方以炙甘草为君药，"益虚补血气而复脉"。人参、干姜、桂枝以助心阳之不振，甘草与桂枝合用辛甘化阳，更助温通心阳之功。生地黄、麦门冬、麻仁、阿胶以养心阴、补心血，《名医别录》谓地黄"补五脏内伤不足，通血脉，益气力"。大枣、酒以鼓舞心气之不振，大枣与人参两药相合能够补中气，气足则血生，以复脉之本。方中以酒煮服，酒为一种很好的溶媒，在煎药的同时加入清酒，不独增强通心阳、推动血行之作用，而且还使诸养阴药滋腻之性得清酒而消除，并且加酒同煎，方剂中的有效成分能够最大限度地溶出。但对于心动过速的患者，应谨慎用之。

【原治】心阴阳两虚证。

【辨证要点】心阴阳两虚。心动悸，脉结代。

1. 心悸（扩张型心肌病）

病案　伍某，男，24岁，2006年4月20日初诊。

病史：患者2个月前出现频发室性期前收缩，每24h 2000多次，二联律，三联律，睡眠欠佳，无其他明显症状，经哈尔滨医科大学附属第二医院诊断为扩张型心肌病，经用美托洛尔等西药无效，故来张琪教授门诊求治。

初诊　心悸，体质外观尚可，舌淡红，苔白，脉象结代。

辨证分析：属心气阴两虚，血运受阻一证。治以益气阴温阳活血法为主。宜炙甘草汤主治。

方药：红参15g　麦冬20g　五味子15g　生地20g　干姜10g　桂枝15g　黄芪30g　桃仁15g　丹参20g　赤芍15g　红花15g　柴胡20g　龙骨20g　牡蛎20g　甘草20g。水煎，日1剂，分2次服。

二诊　2006年4月30日。服药10剂，期前收缩明显减少，心悸明显好转，脉缓、未见结代，舌润质红。继以上方加减治疗。

方药：红参15g　麦冬20g　五味子15g　黄芪30g　干姜10g　桂枝15g　丹参20g　生地黄20g　川芎15g　桃仁15g　红花15g　柴胡20g　龙骨20g　牡蛎20g　茯神15g　石菖蒲15g　酸枣仁20g　甘草20g。水煎，日1剂，分2次服。

三诊　6月28日服上方30剂，未见期前收缩出现，心律正常，无明显症状，脉舌无异常，体力较前增强。继以上方主治，上方去龙牡加枸杞20g、山茱萸20g。

四诊　2006年9月14日。症脉未见异常，期前收缩未出现，无明显症状。继服上方巩固，经心电图检查无异常期前收缩出现。

按语　扩张型心肌病是一侧或双侧心腔扩大并伴有心肌肥厚、心肌收缩期泵血功能障碍，常可致心力衰竭，临证多见心悸、胸闷气短、喘促等症，辨证属中医"心悸"、"喘证"、"胸痹"、"肺胀"等范畴。本病例西医诊断为扩张型心脏病，呈现严重频发心律失常，但无明显临床症状，舌象亦无变化，脉象结代频发，继西医院诊断明确，但无药可治，曾给予美托洛尔亦无效。从病症思维分析，此属心气阴两虚兼心阳不振以致血运受阻，当用益气阴振心阳、活血化瘀之品，辅以安神药，如龙牡、茯神、石菖蒲等，经3个月治疗，期前收缩、心律恢复正常。麦冬、生地黄、五味子滋心阴，干姜、桂枝温振心阳，人参、黄芪补益心气，桃仁、赤芍、红花、丹参活血，组方益气养阴温阳以鼓舞心气不足，活血化瘀则促使血液之运行，气旺血行无阻滞则结代自除，方中柴胡为疏气之品，气行血行，可使补而勿壅，龙牡、石菖蒲、茯神则为安神养心之品，因患者睡眠不佳，故用之，取其相辅相成之意。

2. 心悸（冠心病、心房颤动）

病案　倪某，男，53 岁，1997 年 5 月 15 日初诊。

病史：患者 1 个月前因工作过劳昼夜不得休息，遂之气短，心悸怔忡，经某医院检查，超声心动图及心电图系统检查诊断为冠心病、心房颤动、阵发性心动过速（心率 140　150 次/min），经治无显效来中医就诊。

初诊　心悸怔忡不已，气短，手足凉，畏寒，舌质淡红，苔白，脉象促结代俱见。

辨证分析：属心阴阳俱虚证。应治以滋阴补阳。宜炙甘草汤化裁主治。

方药：炙甘草 25g　红参 15g　生地 20g　麦冬 15g　五味子 15g　桂枝 15g　干姜 10g　阿胶 15g（烊）　玉竹 20g　龟板 20g　大枣 5 枚。水煎，日 1 剂，分 2 次服。

二诊　服上方 14 剂，心动过速大减、心率为 110 ~ 120 次/min，心房颤动次数亦减，近 1 周内发生 1 次，且发作亦减轻，脉象尚见结代，但亦少，舌仍红，手足转温。继以上方调治，患者亦要求原方不动。

三诊　服上方 21 剂，患者自感全身有力，心悸气短亦除，心房颤动 2 周未出现，脉象未见结代，较前有力，因天气正热，患者要求以此方配制丸药长期服用以巩固疗效，后经追踪此患者一直未复发，照常工作，嘱其避免过劳。

按语　此患者心率快、舌红、心悸一系列心阴虚证，手足厥、畏寒，属心阴阳两虚、心阴虚较甚、阳虚较轻，故而加重滋补心阴和肾阴，如玉竹、龟板、五味子等，方中之人参补心气，炙甘草与桂枝配伍为桂枝甘草汤扶心阳，方用补气扶阳与滋阴相伍，阴阳互补，又加丹参以行血，以期达到补而勿壅之效果，原方用清酒，张琪教授用此方未用酒，因心动过速，酒尤能助心阳加速心率，故未用之。

张琪教授用此方治疗心肌炎、冠心病、心律失常，颇有奇效。此方纯属心气阴阳两虚者而设，阴阳两虚者用之有效。如属心气不足，亦可加入黄芪以补益心气；心阴阳气血虚者，气虚无力推动血之运行，构成气虚血瘀，故临证上患者多兼血瘀，故治疗此证则加入活血之品，如桃仁、赤芍、丹参、川芎、红花，使气旺血行，效果较佳；又可加酸枣仁、柏子仁以增强养心安神定悸之力；审其如阴虚较明显者，重用生地、麦冬、阿胶，加玄参、玉竹等，如阳虚较著者，重用桂枝、生姜，有时也稍加黑附子，温肾助心阳，多能取得良好疗效。

3. 心悸（心肌炎）

病案　张某，女，36 岁，2013 年 8 月 19 日初诊。

主诉：心慌气短 2 年，加重 1 周。

病史：平素易心悸气短，上周感冒后症状加重，心中忐忑不安，周围人言语多即心烦。

初诊　胸闷钝痛，疲倦乏力，手足凉，便秘，眠好，月经正常，舌淡暗苔薄白脉细数。查动态心电图示偶发二联律、三联律，心肌炎抗体（+）。

辨证分析：属气阴两虚一证。应治以益气养阴，活血宁神。宜炙甘草汤加减。

方药：黄芪 40g　太子参 15g　桂枝 15g　麦冬 20g　生地 15g　大枣 5 枚　麻子仁 15g　阿胶 10g（烊）　山茱萸 20g　枸杞 20g　茯苓 15g　当归 15g　川芎 15g　柏子仁 20g　五味子 15g　生姜 15g　炙甘草 20g。水煎，日 1 剂，分 2 次服。

二诊 2013 年 9 月 4 日。上方服用 14 剂，患者述心慌胸闷已大减，心烦好转，偶有胸钝痛，眠好，大便难、无便意、质稀，舌红苔白脉滑稍数。上方减桂枝、川芎，加以肉苁蓉、桃仁温肾活血。

方药：黄芪 40g 太子参 20g 桂枝 15g 麦冬 20g 生地 20g 大枣 3 枚 麻子仁 15g 阿胶 10g（烊） 山茱萸 20g 枸杞 20g 茯苓 15g 当归 20g 川芎 15g 柏子仁 20g 五味子 15g 生姜 15g 炙甘草 20g 肉苁蓉 15g 桃仁 15g。水煎，日 1 剂，分 2 次服。

续以膏方调理：黄芪 100g 西洋参 50g 桂枝 50g 麦冬 100g 生地 100g 麻子仁 50g 阿胶 50g 山茱萸 100g 枸杞 100g 丹参 100g 当归 50g 川芎 50g 柏子仁 50g 五味子 100g 龟板胶 100g 炙甘草 100g 郁李仁 50g 远志 50g 熟地 100g 菟丝子 50g 天冬 50g 半夏 50g 神曲 50g。

按语 临床诸多疾病均可引起心悸症状，临证当辨虚实，此例患者辨证以气阴两虚为主，心中阴阳气血不足故而出现心中怵惕、心烦气短、胸闷钝痛，脉细主阴虚，脉数亦主虚。张琪教授治疗以炙甘草汤为基础治疗，本方以炙甘草为君，养胃益气，人参加用黄芪补气，桂枝通阳，生地、麦冬、麻仁、阿胶养阴补血，姜、枣调和营卫，又加山茱萸、枸杞养阴，当归、川芎活血，茯苓、柏子仁安神，五味子敛心气，诸药合用则悸自宁矣。

4. 胸痹（慢性心力衰竭）

病案 王某，女，40 岁，2001 年 7 月 1 日初诊。

病史：该患者 5 年前于当地查出一侧肾萎缩，未予重视及系统治疗，1 个月前无明显诱因出现胸痛，气短。诊断为慢性心力衰竭，于当地医院应用硝普钠、多巴胺，病情有所缓解。1 周前患者住黑龙江省中医研究院进行治疗，化验血肌酐 690μmol/L、尿蛋白（3+）；胸部放射线示全心增大，彩超示右肾萎缩，请张琪教授会诊。

初诊 胸闷，气短，胸痛，舌淡苔白，脉沉细。

辨证分析：属气虚血瘀一证。应治以温阳通脉。宜炙甘草汤加减。

方药：柴胡 20g 太子参 20g 半夏 15g 葶苈子 20g 瓜蒌 15g 茯苓 30g 白术 20g 赤芍 20g 桃仁 15g 红花 15g 枳壳 15g 丹参 20g 桂枝 20g 干姜 10g 甘草 15g 阿胶 15g（烊） 麦冬 15g 熟地 20g。水煎，日 1 剂，分 2 次服。

二诊 服上方 10 剂，患者自觉胸闷、气短有所缓解。嘱患者继服上方。

三诊 服药 20 剂后，基本已无胸闷、气短等不适症状，诸症悉减，脉转微数。

按语 肺为气之主，肾为气之根，心主血脉，心与肺气血相互依存，心病一方面与气虚血瘀有关，另一方面又与肾阳式微元气不能上达有关。临床表现会出现心悸，胸憋闷或胸痛，气短不能续，动则气乏声嘶，懒言神倦，口唇发绀等症状，本案应用炙甘草汤中炙甘草调中益气，太子参、桂枝益气助心阳以通脉络；再配以熟地、麦冬、阿胶滋阴补肾，药证合拍，诸症俱减。

第七节 苓桂汤类

五苓散

【出处】《伤寒论》第 71 条："太阳病，发汗后，大汗出，胃中干，烦躁不得眠，欲得饮水者，少少与饮之，令胃气和则愈。若脉浮，小便不利，微热消渴者，五苓散主之。"

第72条："发汗已，脉浮数，烦渴者，五苓散主之。"

第73条："伤寒汗出而渴者，五苓散主之；不渴者，茯苓甘草汤主之。"

第74条："中风发热，六七日不解而烦，有表里证，渴欲饮水，水入则吐者，名曰水逆，五苓散主之。"

第156条："本以下之，故心下痞；与泻心汤，痞不解。其人渴而口燥烦、小便不利者，五苓散主之。"

第244条："太阳病，寸缓关浮尺弱，其人发热汗出，复恶寒，不呕，但心下痞者，此以医下之也。如其不下者，病人不恶寒而渴者，此转属阳明也。小便数者，大便必硬，不更衣十日，无所苦也。渴欲饮水，少少与之，但以法救救之。渴者，宜五苓散。"

【组成】猪苓（去皮）、白术、茯苓各十八铢，泽泻一两六铢，桂枝半两（去皮）。

【功效】通阳化气利水。

【方义】猪苓、茯苓、泽泻能够导水下行、通利小便，在大量利水药中加入少量桂枝，一则可以宣展气机、蒸化三焦以行水；二则可以外解太阳之表。外疏内利，水行气化，表里两解。白术的配伍意义不仅局限于与茯苓相伍健脾化湿，同时还具有生津液、止渴之效。本方制成散剂，是取其发散之意。

【原治】太阳病水液输布失常，气化不利证。

【辨证要点】水蓄膀胱，气化不利，兼有表证：症见小便不利，小腹硬满或胀满，口渴欲饮但饮后吐出，或伴有恶寒发热，苔白滑，脉浮或浮数者。

1. 遗尿（神经源性膀胱）

病案 梁某，男，24岁，2010年4月7日。

主诉：遗尿1个月。

病史：1个月前因睡眠中遗尿于某医院就诊。查彩超示双肾中度肾盂积水并双侧输尿管全程扩张，尿道狭窄。诊断为神经源性膀胱。行导尿管导尿治疗，建议膀胱造瘘，患者拒绝。求中医药治疗遂来门诊。

初诊 患者自诉腰酸痛，口干喜饮，尿量正常（导尿），舌质淡，苔白，脉弱。尿液分析：尿蛋白（2+），潜血（3+），白细胞大于50个/HP，红细胞1~2个/HP。

辨证分析：属脾肾阳虚，膀胱气化失司一证。应治以温阳补肾健脾，化气利水。宜五苓散加减主治。

方药：桂枝15g 茯苓30g 白术20g 甘草15g 泽泻15g 猪苓15g 蒲公英30g 败酱草30g 马齿苋30g 天花粉20g 附子10g 山茱萸15g 山药15g 仙灵脾15g 五味子15g。水煎，日1剂，分2次服。

二诊 2010年5月5日。服上方28剂，患者腰酸痛消失，已能正常排尿，仍口干，但饮水量减少，自觉手足凉，舌质淡，苔白，脉弱。彩超示双肾盂轻度积水（1.0×1.2cm²）。尿液分析示尿蛋白（-），潜血（-），白细胞8~10个/HP。

方药：桂枝15g 茯苓40g 白术25g 甘草15g 泽泻25g 猪苓15g 车前子20g 败酱草30g 蒲公英30g 马齿苋30g 仙灵脾15g 附子10g 山茱萸15g 枸杞15g 五味子15g 桔梗15g。水煎，日1剂，分2次服。

三诊 又服21剂，患者症状缓解，无不适主诉。彩超示双肾盂轻度积水（<1.0cm）。

按语 神经源性膀胱是一类由于神经系统病变导致膀胱和（或）尿道功能障碍，即储尿和（或）排尿功能障碍，进而产生一系列下尿路症状及并发症的疾病总称。此症若不适当治疗，可引起尿路感染、肾积水及肾功能减退等并发症。祖国医学认为，小便通畅与否，有赖于肾和膀胱的气化作用，但从脏腑之间的整体关系来看，水液的吸收、运行、排泄还有赖于三焦的气化和肺脾肾的通调、转输、蒸化。《诸病源候论》曰："遗尿者，此由膀胱有冷，不能约于水故也。"《灵枢·本输》曰："三焦者……入络膀胱，约下焦，实则闭癃，虚则遗溺。"

本病例辨证属脾肾阳虚，膀胱气化功能失调。脾主运化水液，肾阳主蒸腾气化，脾虚则水液运化失职，肾阳虚失于蒸腾，膀胱气化不利则遗尿。五苓散方中以猪苓、茯苓、泽泻淡渗利水以利小便；白术甘温健脾、燥湿利水，辅助脾气转输之功，使水津四布；桂枝辛温，通阳化气利水，增强膀胱气化功能。《素问·宣明五气》谓"膀胱不利为癃，不约为遗尿"，五苓散全方具温阳化气利水之功，然膀胱与肾相表里，膀胱阳气不足与肾阳有密切关系，肾阳为膀胱阳气之根，故在五苓散方中加附子、仙灵脾以温肾阳助膀胱阳气之不足。患者口干喜饮，尿检大量白细胞，尿液中有感染，防耗伤肾阴加山茱萸、枸杞子以滋阴，败酱草、马齿苋、蒲公英、甘草以清热解毒。全方据病理机制配伍得当，用后得以痊除。

2. 寒淋（尿道综合征）

病案 张某，女，42岁，2005年6月13日初诊。

病史：该患者20年前新婚曾患泌尿系统感染，出现尿血，经及时治疗痊愈。10年前无明显诱因出现尿频，尿检（-），先后多次发作，尿检及尿细菌培养均为（-），到西医就诊给予调节排尿动力的药物口服后，症状加重，在北京治疗无效，协和医院拟建议做膀胱镜检查，患者未同意，从北京来哈尔滨就诊。

初诊 出现小腹疼痛，尿痛，尿道有抽缩感，并且伴有腰痛，眼睑浮肿，排尿无力，尿难出、时有点滴而出，舌质淡红，舌苔薄白，脉象虚数。

辨证分析：属为阳气不足一证。应治以温阳化气。宜五苓散加减主治。

方药：桂枝15g　小茴香15g　川椒15g　附子10g　泽泻20g　猪苓20g　茯苓20g　白术15g　土茯苓30g　白芍30g　甘草20g　乌药15g　桃仁15g　丹参15g。水煎，日1剂，分2次服。

二诊 2005年6月20日。服药7剂，排尿难、尿细流好转，腰痛及小腹下坠感减轻，小腹部凉亦减轻。现有午后发热体温37.2℃左右，腹部及右侧胁下胀痛，会阴部胀痛时欲大便，大便稀溏，仍有尿频，舌质淡红，舌苔白，脉象转缓。

方药：桂枝15g　小茴香15g　川椒15g　附子10g　橘核15g　石韦20g　茯苓30g　白术15g　土茯苓30g　黄芪30g　甘草15g　川楝子15g　桃仁15g　丹参20g　萹蓄20g　瞿麦20g　车前子30g。水煎，日1剂，分2次服。

三诊 2005年7月8日。患者本人未至，由患者本人电话陈述病情。服药22剂，排尿通畅，腰痛及小腹下坠、尿道抽缩感消失，无发热，腹部及右侧胁下胀痛消失，会阴部胀痛消失，全身有力，小腹部仍畏寒。

方药：桂枝15g　小茴香15g　川椒15g　附子10g　橘核15g　石韦20g　茯苓30g　白术15g　土茯苓30g　黄芪30g　甘草15g　川楝子15g　桃仁15g　丹参20g　萹蓄20g　瞿麦20g　车前子30g　乌药15g　王不留行20g。水煎，日1剂，分2次服。

按语 此病例经北京各大医院中西医均未能确诊，但患者小便不利，小腹部疼痛，尿痛有抽缩感，痛苦异常，久治不效，来哈尔滨市就诊。观其以往所用之药，皆清热利水通淋之剂。询问其少腹寒凉，腰冷虽至夏季炎热季节，仍然比平常人怕冷，舌润，脉象虚数，因而认为寒淋，因肾与膀胱阳气虚，故平时小便频。经过用西药调节膀胱动力的药物（药名不详）则出现小腹痛，尿痛收缩感，腰痛，小便无力难出，时有点滴而出。辨证应属膀胱阳气不足，气化功能减弱，故无力排尿。先以五苓散加小茴香、川椒、附子以温阳利尿为主；桃仁、丹参、乌药活血行气；更用芍药、甘草以治拘挛紧缩。服药 7 剂，小腹冷痛减轻，紧缩感亦缓解。小便仍未恢复如常，仍感不利，腹部及右季肋下胀痛，会阴部胀痛，大便稀溏，故加重温阳之剂如附子、川椒、桂枝、小茴香、橘核。因小便无力，重用黄芪、白术、茯苓以益气健脾。会阴部胀痛又用桃仁、丹参、川楝子行气活血。又用利尿之品如瞿麦、萹蓄、车前子、土茯苓。连服 22 剂，诸症状痊愈，后在原方基础上加乌药、王不留行以行气通络，巩固疗效。

3. 癃闭（肾积水）

病案　吴某，男，38 岁，2012 年 9 月 10 日初诊。

病史：患者因先天性输尿管右侧狭窄导致右肾重度积水，于 2011 年 10 月至哈尔滨医科大学第二附属医院于输尿管植入双 J 管后积水消失，但今年取出双 J 管后再度出现肾积水，故求治于张琪教授。

初诊　排尿不畅，大便不成形，舌红苔薄白脉沉。尿检正常，双肾肾小球滤过率：左肾 58ml/min，右肾 5ml/min，B 超未携。

辨证分析：属水湿瘀阻一证。应治以通阳利水活血法。宜五苓散加味主治。

方药：茯苓 30g　猪苓 20g　泽泻 20g　白术 20g　桂枝 15g　桃仁 20g　赤芍 20g　丹参 20g　三棱 15g　金钱草 30g　石韦 20g　车前子 20g　白芍 20g　生姜 15g　大枣 5 枚　炙甘草 15g。水煎，日 1 剂，分 2 次服。

二诊　2012 年 10 月 8 日。自诉服上药后尿量正常，排尿较前通畅，余无特殊不适，舌红边有齿痕苔白腻，脉细沉。今日查彩超示双肾盂积水，右肾盂花瓣样分离 6.5cm×4.2cm，左肾盂局限性分离 2.0cm×3.0cm。加大茯苓、泽泻、白术、桂枝用量以温阳化气利水，加以莪术行血之气。

方药：石韦 20g　白芍 20g　茯苓 50g　猪苓 20g　泽泻 30g　白术 30g　桂枝 20g　桃仁 20g　赤芍 20g　丹参 20g　三棱 15g　莪术 15g　水蛭 10g　金钱草 30g　车前子 30g　生姜 15g　大枣 5 枚　炙甘草 15g。水煎，日 1 剂，分 2 次服。

三诊　2012 年 10 月 29 日。患者诉服药后排尿通畅，无不适，舌红苔薄白脉稍沉。复查彩超示右肾盂积水，右肾盂花瓣样分离 6.5cm×3.6cm，左肾盂已无积水。

方药：茯苓 100g　猪苓 20g　泽泻 50g　白术 30g　桂枝 20g　桃仁 20g　赤芍 20g　丹参 20g　三棱 15g　莪术 15g　水蛭 10g　金钱草 30g　车前子 30g　坤草 50g　土茯苓 30g　甘草 15g。水煎，日 1 剂，分 2 次服。

四诊　2012 年 11 月 19 日。无不适，舌红苔薄白脉沉，11 月 18 日复查彩超较 10 月 29 日变化不大，右肾下极多枚强回声团，最大者直径 0.7cm，双肾肾小球滤过率：左肾 53.4ml/min、右肾 16.7ml/min，提示左肾功能较前恢复。继以前方加以海金沙、鸡内金治疗。

按语　五苓散始出于《伤寒论》，用以治疗太阳表邪不解而随经入腑，阻碍膀胱气化致水饮内停之太阳蓄水证。张琪教授以其具化气利水之功，多将其用于凡病小便不利、水饮内停、寒热之象不显者。本例患者肾盂积水缘由在于输尿管狭窄，手术局部多有纤维瘢痕形成，难免瘀滞留存，故于五苓散基础上加以行气活血之药，而其中三棱、莪术尤具良能。对此二药，张琪教授赞同张锡纯之观点，认为其并非猛烈之品，并常用于泌尿系结石、妇科癥瘕、肝硬化等患者。如需服药日久者常加以扶正之品辅助则无伤正之虞。

第八节　黄芩黄连汤类

黄连阿胶汤

【出处】《伤寒论》第303条："少阴病，得之二三日以上，心中烦，不得卧，黄连阿胶汤主之。"

【组成】黄连四两、黄芩二两、芍药二两、阿胶三两、鸡子黄二枚。

【功效】滋阴泻火，交通心肾。

【方义】黄连阿胶汤由黄连、黄芩、芍药、鸡子黄、阿胶组成。黄连苦寒入心经以折君火，黄芩苦寒入肝胆以清相火，重用黄连、黄芩以泻心火，正所谓"阳有余，以苦除之"。阿胶、鸡子黄为血肉有情之品，可补心肾之阴，正如"以有情补有情"。芍药酸寒柔肝养血，即可泻火，又可化阴、平肝。成无己曾说："芍药之酸收阴气而泻邪也。"诸药合用能够泻心火、滋肾阴、交通心肾。运用本方时要注意煎服法：一是阿胶烊化后入汤药中；二是鸡子黄不可与药同煎。药证合拍，诸症可愈。

【原治】阴虚火旺不寐的证治。

【辨证要点】阴虚火旺，心肾不交以致心中烦躁、郁闷、夜寐不安、口干咽燥、舌红少苔者。

1. 不寐（妊娠失眠）

病案　毛某，女，27岁，2011年5月15日初诊。

病史：患者怀孕5个月，自述因与丈夫口角后出现夜间不能入睡，已1个月余，心烦头昏不欲食，入夜稍有焦虑不宁，因妊娠恐与胎儿不利未敢擅自用药，故来张琪教授门诊求治。

初诊　现患者夜间不能入睡，心烦，头昏，不欲食，入夜稍有焦虑不宁，观其面容略显抑郁，舌尖赤，口唇赤，色较深，脉象滑数。

辨证分析：属心火亢盛，肾阴亏虚一证。应治以清心火，滋肾阴，交通心肾。宜黄连阿胶鸡子黄汤加减主治。

方药：黄连15g　黄芩10g　白芍15g　生地黄15g　玄参15g　阿胶15g　鸡子黄1个（冲）　甘草10g。水煎，沸水冲阿胶鸡子黄服之。

二诊　自述服2剂即觉胸中开阔，心烦蠲除，有睡意能入睡4h，现服5剂能入睡6h，观其舌已润，脉滑数，已痊愈，嘱停药观察。

按语　此方为《伤寒论》黄连阿胶鸡子黄汤，原文出自《伤寒论》辨少阴病脉证并治第303条："少阴病，得之二三日以上，心中烦，不得卧，黄连阿胶汤主之。"此患者妊娠5个月，一切均正常，因情志因素生内热而致失眠，其病机为心火亢盛，肾阴亏虚，不能上济于心，心肾不相交，故失眠。方用黄连上清心火，黄芩与黄连相配增强清心之力，白芍药养血敛阴，阿胶、鸡子黄皆为血肉有情之品，滋阴育阴，原方加生地黄、玄参为滋阴清热之圣药，仅服5剂而安。

2. 不寐（顽固性失眠）

病案1　谷某，男，49岁，1971年10月5日初诊。

病史：患者因工作过度劳累而患此疾，已10个月不能安然入寐，白昼尚可，入夜即烦躁不能卧，且伴两腿痿软，步履困难，须扶双拐，由家人搀扶在室内活动，否则烦躁不能忍受，痛苦异常。曾去京沪等地治疗罔效，每次需用 8 片地西泮方可入睡 2h，病情甚重，邀张琪教授会诊。

初诊 患者面色晦暗，青如蓝靛，唇赤口干，舌绛无苔，双目少神，自述入夜刚有睡意，上肢即掣动蓦然惊醒，后再不能入睡，心烦难忍，头眩晕阵痛，胸中烦热，精神昏愦，脉象左右弦滑带数。

辨证分析：属肝气郁滞，心气虚痰热内阻一证。应治以黄连阿胶汤加减主治。

方药：黄连 10g 黄芩 20g 阿胶 15g 鸡子黄 2 枚（冲） 白芍 30g 地黄 40g 玄参 25g 生赭石 40g 生龙骨 25g 生牡蛎 25g 酸枣仁 25g 夜交藤 50g。水煎，日 1 剂，分 2 次服。

二诊 用上方 3 剂，同时仍用地西泮 8 片，症状明显好转。特别是药前之刚睡意即上肢掣动惊醒现象已消失大半，心烦亦随之减轻，但仍不能入睡。继用前方。

三诊 服上方 3 剂，地西泮减至 4 片，夜能入睡 3～4h，上肢掣痛消失，烦躁大减，精神好转，面有笑容，患者自觉痊愈有望，舌稍淡，脉象略带缓象。继用前方。

四诊 服上方 30 剂，地西泮减至 2 片，夜能入睡 4～5h，精神恢复大半，烦躁基本消失。舌质仍较红、绛色已退，脉象缓象。此心火平、相火敛、肾阴复之候。但睡眠仍少，两下肢痿软，走路困难，宜前方增补肾之剂。

方药：黄连 10g 黄芩 20g 阿胶 15g（冲） 鸡子黄 2 枚（冲） 白芍 30g 生地 30g 玄参 20g 代赭石 40g 生龙骨 25g 生牡蛎 25 克 酸枣仁 30g 夜交藤 50g 怀牛膝 25g 川断 20g 肉苁蓉 40g 女贞子 20g。水煎，日 1 剂，分 3 次服。

五诊 上方连续用 80 剂，不需用地西泮，能睡 6h，面色转红润，体重增加 5kg，精神如常，两下肢较有力能走路，能步行 2～2.5km。但不能远行。脉象弦缓，舌淡红。嘱其加强体力锻炼，继以安神、养心、补肾之剂配制丸药服以巩固疗效。

按语 失眠，《内经》谓之"不寐"、"不得卧"。陈士铎《辨证录》云："夜不能寐者，乃心不交于肾也……心原属火，过于热则火炎于上而不能下交于肾。"本案不寐证刚一入睡即上肢掣动惊醒，烦躁不宁，舌绛，脉弦滑。皆因肾阴亏耗不能上济、心肝化火生风亢逆所致。故用黄连阿胶汤清心火、滋肾阴，再加生地、玄参以滋阴，龙、牡、代赭石潜阳平肝息风，酸枣仁、夜交藤安神养心，故见奇效。四诊后睡眠已显著好转，下肢痿软不能步履，又加枸杞、肉苁蓉、川断、牛膝、女贞子以补肝肾、强筋骨，与前药合用而收功。张琪教授以此方化裁治愈顽固之不寐症甚众。凡心火亢盛，心烦不寐，见舌红脉滑数用之辄效。此类不寐误用温补药如归脾汤等则加重，医者不可不慎。

病案 2 张某，男，32 岁，1985 年 9 月 15 日初诊。

主诉：失眠 2 月余。

病史：自述因所愿不遂，情志抑郁而致夜不能寐。2 个月来每夜几乎通宵不眠、五心烦热，有时方有睡意即突然惊醒而不能再入睡，精神疲惫，痛苦异常。经用西医镇静安眠药及中医镇静安神之剂均未获效，经介绍求张琪教授诊治。

初诊 症见不寐心烦，面色憔悴，目暗少神，舌光红无苔，脉弦滑而数。

辨证分析：属志极动火，阴血暗耗，水不济火，心肾不交一证。应治以育阴潜阳，清心宁神之法。宜黄连阿胶鸡子黄汤加减主治。

方药：黄连 10g 黄芩 10g 阿胶 15g（烊） 白芍 15g 生地 20g 玄参 20g 生赭石 30g 珍珠母 30g 五味子 15g 酸枣仁 20g 夜交藤 30g 甘草 10g 鸡子黄 1 枚（冲）。水煎，日 1 剂，分 2 次服。

二诊 1985 年 9 月 28 日。服上方 12 剂后，心烦大减，已能入睡 4h。效不更方，继用上方。

三诊 1985 年 10 月 6 日。又服上方 6 剂，睡眠进一步好转，已能入睡 6h，精神转佳。舌红，已有薄苔，脉象弦滑，此为水火相济之佳兆。上方去黄芩，加茯苓15g。

方药：黄连10g　茯苓15g　阿胶15g（烊）　白芍15g　生地20g　玄参20g　生赭石30g　珍珠母30g　五味子15g　酸枣仁20g　夜交藤30g　甘草10g　鸡子黄1枚（冲）。水煎，日1剂，分2次服。

四诊　1985年10月13日。服药6剂，夜间已能入睡7～8h，虽偶有心烦，但脉象弦中已带缓象，舌苔薄白。此阴分初复，心中尚遗余热之故。继服上方以善其后。

按语　不寐一证，其病机较为复杂。临床需认真辨证，不可妄用镇静安神。本案病发于情志抑郁之后，五志化火，耗伤阴血。阴不涵阳，心火独亢，故五心烦热、舌光红无苔、脉弦滑数；水不济火，心肾不交，神不安守其舍，故夜不能寐。此与《伤寒论》中少阴热化证"心中烦，不得卧"机制相同，故选用《伤寒论》黄连阿胶汤加育阴潜阳宁神之剂治之而愈。黄连、黄芩清心火，芍药、阿胶滋阴血，本方尤妙在鸡子黄既宁心涵液，又滋育肾阴，如此使水升火降、心肾交、坎离济则心烦不寐者症除。然该患者已2个月彻夜不眠，病情十分顽固，单以原方终嫌力薄，故加入生地、玄参育阴清热；珍珠母、生赭石重镇潜阳；酸枣仁、夜交藤、茯苓宁心安神。失眠用黄连阿胶汤加味治之而愈，足证《伤寒论》为万病之准绳，非独伤寒也。张琪教授常以本方加减治疗心烦不寐，由于阴虚阳亢、心肾不交者多获殊效。凡心火亢盛、舌红脉弦滑或弦数者，即投此方，百不失一。

第九节　白虎汤类

白　虎　汤

【出处】《伤寒论》第176条："伤寒脉浮滑，此以表有热、里有寒，白虎汤主之。"

第219条："三阳合病，腹满身重，难以转侧，口不仁面垢，谵语遗尿。发汗则谵语；下之则额上生汗、手足逆冷。若自汗出者，白虎汤主之。"

第350条："伤寒脉滑而厥者，里有热，白虎汤主之。"

【组成】知母六两、石膏一升（碎）、甘草二两（炙）、粳米六合。

【功效】辛寒清热。

【方义】本方由石膏、粳米、知母、炙甘草四味药组成。本方君药为石膏，石膏性味辛甘大寒，质重气轻主降，寒能胜热，甘先入脾，味辛则宣透，均能排除内蕴之热由毛孔而出。正如《名医别录》所谓："除头痛身热，三焦大热，皮肤热，解肌发汗，止消渴烦逆。"本药能制阳明（气分）内盛之热，故仲景用之独重，三倍于知母，张琪教授亦认为石膏唯有重用方能起效。知母气寒主降，苦以泻肺火，辛以润肾燥，故为臣药，长于泻火润燥。石膏、知母相伍，以清阳明独胜之热而存胃津。甘草、粳米既能益胃护津，又可防大寒伤中之弊，共为佐使。诸药相合，共奏辛寒清热之功。

【原治】阳明气分热盛之证。

【辨证要点】无形邪热炽盛，充斥里表以致发热、汗出、口渴、腹满、身重、口不仁、面垢、遗尿者。

消渴（中枢性尿崩症）

病案　薄某，男，30岁，2012年3月12日初诊。

病史：患者3年前因多饮、多尿、尿量超过饮水量，在哈尔滨医科大学附属第二医院诊断为中枢性尿崩症。一直口服醋酸去氨加压素（弥凝），服药后则症状缓解，停用症状复如故。现口服弥凝 0.1mg/d。为求中医治疗来张琪教授门诊求治。

初诊 多饮、每日饮水 6L、喜冷饮，多尿、尿量超过饮水量，周身乏力，舌红干苔白，脉滑。

辨证分析：属肺胃热炽，肾阳亏虚一证。应治以上清肺胃，下温肾阳。宜白虎汤合缩泉丸加味主治。

方药：天花粉 25g 沙参 20g 生地黄 20g 生石膏 50g 山药 20g 石斛 20g 砂仁 15g 陈皮 15g 桑螵蛸 15g 覆盆子 15g 补骨脂 20g 肉桂 10g 菟丝子 20g 龙骨 20g 山茱萸 20g 熟地黄 20g 甘草 15g 益智仁 20g。水煎，日 1 剂，分 2 次服。

二诊 2012 年 4 月 2 日。服药之初几日口渴减轻，一段时间后口渴依旧，尿量多，舌紫无苔，脉滑。继以上方化裁，加大温肾阳、清肺热之力。

方药：生石膏 75g 知母 20g 天花粉 20g 太子参 30g 石斛 20g 沙参 20g 玄参 20g 生地黄 20g 砂仁 15g 陈皮 15g 山茱萸 20g 熟地黄 20g 龙骨 20g 枸杞子 20g 菟丝子 20 覆盆子 30g 桑螵蛸 25g 补骨脂 20g 肉桂 10g 附子 10g 甘草 15g。水煎，日 1 剂，分 2 次服。

三诊 2012 年 4 月 23 日。自述服中药与西药配合效果显著，饮水量、小便量均较前减少，全身亦觉有力，较之前单用弥凝（0.1mg/d）效果好。现仍口干渴，喜冷饮，周身略觉乏力，舌红，苔白干，脉沉滑。弥凝 0.05mg/d。继以上方化裁。

方药：生石膏 75g 天花粉 20g 知母 25g 沙参 20g 玄参 20g 生地黄 20g 石斛 20g 陈皮 15g 砂仁 15g 山茱萸 20g 熟地黄 25g 龙骨 30g 覆盆子 20g 菟丝子 20g 枸杞子 20g 桑螵蛸 25g 补骨脂 20g 肉桂 15g 附子 15g 甘草 15g。水煎，日 1 剂，分 2 次服。

四诊 2012 年 5 月 14 日。现饮水量明显减少，日间饮水 3L，已能自主控制饮水，小便量亦减少，尤其是夜尿明显减少，夜尿仅 1 次，舌紫，舌上已有津液，脉象较前有力。现弥凝 0.05mg/d。继以上方主治。

方药：生石膏 75g 天花粉 20g 知母 15g 沙参 20g 玄参 20g 生地黄 20g 石斛 20g 砂仁 15g 陈皮 15g 山药 20g 山茱萸 20g 熟地黄 25g 龙骨 30g 覆盆子 20g 菟丝子 20g 桑螵蛸 20g 补骨脂 15g 肉桂 15g 附子 15g 甘草 15g 枸杞子 20g 女贞子 15g。水煎，日 1 剂，分 2 次服。

五诊 2012 年 6 月 14 日。症状明显减轻，饮水量 1500ml，能控制不饮；小便量亦大减，夜间只尿 1 次。自述周身有力，精神大好，一如平时。现弥凝 0.05mg/d。继以上方化裁，嘱其继续减西药量观察。

按语 此病从中医辨证，当从肺、胃、肾三经着眼，肺胃热炽、伤津耗液故狂渴引饮、尤喜冷饮。肾为胃之关，肾阳虚衰，封藏失职，开阖失司，故小便如注"饮一溲二"、全身乏力体重减轻。治法上以清肺胃热，重用生石膏、知母似"白虎汤"急清热生津；生地、玄参、麦门冬、沙参、石斛滋阴润燥、生津止渴；熟地黄、山茱萸、龙骨、菟丝子、附子、肉桂、覆盆子、桑螵蛸、补骨脂温补肾阳以固摄尿液。经四诊西药减半，症状明显减轻。饮水量 1500ml，能控制不饮；小便量亦大减，夜间只尿 1 次。自述周身有力，精神大好，一如平时。嘱其继续减西药量观察，直至完全用中药可愈。

张琪教授治疗尿崩症多例，有的单纯中药效果亦佳；有的用西药，但不能减量，一经减即发作如前，张琪教授用中药后西药可逐渐减量，直至停用而痊愈。体现了中医辨证论治之特色，中医可以治疗疑难重病这一观点是科学的。

白虎加参汤

【出处】《伤寒论》第26条："服桂枝汤，大汗出后，大烦渴不解，脉洪大者，白虎加人参汤主之。"

第168条："伤寒若吐若下后，七八日不解，热结在里，表里俱热，时时恶风、大渴、舌上干燥而烦、欲饮水数升者，白虎加人参汤主之。"

第169条："伤寒无大热，口燥渴、心烦、背微恶寒者，白虎加人参汤主之。"

第170条："伤寒脉浮，发热无汗，其表不解，不可与白虎汤。渴欲饮水，无表证者，白虎加人参汤主之。"

第222条："若渴欲饮水，口干舌燥者，白虎加人参汤主之。"

【组成】知母六两、石膏一斤（碎）、甘草二两（炙）、粳米六合、人参三两。

【功效】辛寒清热，益气生津。

【方义】本方在白虎汤的基础上加人参，方中加人参一味，既能清阳明之燥热，又能益气生津，一举两得。人参为补气之药，非滋阴之药，而加于白虎汤中，实能于邪火炽盛之时立复真阴，此中盖有化合之妙。故运用人参有以下意义：①补益津气，原文中所见"欲饮水数升"、"背微恶寒"、"时时恶风"等津气两亏证，用人参一味则收良效。②扶正祛邪，阳明证误治损伤津气，或素体气阴不足，用白虎汤清解邪热，加人参以补益气阴，服药后能使患者微微汗出，邪从汗走。

白虎汤与白虎加人参汤证皆为热盛津伤，两证鉴别要点在于津气损伤程度的轻重。现代临床中可运用白虎加人参汤治疗糖尿病、尿崩症、风湿热、红斑狼疮的热盛津伤之证。张琪教授根据多年施治经验认为临床运用本方时应辨治施治，可根据患者病情以党参代替人参，且石膏应用剂量需大方能起到疗效。

【原治】阳明热盛，津液气耗之证。

【辨证要点】阳明里热炽盛，津气两伤以致身大热、口大渴、汗大出之症者。

1. 消渴（尿崩症）

病案1　孔某，男，47岁，2004年9月17日初诊。

病史：患者曾在哈尔滨医科大学附属第一医院住院，经确诊为中枢性尿崩症，治疗无效，来张琪教授门诊求中医治疗。

初诊　口狂渴，大量饮水，喜冷水，每日饮水量最多10L，小便频多，夜间尤甚7~8次，不能入睡，小便量大于饮水量（患者未做测量），面色无华，消瘦，体重减少3kg，全身乏力，下肢凉无力，舌质红，苔白厚腻，脉象滑数。

辨证分析：属肺胃热炽耗伤津液，肾阳衰微失于固摄，上消与下消并见一证。应治以上则清肺胃生津液以止渴，下则温肾阳固摄缩尿。宜白虎加人参汤加减主治。

方药：西洋参15g　生石膏150g　知母15g　生地黄20g　麦门冬20g　石斛20g　玄参20g　沙参20g　乌梅20g　五味子15g　龙骨30g　牡蛎20g　山药20g　益智仁20g　覆盆子20g　菟丝子20g　桑螵蛸20g　甘草15g。水煎，日1剂，分2次服。

二诊　2004年9月30日。服上方13剂，据患者测量，昨日饮水7L，小便量8L，仍口渴咽干痛，两下肢酸乏无力，舌苔白干厚，脉象滑数。继以前方化裁主治，加粳米、天花粉、玉竹、附子养阴、温阳。

方药：西洋参15g　生石膏150g　知母15g　生地黄20g　麦门冬20g　石斛20g　玄参20g

沙参20g　乌梅20g　五味子15g　龙骨30g　牡蛎20g　山药20g　益智仁20g　覆盆子20g　菟丝子20g　桑螵蛸20g　粳米50g　天花粉20g　玉竹20g　附子10g　甘草15g。水煎，日1剂，分2次服。

三诊　2004年10月8日。服药7剂，昨日饮水6L，小便量5L，小便量少于饮水量，但仍口渴口黏，喜流食，两下肢畏寒乏力，舌红，苔白厚转薄，脉象滑数。服上二方20剂，口渴引饮与小便量虽无明显改善，然饮水量多于小便量，饮一溲二，有了初步转机，说明药已对症，无须更方。

四诊　2004年10月15日。服上方7剂，小便量每日3L，饮水量亦明显减少，能控制不饮，但仍口干咽痛，喜进液体食物，大便秘，下肢较前明显有力，但仍觉冷感，舌苔薄白梢腻，脉象滑，病症明显好转。继以上方化裁主治。

方药：生石膏100g　沙参20g　麦门冬20g　天花粉20g　石斛20g　玄参20g　生地黄30g　白芍20g　金银花30g　金荞麦30g　牡丹皮15g　桃仁15g　覆盆子20g　菟丝子15g　山药20g　附子15g　甘草15g。水煎，日1剂，分2次服。

五诊　2004年11月5日。服上方14剂，口渴与小便均大减，小便量每日1500ml左右，饮水量每日2500ml左右，患者主诉小便量与饮水均恢复平时正常，但仍有口干咽痛，咽颊周围红赤，喜进流食，自述曾吃红肠1次，艰涩难下咽，牙龈干枯，大便日1次尚可，舌苔白少津，脉象滑小有数。继以养阴润燥，益气清热和胃为治法。

方药：石斛20g　麦门冬20g　生地黄30g　玄参20g　天花粉20g　沙参20g　乌梅20g　五味子15g　生石膏50g　西洋参15g　枇杷叶15g　枳壳15g　甘草15g。水煎，日1剂，分2次服。

六诊　2004年11月22日。服上方14剂，诸症均大减，饮食能进一般固体食物，每日饮水2000~3000ml，每日尿量1500~1800ml，全身较有力，体重增1.5kg，面色红润，精神亦佳，大便日1次不溏，但尿比重未做，色微黄，脉象沉。从而停药，后此人来门诊自述其病一切均恢复正常，从而痊愈。

病案2　张某，女，70岁，2004年11月12日初诊。

病史：患者在哈尔滨医科大学附属第一医院住院，化验血钾2.88mmol/L、尿蛋白（3+），经综合检查确诊为肾性尿崩症。医院给予垂体后叶粉，1周内补钾2次，住院治疗1月余不见效果，故来张琪教授门诊求治。该患者年老体质甚弱，两腿软弱不能行步，由其子抱来诊室。

初诊　全身如火燎灼热感，头胀热难忍；口干渴引饮，喜饮冷水、冰块，饮水大量不解，一昼夜饮水5000~7000ml；饮一溲二，小便量夜间排尿7~8次，约8000ml，身体瘦弱，两腿软弱不能行步，舌干燥芒刺，舌质红，脉象沉数有力。

辨证分析：属上消及下消，上则肺胃热炽灼伤津液一证，下则肾阳衰微关门不利。应治以清热生津，温肾固摄，寒温清补兼施为法。宜白虎加参汤加温阳固涩药主治。

方药：西洋参15g　生石膏75g　知母15g　玄参20g　生地黄20g　麦门冬20g　石斛20g　天花粉15g　乌梅15g　桑螵蛸20g　覆盆子20g　益智仁20g　龙骨20g　龟板20g　补骨脂15g　甘草15g。水煎，日1剂，分2次服。

二诊　2004年12月17日。服上方14剂，口干渴见轻，饮水量减少，小便量亦减少，但夜间仍4~6次，饮水量与小便量能保持平衡，口舌仍燥，芒刺已无，但仍口渴引饮，欲饮冷水，头及全身烘热亦减轻，血钾3.0mmol/L，尿蛋白（2+）。患者喜形于色，既往不信中药，初服中药14剂，即明显减轻，痊愈有望，自述住院1月余，未见如此疗效。现仍口渴引饮，不能食固体食物，夜间仍小便频不能入睡，脉象滑数见缓，舌苔白少津。继以上方加炒枣仁、石菖蒲、远志。

方药：西洋参15g　生石膏75g　知母15g　玄参20g　生地黄20g　麦门冬20g　石斛20g　天

花粉15g 乌梅15g 桑螵蛸20g 覆盆子20g 益智仁20g 龙骨20g 龟板20g 补骨脂15g 甘草15g 炒枣仁20g 石菖蒲15g 远志15g。水煎，日1剂，分2次服。

三诊 2005年1月21日。服上方14剂，口渴减轻，但仍渴喜凉饮，饮水量每日1300～1400ml，小便夜间2～3次，量亦减少，睡眠好转，多梦，大便日1次，舌苔转薄少津，食欲不佳，喜冷饮、冷食，下肢仍软无力，脉象滑小有数，尿蛋白（2+）。药已对症，但石膏大量久服恐碍脾胃，须减量，下肢仍软弱无力，更须加用补肾之品。

方药：西洋参15g 生石膏50g 知母15g 玄参15g 麦门冬15g 生地黄15g 石斛20g 天花粉15g 桑螵蛸20g 覆盆子15g 益智仁15g 龙骨20g 龟板20g 甘草15g 炒枣仁20g 熟地黄20g 牛膝15g 陈皮15g。水煎，日1剂，分2次服。

四诊 2005年2月7日。服上方14剂，口渴大减，不饮水能控制，小便一昼夜1000～1500ml，尿蛋白（+），全身较前有力，两腿较前有力，能步行一小段，舌质红薄苔少津，脉沉细稍数。病虽大轻，但仍未痊愈。继按原法，上则清肺胃热养阴生津，下则补肾温阳缩尿强壮筋骨。

方药：西洋参15g 生石膏30g 知母15g 生地黄15g 麦门冬15g 玄参15g 石斛20g 天花粉15g 龙骨20g 熟地黄20g 牛膝15g 杜仲15g 益智仁15g 龟板20g 覆盆子15g 陈皮15g 麦芽30g 生甘草15g。水煎，日1剂，分2次服。

五诊 2005年2月21日。服上方14剂，体重增3kg，口已不渴，口干但能控制不饮，小便量亦正常，能食一般食物，但仍喜流食，全身头面烘热已除，患者仍感体弱，但下肢较前明显有力。舌薄苔稍燥少津，脉沉稍弱，化验：尿蛋白（+），尿比重正常；肾功能：血肌酐94μmol/L；化验血钾3.8mmol/L。继服上方。

六诊 2005年6月10日复诊。服上方28剂，一切均恢复正常，又经医院系统检查，生化均在正常值范围内，尿蛋白（±），从而获得痊愈。

按语 尿崩症是因下丘脑-神经垂体功能减退、血管升压素分泌过少所引起，以大渴引饮、多尿、尿比重低、渗尿为特征，现代医学对本病主要采用激素替代疗法，患者常需终身服药，停药则反复，目前尚无较好的治疗方法，属于中医"消渴病"的"上消"和"下消"范畴。从中医理论分析，脏腑辨证上消则属于肺胃热炽伤津，下消则为阳气式微、关门不固，为上热下寒之证。

以上两病例均经西医院确诊为尿崩症，经住院治疗效不显，来寻求中医治疗。根据其大渴引饮，喜冷饮，舌苔干厚无津舌质红，脉象滑数，张琪教授辨证为肺胃热盛，消烁津液，头面及全身发热（体温不高），有火盛燎原之势；小便频多，夜间尤甚，且小便量多于饮水量，前人谓之"饮一溲二"，又属肾阳衰微，关门有开无阖，水不得化津上升，直入膀胱如泉涌而下，谓之下消。综观以上张琪教授皆辨证为上热下寒之证，上则肺胃燥热灼伤津液，下则肾阳衰微，关门有开无阖，肺脾肾不能敷布津液，上下寒热虽殊，然其促使津液匮乏则一也，津液耗伤不能濡润脏腑四肢百骸，狂渴引饮，食管干涩不能进固体食物，孔某案甚致牙龈枯萎，足见津液有枯竭之势。治疗纯寒纯热之剂皆非所宜，上则清肺胃之热生津止渴，以白虎加人参汤合生脉饮"壮水之主以制阳光"，下则温肾助阳固摄缩尿，如桑螵蛸、龙骨、覆盆子，尤须温助肾阳，如附子、益智仁、补骨脂等所谓"益火之源以消阴翳"，方中用乌梅、五味子则是取其敛阴止渴之功。全方应用后，诸症明显减轻，疗效甚佳，经治终获痊愈，且远期追踪观察疗效巩固。

2. 伤暑（中暑）

病案 邱某，男，30岁，1967年7月2日初诊。

病史：张琪教授在兰西县巡回医疗中遇此患者。神昏壮热，体温40.1℃，面赤唇干，舌焦，大汗出，大渴，心烦气促头痛，脉洪大有力。

辨证分析：此为暑热伤气，热炽津伤一证。应治以清热益气生津。宜白虎加参汤主治。

方药：生石膏200g 党参25g 知母20g 甘草10g。水煎，日1剂，分2次服。

二诊 服上方2剂，体温降至35.8℃，神志清，脉滑，诸症悉退。

按语 暑热伤气在《金匮要略》中谓之暍。"太阳中热者，暍是也。汗出恶寒，身热而渴，白虎加人参汤主之"。此为感受暑热之邪所出现之证候，以汗出发热烦渴为主证。叶天士谓"夏暑发自阳明"即指此类，必以白虎加人参汤主治，生石膏常用至200～400g。张元素谓石膏为治"中暑潮热"之要药，信而有征。此方中党参代替人参，党参性味甘平，归脾肺两经，功能补中益气，其挽救元气之力虽不及人参，但补气生津的功用不甚相远。而且性平纯和，《本草正义》曰："健脾运用而不燥，滋胃阴而不湿，润肺而不犯寒凉，养血而不偏滋腻，鼓舞清阳，振动中气，而无刚燥之弊。"方症相投，效如浮鼓。

竹叶石膏汤

【出处】《伤寒论》第397条："伤寒解后，虚羸少气，气逆欲吐，竹叶石膏汤主之。"

【组成】竹叶二把、石膏一斤、半夏半升（洗）、麦门冬一升（去心）、人参二两、甘草二两（炙）、粳米半升。

【功效】清热和胃，益气生津。

【方义】全方由清热、化痰、益气、养阴四个方面组成。本方乃白虎汤去知母加人参、麦冬、竹叶、大枣而成，因大热已去，故减苦寒之知母。全方药仅七味，但配伍极其严谨，用药丝丝入扣。竹叶与石膏清热，半夏化痰、又有降逆止呕之功。人参与甘草益气，麦冬养阴，三药相配即可补气，又可养其阴。药引粳米可以和胃。诸药合用，共奏清热生津、益气和胃之功。本方特点有二：一是滋腻养阴的麦冬与温燥化痰的半夏同用，达到养阴而不腻、祛痰而不燥之目的；二是清热化痰的祛邪药与益气养阴的扶正药同用，达到祛邪不伤正、扶正不致留邪之目的，实为热病愈后调养之妙方。正如《医宗金鉴》所云"以大寒之剂，易为清补之方"，可谓一语中的。

【原治】余热未清，气阴两伤。

【辨证要点】病后余热未清，气阴两伤以致体虚，消瘦，气短，干呕欲吐，口渴，少寐，舌红少苔，脉虚数。

呃逆（神经性呃逆）

病案 张某，男，65岁，1997年7月23日初诊。

主诉：呃逆2周。

病史：患者3周前因突发急性脑出血在某医院神经内科住院治疗，给予脱水降颅内压、活化脑细胞药物，应用1周后病情好转，唯增呃逆之症。予西药山莨菪碱、针灸双侧足三里穴位封闭无明显效果，故来张琪教授门诊就诊。

初诊 呃声连连、声音洪亮、冲逆而出、不能自已，面红心烦，眠差，纳呆，口臭烦渴，大便秘结，小便色黄，舌红苔黄，脉实有力。

辨证分析：属肺胃蕴热一证。应治以清热降逆通腑。宜竹叶石膏汤合橘皮竹茹汤加减主治。

方药：竹叶20g 生石膏30g 橘皮15g 半夏10g 麦门冬20g 竹茹15g 党参15g 大黄15g 生地15g 丁香15g 炙甘草9g。水煎，日1剂，分2次服。

二诊 1997年7月26日。服上方3剂，大便通畅，呃逆自止，患者自觉微有心烦之证，上方竹叶加量，加淡豆豉、酸枣仁。

方药：竹叶 30g　生石膏 30g　橘皮 15g　半夏 10g　麦门冬 20g　竹茹 15g　淡豆豉 25g　酸枣仁 30g　党参 15g　大黄 15g　生地 15g　丁香 15g　炙甘草 9g。水煎，日 1 剂，分 2 次服。

三诊　1997 年 8 月 3 日。服上方 7 剂，呃逆止，心烦除从而治愈。

按语　本例可辨为中医"呃逆"一证，为胃气上逆动膈而致。该患者症见呃声连连，声音洪亮，面红心烦，便秘尿黄，舌红苔黄，脉实有力，中医辨证认为此类呃逆多因肺胃之热所致，热无出路，壅滞于上中二焦，胃气不降反升而致呃逆。正如《证治汇补·呃逆》所云："火呃，呃声大响，乍发乍止，燥渴便难，脉数有力。"治疗当清热降逆通腑为要。因此投竹叶石膏汤清补两用而不伤正气，方中以竹叶、石膏清泻肺胃之热，半夏、竹茹善降逆气，且为止呕圣药，兼以党参、麦冬等护胃养阴，更加大黄通腑，邪热随后阴而出，使邪有出路，则呃逆之证自除，再加丁香使腑气通、胃气降，以助除上冲之胃气。心烦者多心热，加大竹叶用量并加豆豉除烦，酸枣仁养心安神。张琪教授认为凡热病瘥后余热未清、气液两伤之证，治疗必须清热、益气生津并行，使津液恢复且要谨防热邪复炽，死灰复燃。故竹叶石膏汤为清热降逆、益气生津、清补并行之良方。

第十节　承气汤类

大承气汤

【出处】《伤寒论》第 208 条："阳明病，脉迟，虽汗出不恶寒者，其身必重，短气腹满而喘，有潮热者，此外欲解，可攻里也。手足濈然汗出者，此大便已硬也，大承气汤主之。"

第 212 条："伤寒若吐、若下后不解，不大便五六日，上至十余日，日晡所发潮热，不恶寒，独语如见鬼状；若剧者，发则不识人，循衣摸床，惕而不安，微喘直视，脉弦者生，涩者死。微者，但发热谵语者，大承气汤主之。若一服利，则止后服。"

第 215 条："阳明病，谵语有潮热、反不能食者，胃中必有燥屎五六枚也；若能食者，但硬耳。宜大承气汤下之。"

第 217 条："汗出谵语者，以有燥屎在胃中，此为风也。须下者，过经乃可下之；下之若早，语言必乱，以表虚里实故也。下之愈，宜大承气汤。"

第 220 条："二阳并病，太阳证罢，但发潮热，手足漐漐汗出，大便难而谵语者，下之则愈，宜大承气汤。"

第 238 条："阳明病，下之，心中懊憹而烦，胃中有燥屎者，可攻。腹微满，初头硬，后必溏，不可攻之。若有燥屎者，宜大承气汤。"

第 241 条："大下后，六七日不大便，烦不解，腹满痛者，此有燥屎也。所以然者，本有宿食故也，宜大承气汤。"

第 242 条："病人小便不利，大便乍难乍易，时有微热，喘冒不能卧者，有燥屎也，宜大承气汤。"

第 252 条："伤寒六七日，目中不了了，睛不和，无表里证，大便难，身微热者，此为实也。急下之，宜大承气汤。"

第 253 条："阳明病，发热汗多者，急下之，宜大承气汤。"

第 254 条："发汗不解，腹满痛者，急下之，宜大承气汤。"

第 255 条："腹满不减，减不足言，当下之，宜大承气汤。"

第 256 条："阳明少阳合病，必下利。其脉不负者，为顺也；负者，失也。互相克贼，名为负也。脉滑而数者，有宿食也，当下之，宜大承气汤。"

第320条："少阴病，得之二三日，口燥咽干者，急下之，宜大承气汤。"

第321条："少阴病，自利清水，色纯青，心下必痛，口干燥者，可下之，宜大承气汤。"

第322条："少阴病，六七日，腹胀不大便者，急下之，宜大承气汤。"

【组成】大黄四两（酒洗）、厚朴八两（去皮，炙）、枳实五枚（炙）、芒硝三合。

【功效】峻下热结，荡涤燥结。

【方义】方用大黄通实，芒硝润燥，枳实消痞，厚朴除满。硝黄并用以清燥热，攻其有形之邪，通其无形之气机；枳朴共用，辅硝黄攻除燥屎。诸药合用共奏"釜底抽薪，急下存阴"之功。因热病最易伤阴劫液，当热炽津竭之际，必须急下以存阴，阴是机体"正"的一个组成部分，"存阴"是热病扶正的一个重要措施，下法不尽是祛邪，而是积极辅助机体抗病能力，改善人体状态，前人形象地比喻为"扬汤止沸，莫如釜底抽薪"，可知大承气汤乃釜底抽薪之治。由此可见伤寒热病运用通下法，旨在逐邪热下燥屎，保津液具有"祛邪存正"的意义。本方煎煮法中芒硝后下，或冲服，意在使芒硝之有效成分不被破坏。

【原治】阳明腑实证。

【辨证要点】燥屎内结，阳明实热以致潮热、谵语、大便秘结、腹胀满绕脐痛、拒按、脉沉实者。

1. 筋痿

病案　王某，女，65岁，2003年3月15日初诊。

病史：患者半年前出现两腿软不能起步，经哈尔滨市某医院及北京301医院神经科检查均无结果，故来张琪教授门诊就诊。

初诊　症见两腿软不能起步，由其家属背进诊室，体瘦，面色稍红有垢样，全身及手足热感，夜间全身烘热难眠，食纳不佳，厌油食，大便素秘、3~5日1行、如羊屎状，小便深黄，舌红苔干厚，脉象滑数。

辨证分析：属痿证（筋痿），热伤营血，宗筋失养之证。应治以泻热存阴。宜大承气汤加减主治。

方药：大黄15g　枳实15g　川朴15g　郁李仁20g　麻子仁20g。水煎，日1剂，分2次服。

二诊　2003年3月16日。服药1剂后，夜间大便下行甚多，开始坚如石块，后则转为黏液、奇臭难闻，大便下泻3次，腹胀满大减，燥热亦减轻，能进少量食物，神情好转，手足心热亦减轻，但两下肢仍酸弱无力，活动尚可，但不能伸直站立，舌质仍红，舌苔转薄，脉象滑，此属热伤营血，宗筋失于濡养。宜滋阴清热养血营筋法治疗。

方药：生熟地各25g　当归20g　白芍20g　石斛20g　牛膝15g　龟板20g　西洋参15g　山芋20g　枸杞20g　黄柏15g　知母15g　草薢20g　甘草20g。水煎，日1剂，分2次服。

三诊　2003年3月30日。服上方14剂，自觉全身稍有力，两腿亦稍好，能扶杖站立，但仍不能起步，大腿拘紧不能伸直稍缓解，舌红苔薄，脉象细数。病有转机，效不更方，继服。

方药：生熟地各25g　当归20g　白芍20g　石斛20g　牛膝15g　龟板20g　西洋参15g　山芋20g　枸杞20g　黄柏15g　知母15g　草薢20g　甘草20g。水煎，日1剂，分2次服。

四诊　2003年5月15日。中间曾来取药2次，服药45剂，两下肢明显有力，大腿伸缩自如，能步行10min左右，但行走时间稍长仍感无力，舌转正红，大便日1行，脉象沉小数。继以前方加味以冀收全功。

方药：生熟地各25g　当归20g　白芍30g　石斛20g　龟板20g　山茱萸20g　枸杞20g　西洋

参 15g　　黄芪 30g　　知母 15g　　黄柏 15g　　杜仲 20g　　萆薢 15g　　甘草 20g。水煎，日 1 剂，分 2 次服。

五诊　2003 年 6 月 6 日。服上方 21 剂，全身有力，两腿大好，能步行 20min 左右，患者喜形于色，来诊时已不需轮椅。嘱继服若干剂以善后，从而获得痊愈。

按语　《素问·痿论》谓："阳明者，五脏六腑之海，主润宗筋。宗筋之束骨而利机关也。"痿证病因为热。《内经·素问》以心、肝、脾、肺、肾分为五痿，即筋痿、脉痿、骨痿、肉痿、皮痿，认为肺为五脏之盖，五痿皆因肺热而生，阳明为诸筋之所司，阳明热邪又为本病之关键。故治疗必须独取阳明的大法。《内经》又谓"六经为河，脾胃为海"，阳明胃为五脏六腑之大源，热邪灼伤宗筋，阴津耗伤，筋脉失养，则可致两足痿弱不用。此外，除热伤筋脉致痿，阳明虚亦可致痿。《素问·痿论》谓："故阳明虚则宗筋纵，带脉不引，故足痿不用也。"（注家：带脉与督脉会于宗筋）。可见《内经》致痿独取阳明非专主热，宗筋虚亦可致痿。治疗除养阴清热、濡润宗筋外，亦有益气调和营卫、补肝肾益宗筋等法，总之须辨证施治，不可拘泥一法，方符合治疗本病要旨。痿证包括现代医学诸多病，如重症肌无力、运动神经元及神经功能性疾病。张琪教授对本病除辨证论治外亦可参考现代医学之症，施治有较好的疗效。

此病例开始辨证属阳明实热证，阳明热盛伤阴之筋痿。此患者素体阳盛阴亏，今又肺热，肺与大肠相表里，手足阳明属胃肠，肺与胃肠热盛耗伤阴液，宗筋不得濡养，故筋脉拘急弛弱无力、两腿痿弱不用。此乃"大实有羸状"。此时若不下其实热内结，补阴津之剂必然格拒不受，须泻其实热，实热内结除后，则以滋肝肾益阴津濡宗筋之品治疗，先以小承气加麻仁、郁李仁泻其实热，服药后便如石块后如羊屎量甚多。二诊时大肠积热已下，泻热存阴后，需以清热滋阴营筋之法治疗。予当归、白芍、生熟地黄、龟板、石斛、西洋参益肝肾补气血和营卫；知母、黄柏、萆薢清热利湿相辅相成，使补而不壅，以利宗筋之舒展。

2. 暑瘟（病毒性脑炎）

病案　李某，女，16 岁，1986 年 9 月 16 日初诊。

病史：该患者 1 个月前无明显诱因开始出现头痛、发热，伴呕吐。当地医院以感冒诊治不效。1 周后病情加重，高热 39.0℃，神志不清，并频繁抽搐而转送某医院住院。经腰椎穿刺术等检查确诊为病毒性脑炎。给予抗生素、甘露醇及安宫牛黄丸等药物治疗近 1 个月无明显改善。病情危急，众医多以为不可治，嘱家属准备后事，故来我院门诊求治于张琪教授。

初诊　症见神志不清，高热 39.7℃，躁动不宁，时有抽搐、牙关紧闭，遗尿不知。启其齿，舌红，苔黄燥。寻其大便，其母讲每日鼻饲奶粉等，但 2 周大便未行。以手触其腹，硬满拒按，患者昏迷中尚知用手拒之。脉象左右沉数有力。

辨证分析：属暑温之证。应治以通腑泄热，开窍息风。宜大承气汤主治。

方药：生大黄 25g　　芒硝 15g（冲化）　　枳实 20g　　厚朴 10g。水煎服，鼻饲，每剂分 2 次，隔 6h 温服。

二诊　一日服 2 剂，发热见轻，体温降至 38.0℃，抽搐未再发作。但大便未行，神志仍不清。药见初效。嘱其原方再进。

三诊　又服 2 剂，下硬屎块少许，躁动减轻，体温再降至 37.5～37.8℃，神志亦稍好转。因燥屎仍蓄积未下。故嘱前方再服。

四诊　又进 1 剂，大便日数行，泻下黏稠夹杂硬块，初为黑污，继则深黄，其量甚多，约半痰盂。躁动遂止，体温转至正常，至午夜苏醒，识其亲友。继以养阴清热之剂调理而渐康复。

按语　本例为病毒性脑炎，病情危急，张琪教授以暑温辨治。据其腹满拒按，大便数日未行，认为病机关键在于燥屎内结，邪热上扰，故采用大承气汤通腑泄热，连进 5 剂，终使患者转危为安。暑温高热，神昏抽搐，常法多以清热、开窍、息风之法，前医用牛黄安宫丸即属之。其不效者，多因腑实故也。关键在于抓住病机之要，一解百解。

3. 中风（脑出血）

病案　刘某，女，61 岁，1987 年 5 月 14 日初诊。

病史：该患者素有原发性高血压病史，10 天前在活动中突然头痛，继之跌倒，昏迷不醒。急送医院，经 CT 检查诊断为脑出血。经用安宫丸、甘露醇、止血药等治疗 10 天，仍然昏迷不醒，并出现高热（39.0℃）持续 1 周不退，时有抽搐，右瞳孔散大，左半身瘫痪，并见双下肢查多克征、巴宾斯基征阳性。因请张琪教授会诊。

初诊　神志昏愦，面红颧赤，牙关紧闭，呼吸气粗，痰声曳锯，双手紧握，遗尿不知，按其下腹硬满。问及大便入院 10 天来一直未行，启其齿见舌红，苔黄而腻，脉滑数。

辨证分析：属中风中脏腑，阳闭之证。应治以通腑化痰。宜大承气汤加味主治。

方药：大黄 25g　芒硝 25g　厚朴 20g　枳实 15g　胆南星 15g　瓜蒌 15g。水煎，鼻饲，隔 6h 1 次。

二诊　1987 年 5 月 17 日。服 1 剂便通，2 剂后大便下行数次、量多、坚硬成块、恶臭。其后神志转清，体温渐降至 37.5℃，抽搐亦止，察舌质红，苔转薄，左半身瘫同前。病有转机，嘱上方去芒硝，加生地、麦冬、沙参。

方药：大黄 25g　厚朴 20g　枳实 15g　胆南星 15g　瓜蒌 15g　生地 20g　麦冬 15g　沙参 20g。水煎，继续鼻饲。

三诊　1987 年 5 月 22 日。服上方 5 剂，患者神志如常，体温 37.0℃，可以说话，但语言不清，可以吞咽，左侧肢体稍能活动。再以养阴平肝、化痰息风之剂调治，并配合针灸治疗。

随诊：2 月后患者除说话稍欠流利、左侧肢体稍无力外，余无明显体征，基本康复出院。

按语　中风危急重症多为阳闭之证，宣开阳闭，常选用凉开三宝，但其效亦常不理想。据张琪教授多年观察，其原因多为肠中燥结，腑实不通。所以选经方承气之辈实为救治阳闭之大法。

4. 关格（急性肠梗阻）

病案　丁某，男，73 岁，1993 年 3 月 20 日初诊。

病史：患者突发腹痛，呕吐，急诊入院，被诊断为急性肠梗阻，因年老体弱，建议服中药保守治疗，故来张琪教授门诊求治。

初诊　腹痛胀满，呕吐，便闭，痛胀难忍，舌苔白燥，脉左右弦滑有力。

辨证分析：辨为实热郁结之关格之证。应治以开郁，泻热，润燥，通腑。宜大承气汤主治。

方药：桃仁 15g　芒硝 25g　枳实 10g　槟榔 20g　广木香 3.5g　蜂蜜 200g。共煎 3 次，第 1 次加水 300ml，煎成 150ml；第 2 次加水 250ml，煎成 150ml；第 3 次加水 320ml，煎成 150ml。以上煎取汁混合。加蜂蜜 200ml，再煎 1 沸，共 600ml，4 次服完。

二诊　1993 年 3 月 22 日。服上方 2 剂，大便通利，痛胀诸症悉除。继以理气疏郁之剂调治。前方芒硝减为 10g，酌加陈皮、白术。

方药：桃仁 15g　芒硝 10g　枳实 10g　槟榔 20g　广木香 3.5g　蜂蜜 200g　陈皮 10g　白术 10g。煎服法同前。

三诊　1993 年 3 月 24 日。服上方 2 剂，病获痊愈。

按语　肠梗阻相当于中医"关格"、"肠结"证候。阳明的生理特点，以通降下行为顺，如果由于气血郁塞、热结寒凝等酿成通降失调、气血痞结滞塞上逆，即可表现痛、呕、胀、闭之症，辨证审其热结者宜用大承气汤加味；寒积者可用温脾汤，大黄与附子、赤芍、山楂、半夏、莱菔子合用；气滞者可与金铃子、广木香、枳实等合用。但皆须大黄以通下则关格诸症可愈。

小 承 气 汤

【出处】《伤寒论》第208条："若腹大满不通者，可与小承气汤，微和胃气，勿令至大泄下。"

第209条："阳明病，潮热、大便微硬者，可与大承气汤；不硬者，不可与之。若不大便六七日，恐有燥屎，欲知之法，少与小承气汤，汤入腹中，转失气者，此有燥屎也，乃可攻之；若不转失气者，此但初头硬，后必溏，不可攻之，攻之必胀满不能食也。欲饮水者，与水则哕，其后发热者，必大便复硬而少也，以小承气汤和之；不转失气者，慎不可攻也。"

第213条："阳明病，其人多汗，以津液外出，胃中燥，大便必硬，硬则谵语，小承气汤主之。若一服谵语止者，更莫复服。"

第214条："阳明病，谵语发潮热、脉滑而疾者，小承气汤主之。因与承气汤一升，腹中转气者，更服一升；若不转气者，勿更与之。明日又不大便，脉反微涩者，里虚也，为难治，不可更与承气汤也。"

第250条："太阳病，若吐若下若发汗后，微烦，小便数、大便因硬者，与小承气汤和之愈。"

第251条："得病二三日，脉弱，无太阳、柴胡证，烦躁、心下硬。至四五日，虽能食，以小承气汤少少与，微和之，令小安。"

第374条："下利谵语者，有燥屎也，宜小承气汤。"

【组成】大黄四两（酒洗）、厚朴二两（去皮，炙）、枳实三枚（大者，炙）。

【功效】泻热通便，消滞除满。

【方义】小承气汤由大黄、厚朴与枳实三味药组成。方用大黄苦寒通腑，清下燥热，推陈致新；枳实、厚朴行气破结、开通腑气，为攻除燥屎之先导。本方较之大承气汤，厚朴减为二两，枳实减为三枚，不用芒硝，其清热通腑之力逊于大承气汤，提示本方所主乃系燥屎已结，但热势不甚之机。若系燥屎初结，但临证上热势严重亦可应用本方。原文在方后明确指出："初服汤当更衣，不尔者尽饮之，若更衣者勿服之。"强调病除即止，不可过用，以免损伤正气。故小承气汤常用于阳明腑实证之较轻者，或虽有大承气汤证而同时又存在某些不宜用大承气汤之脉证者。

【原治】阳明病，热实内结。

【辨证要点】热实内结，腑气不通以致大便硬、潮热或发热微烦、腹大满、脉滑而疾者。

1. 胃痛（十二指肠溃疡）

病案　康某，男65岁，1981年10月10日初诊。

病史：经某医院X线透视及内镜检查诊断为十二指肠球部溃疡。

初诊　胃脘痛，每于夜间饥饿时痛剧，不能入睡，吞酸灼热，手足心热，便秘，脉滑，舌尖赤苔白少津。

辨证分析：属胃腑实热之胃痛一证。应治以通腑泄热。宜小承气汤主治。

方药：大黄15g　厚朴15g　枳实15g　黄芩15g　川连10g　吴茱萸5g。水煎，日1剂，分2次服。

二诊　1981年10月13日。服上方3剂，大便通、日行1次、稍稀，胃脘未痛，吞酸灼热大减。继服前方，大黄减为 7.5g。

方药：大黄 7.5g　厚朴 15g　枳实 15g　黄芩 15g　川连 10g　吴茱萸 5g。水煎，日 1 剂，分 2 次服。

三诊　1981 年 10 月 19 日。服上方 6 剂，大便畅通、日行 1 次，诸症消失，后经 X 线复查溃疡消失大半，半年后复检已全部消除而愈。

按语　本案辨证当属中医"胃痛"一证。患者表现为吞酸灼热、手足心热便秘、脉滑、舌尖赤苔白少津等一派热象，可知属胃腑实热，一般喜用制酸之剂乃治标之方，非治本之图也。必须用大黄以泻热，方用小承气汤泻热通便，为有的放矢之举，故奏效甚速。治疗此类疾病张琪教授常用小承气汤，或半夏泻心汤加大黄卜夺其热，热除则痛止。

2. 呃逆（膈肌痉挛）

病案　王某，女，14 岁，1992 年 7 月 15 日初诊。

病史：平素沉默，近因某事，情志抑郁，骤发呃逆。

初诊　呃逆频繁，脘闷腹满，始以旋覆代赭汤，继用橘皮竹茹汤有小效，但呃逆仍不止。连声响亮，夜不得眠，便闭无矢气，自述脘腹郁闷不舒，气体不动，宛如一潭死水，脉弦滑带数，苔干。

辨证分析：属胃腑实热之呃逆。应治以降逆止呕。宜小承气汤合大柴胡汤化裁为主治。

方药：大黄 15g　柴胡 15g　半夏 15g　黄芩 10g　白芍 20g　厚朴 20g　枳实 15g　生姜 10g　大枣 3 枚。水煎，日 1 剂，分 2 次服。

二诊　1992 年 7 月 20 日。服上方 3 剂，大便日泻 2 次，矢气下行，脘腹见舒，呃逆大减，食纳稍振。继用前方，大黄减为 10g。

方药：大黄 10g　柴胡 15g　半夏 15g　黄芩 10g　白芍 20g　厚朴 20g　枳实 15g　生姜 10g　大枣 3 枚。水煎，日 1 剂，分 2 次服。

三诊　1992 年 7 月 23 日。服上方 3 剂，大便通畅日一次，脘腹大舒呃逆止，诸恙悉除。继予疏肝理脾之剂以善其后。

按语　《内经》谓："诸逆冲上皆属于火。"此胃肠实热与肝胆郁热相夹，气机有升无降，逆而上冲，以致呃逆声壮、连连不止，不夺其热，则不能伐树寻根，宜小承气、大柴胡汤二方化裁，降逆止呕、泻热除烦。大便得下，则气机复常，而呕逆自止，诸症悉除，患者亦能安然入睡。

3. 关格（急性肠梗阻）

见旋覆代赭汤关格案。

4. 胃实热证

病案　王某，女，50 岁，2004 年 8 月 20 日初诊。

病史：患者时时自觉饥饿感近半年，查血糖及甲状腺功能均无异常，故求治于张琪教授。

初诊　时时有饥饿感，口黏，舌干不欲饮水，胃胀，大便日 1 ~ 2 次，手足心热，头痛，舌紫。

辨证分析：属胃腑病邪盛实兼热之胃实热一证。应治以清胃泻热。宜小承气汤主治。

方药：生石膏 50g　麦冬 15g　天花粉 15g　玄参 15g　石斛 20g　沙参 15g　桑白皮 15g　赤芍 15g　桃仁 15g　当归 20g　红花 15g　柴胡 15g　川芎 15g　大黄 10g　枳实 15g　厚朴 15g。水煎，日 1 剂，分 2 次服。

二诊 2004 年 8 月 27 日。服上方 7 剂，患者口干、黏腻感已经消失，胃胀缓解，大便正常，唯时时仍有饥饿感。上方去枳实。

方药：生石膏 50g 麦冬 15g 花粉 15g 玄参 15g 石斛 20g 沙参 15g 桑白皮 15g 赤芍 15g 桃仁 15g 当归 20g 红花 15g 柴胡 15g 川芎 15g 大黄 10g 厚朴 15g。水煎，日 1 剂，分 2 次服。

三诊 2004 年 9 月 7 日。服上方 10 剂，患者已无明显不适，诸症消失。

按语 本案为胃腑病邪盛实兼热之证。如《太平圣惠方》卷五所云："其证口渴引饮，头痛如疟，口唇皆干，喜哕，或生乳痛，缺盆腋下肿，腹胀，身热心悬，消谷善饥，溺黄。治宜清胃泄热。"前贤张子和谓："火能消物……人之心肾为君火，三焦、胆为相火，得其平则烹炼饮食，糟粕去焉。不得其平，则燔灼脏腑而津液耗焉。"故用小承气汤加麦冬、石斛、沙参皆滋补胃阴之品养血清热、滋阴增液，药后诸症蠲除而愈。

第十一节 柴 胡 汤 类

小 柴 胡 汤

【出处】《伤寒论》第 96 条："伤寒五六日中风，往来寒热，胸胁苦满，默默不欲饮食、心烦喜呕，或胸中烦而不呕，或渴，或腹中痛，或胁下痞硬，或心下悸，小便不利，或不渴、身有微热，或咳者，小柴胡汤主之。"

第 97 条："血弱气尽，腠理开，邪气因入，与正气相搏，结于胁下。正邪分争，往来寒热，休作有时，默默不欲饮食。脏腑相连，其痛必下，邪高痛下，故使呕也，小柴胡汤主之。服柴胡汤已，渴者，属阳明，以法治之。"

第 99 条："伤寒四五日，身热恶风，颈项强，胁下满，手足温而渴者，小柴胡汤主之。"

第 100 条："伤寒，阳脉涩，阴脉弦，法当腹中急痛，先与小建中汤，不差者，小柴胡汤主之。"

第 144 条："妇人中风，七八日续得寒热，发作有时，经水适断者，此为热入血室，其血必结，故使如疟状，发作有时，小柴胡汤主之。"

第 148 条："伤寒五六日，头汗出，微恶寒，手足冷，心下满，口不欲食，大便硬，脉细者，此为阳微结，必有表，复有里也。脉沉，亦在里也，汗出为阳微，假令纯阴结，不得复有外证，悉入在里。此为半在里半在外也。脉虽沉紧，不得为少阴病，所以然者，阴不得有汗，今头汗出，故知非少阴也，可与小柴胡汤。设不了了者，得屎而解。"

第 229 条："阳明病，发潮热，大便溏，小便自可，胸胁满不去者，与小柴胡汤。"

第 230 条："阳明病，胁下硬满，不大便而呕，舌上白苔者，可与小柴胡汤。上焦得通，津液得下，胃气因和，身濈然汗出而解。"

第 231 条："阳明中风，脉弦浮大而短气，腹都满，胁下及心痛，久按之气不通、鼻干，不得汗，嗜卧，一身及目悉黄，小便难，有潮热，时时哕，耳前后肿，刺之小差，外不解。病过十日，脉续浮者，与小柴胡汤。"

第 266 条："本太阳病不解，转入少阳者，胁下硬满，干呕不能食，往来寒热，尚未吐下，脉沉紧者，与小柴胡汤。"

第 379 条："呕而发热者，小柴胡汤主之。"

【组成】柴胡半斤，黄芩三两，人参三两，半夏半升（洗），甘草（炙）、生姜（切）各三两，大枣十二枚（擘）。

【功效】和解少阳，调达枢机。

【方义】小柴胡汤是少阳病的主方，柴胡味苦微辛，其性寒凉，清透少阳半表之邪，发散郁火，透达内外；黄芩苦寒，苦可降气，寒可清热，方中应用黄芩清泻邪热；人参、炙甘草、大枣甘温入脾，有扶助正气之功，使谷气化精以资气血之源。因为柴胡证为半表半里之证，邪气已深入，已不如解表那样容易，非药到即可立除，邪气进一步深入则变为阳明证；患者素以正气不足，伤寒由发热恶寒，转变为往来寒热，正气已不能抗邪于表，故需人参以助正气。半夏为辛温之品，其性辛散温燥，取其辛开散结，达半表半里之散开郁结的目的；姜枣和胃降逆，以开其气结，姜助柴胡则肝脾气升，枣助黄芩则胆胃气降。全方配伍，紧扣病机特点与和解之法，最能体现仲景组方用药的圆机活法，也最能展示和解法的精义所在。诸药合用，相辅相成，攻补兼施，里清外透，扶正祛邪，可使邪气得解、少阳得和、上焦得通、津液得下、胃气得和、汗出热解，共奏和解少阳之功，故为和解之良方。

【原治】邪热侵犯胆经，是以胆、胃为主的里热证。

【辨证要点】邪犯少阳，胆火内蕴，枢机不利以致忽冷忽热、口干口苦、心烦、呃逆、食欲不振、眼干、视物昏花、脉弦细者。

1. 外感发热

病案 代某，男，76 岁，2012 年 7 月 11 日初诊。

主诉：发热 1 个月余。

病史：患者平素体质尚好，1 个月前无明显诱因下发热，体温最高 40℃，曾辗转于哈尔滨市多家医院住院行全套检查（包括 PET-CT）查找发热原因未明，治疗以对症退热及支持治疗为主，患者不堪其苦，遂慕名求治于张琪教授门诊。

初诊 每日中午 11 点半至 12 点、夜间 11 点半至零点发热，发热前寒战心中凉、口干、无汗、先欲被盖后发热则踢被，均为高热，体温为 39～40℃，大便干燥，着厚衣裤，小腿肚疼痛，纳食不佳，体重下降，无恶心、无头痛、无尿急。舌红边有齿痕苔白干脉浮滑数。西医诊断为不明原因高热。

辨证分析：属邪犯少阳一证。应治以清解少阳。宜小柴胡汤加减主治。

方药：柴胡 25g 桂枝 15g 黄芩 15g 生石膏 50g 半夏 15g 双花 30g 连翘 20g 甘草 15g 太子参 20g 麦冬 15g 青蒿 20g。嘱其返家即煎服，急火煮，1 日 2 次，睡前再服 1 次。

二诊 其女电话告知服上方 3 剂即热退痊愈。

按语 患者主症以寒战高热、恶寒纳差、口干、大便干燥、舌红边有齿痕苔白干脉浮滑数，此病机为外感邪气，表未得解而邪入至半表半里间。邪郁半表半里间不能透出，故有寒战高热、脉浮滑数；以表邪未清，故有恶寒；又邪热久有向里之势，伤及胃气则纳差，损及阳明之津液，故有口干、大便干燥、苔白干；津伤不能濡养肌肉故见小腿肌肉疼痛。张琪教授治疗以柴石汤（即小柴胡汤加石膏）加减，清解少阳，透邪达表。以小柴胡汤和解少阳，因有入里化热之势，故去姜枣之温，重用生石膏清阳明之热；以其表邪未尽，故用桂枝解表；伤津故加以麦冬助养阴生津；寒邪有热化之象，故加以双花、连翘、青蒿清热。以病机切合，故久苦之患 3 剂而愈。此为活用经方之范，经方之效在于病机契合，仲景之功在于辨证之思维的建立，当临证之患病机有变化之处，用药亦需有灵活变化之处。

2. 郁证（抑郁症）

病案　戚某，女，53 岁，2003 年 3 月 14 日初诊。

病史：患者数年前饲养的宠物意外丢失，自此情绪抑郁，少寐多梦，心情焦躁烦闷，每遇想起宠物，患者都悲伤欲哭。诊断为抑郁症。间断口服镇静安神药，症状未见明显好转，遂求治于张琪教授门诊。绝经 1 年。

初诊　患者烦闷欲哭，时有头晕，胸闷气短，少寐多梦，口苦咽干，喜冷饮，恶心嗳气，食纳不香，胃脘部不舒，神疲乏力，午后寒热往来如潮，汗出阵阵，大便干结，小便色黄，舌红少苔，脉弦。

辨证分析：属少阳证为主，兼见阳明和太阳二经证。应治以和解少阳。宜小柴胡汤化裁主治。

方药：黄芩 20g　柴胡 15g　半夏 15g　太子参 20g　陈皮 15g　郁金 20g　炙甘草 10g　枳壳 10g　生姜 3 片　大枣 5 枚　丹参 20g　菊花 15g　川芎 10g　酸枣仁 20g。水煎，日 1 剂，分 2 次服。

二诊　2003 年 3 月 21 日。服上方 7 剂，症状明显减轻，睡眠好转，心情稍舒。上方加夜交藤。

方药：黄芩 20g　柴胡 15g　半夏 15g　太子参 20g　陈皮 15g　郁金 20g　炙甘草 10g　枳壳 10g　生姜 3 片　大枣 5 枚　丹参 20g　菊花 15g　川芎 10g　酸枣仁 20g　夜交藤 20g。水煎，日 1 剂，分 2 次服。

三诊　2003 年 3 月 26 日。服上方 5 剂，患者诸症消失，心情愉悦，睡眠恢复正常，食纳可，二便调，汗止。嘱患者继服上方 15 剂。

随访 1 年未复发。

按语　本案属中医"郁证"。因肝气郁结、五志火动、阴血亏耗、五脏失调所致。《证治汇补》指出："郁病虽多，皆因气不周流，法当顺气为先。"故疏畅气机是治疗气郁肝胆的总则。临床主要表现为妇女在精神、神经方面出现神志烦乱易怒、精神抑郁忧虑、心神不定、多疑等症状。发作时无故叹气，悲伤欲哭，呵欠频发，不能自控，或失眠，思想不能集中等。本案中患者年老体虚，气血渐耗，精气不充，阴阳失调，既易寒热往来如潮，汗出阵阵，又可致少寐多梦，"人卧则血归于肝"，不寐则阳不入阴，血不柔肝，木生火，上扰心神则可致焦躁烦闷。肝胆相合，共为表里，肝主升发，胆主枢机，开合转枢，为人体气机之本，若气机不畅而影响脾胃功能，症可见恶心嗳气、食纳不香、胃脘部不舒；气滞日久化热，可致口苦咽干；热注下焦又可使便干尿黄，治以小柴胡汤加减，疏利肝胆，推动气机，促使六腑畅通；五脏安和，心肾得养，气血和谐，情志即可复归正常。

张琪教授认为，小柴胡汤证半表半里并不局限于太阳之表与阳明之里之间，因少阳位于太阳与阳明之间，属胆与三焦。而三焦为中渎之府，为水火阴阳之通道；胆为中精之府，中精者能润上下，而成为脏腑出入之枢机。故三经之病，凡有表里不解、三焦气机不畅、正虚邪结、肝胆郁结的病机，均可施用小柴胡汤。

3. 咳嗽（外感咳嗽）

病案　孙某，女，25 岁，2013 年 3 月 27 日初诊。

病史：感冒后咳嗽 5 日，用抗生素药无效。

初诊　气短，平卧则咳，口干喜饮，咽痛咽红，手心热，舌尖红质嫩苔白脉滑。

辨证分析：属风寒客肺，化热伤阴一证。应治以和解宣透。以小柴胡汤化裁主治。

方药：柴胡15g　黄芩15g　半夏15g　杏仁15g　桔梗15g　紫菀15g　川贝10g　薄荷15g　牛蒡子15g　紫苏15g　麦冬15g　瓜蒌仁15g　甘草15g。水煎，日1剂，分2次服。

二诊　2013年4月4日。服上方7剂，咳止，诸症皆消而痊愈。

按语　张琪教授常以小柴胡汤加减治疗急性支气管炎及上呼吸道感染咳嗽，对于风寒客肺，化热伤阴而致咳嗽，解表不能，清肺亦不能收功，用小柴胡汤之通调水津、散郁火、升清浊之能，加以杏仁、薄荷、紫苏、荆芥等解表宣散，川贝、麦冬、沙参、知母等清金润肺，可清不伤正，润不敛邪。此患者因病初起，故去小柴胡汤中党参、生姜、大枣，有咽痛故加桔梗、牛蒡子利咽。

4. 咳嗽（肺气肿）

病案　杨某，女，43岁，2012年11月14日初诊。

病史：反复咳嗽8年，西医院诊断为肺气肿，1周前感冒后咳嗽加重，经抗生素治疗后无明显缓解，故求治于张琪教授。

初诊　痰黏稠、咽痛、咳甚、尿失禁，手足身上冷，眠差、便秘，胸闷需长舒气，舌淡红苔薄白干脉沉细。胸部X线、CT提示肺大泡。

辨证分析：属木火刑金一证。应治以清肝养肺阴。宜小柴胡汤加减主治。

方药：柴胡15g　半夏15g　黄芩15g　杏仁15g　紫菀15g　瓜蒌仁20g　枳壳15g　桔梗15g　川贝15g　天花粉15g　沙参15g　桑皮15g　陈皮15g　枇杷叶15g　知母15g　玄参15g　鱼腥草20g　五味子15g　赤芍15g　甘草15g。水煎，日1剂，分2次服。

二诊　2012年11月28日。服上方14剂，咳嗽、咳痰均明显好转，咽痛、便秘亦转轻。继以上方调治1个月而愈。

按语　本例患者以痰黏、咽痛、便秘、胸闷为主证，此方中柴胡、半夏、黄芩、赤芍清解少阳郁热，枳壳、桔梗、陈皮顺气，气行则痰行；久咳伤肺阴，故以天花粉、沙参、玄参养阴生津，川贝润肺清虚痰，痰黏为肺热，以枇杷叶、鱼腥草、桑皮清肺热，于诸开郁发解药中以五味子敛肺止咳。

5. 热入血室

病案　吴某，女，37岁，1981年5月16日初诊。

病史：夜寐不安1年余，一人不敢独自在室内，闭眼则似有异物在侧。其爱人外出时，需人陪伴，经西医治疗罔效，故来张琪教授处求诊。

初诊　张琪教授询其致病之由，谓得之于分娩出血后。询问其有无寒热之感，答以整年发冷微热，以为感冒，但用感冒药无效，诊其脉弦滑，舌苔薄白。

辨证分析：属热入血室。当疏解少阳。方用小柴胡汤加减。

方药：柴胡20g　半夏15g　人参15g　黄芩15g　甘草10g　生姜15g　大枣3枚　丹皮15g　赤芍15g。水煎，日1剂，分2次服。

二诊　1981年5月22日。服上方6剂，其症大减，夜间虽仍有恐惧但已大减，闭目已无异常现象出现。继服3剂，诸症悉除而愈。

按语　《素问·五藏生成篇》谓："故人卧，血归于肝，肝受血而能视。""肝藏魂"，邪热扰于肝，则魂不藏，故多梦纷纭、闭目则有奇怪之状。《灵枢·本神篇》："肝气虚则恐，实则怒。"《灵枢·邪气脏腑病形篇》："胆病者，善叹息……心中澹澹，恐人将捕之。"邪气扰于肝胆，故有恐惧之感。"柴胡去肠胃中结气，饮食积聚，寒热邪气，推陈致新"《名医别录》谓："除伤寒心下烦热……胸中邪逆。"《神农本草经》谓黄芩"主治诸热，黄疸、肠澼、泄痢、下血闭"。柴胡疏解邪气，能开气血之结，不能清气血之热，故黄芩协柴胡以清热，柴、芩合用，既解半表半里之邪，又清胸腹之蕴热。邪入少阳，正气逐渐减弱，出现正邪分争之势，如果只知散邪不知扶正，则邪气终不能除，故方中用人参以扶正除邪，生姜、半夏降逆止呕，甘草、大枣健脾和胃。一方之中，寒热并用，通补兼施，故能畅利三焦气机，宣通内外上下，使邪气去，正气复，则诸症愈。

6. 便秘

病案 倪某，女，44岁，1981年5月12日初诊。

病史：该患者自述病初发于10余年前之产后，一直是大便艰难，经常7~8日1行，伴脘闷、纳呆、腹胀，10余年来几经治疗，服用过中成药，或无效，或服药则便，停药便秘如初，辗转求治于张琪教授门诊。

初诊 患者面色红润，身体消瘦，脘闷纳呆，时有恶心欲呕，倦怠乏力，尿色黄，大便已4日未解，舌苔白腻，脉弦。

辨证分析：属枢机不利，气结不行。治宜和解少阳，转枢气机。宜小柴胡汤加减主治。

方药：柴胡15g 黄芩15g 半夏10g 红参15g 胡麻仁20g 甘草10g 生姜10g 大枣3枚。水煎，日1剂，分2次服。

二诊 1981年5月17日。服上方7剂，大便得通，每日1行，食纳亦增，胃脘部稍有不适。上方加神曲15g 麦芽15g。

方药：柴胡15g 黄芩15g 半夏10g 红参15g 胡麻仁20g 甘草10g 生姜10g 大枣3枚神曲15g 麦芽15g。水煎，日1剂，分2次服。

三诊 1981年5月30日。服上方10余剂，患者欣喜前来告知，多年沉病，已告痊愈。

按语 便秘之证，多发于热结、津枯，也有发于气结者。本案便秘，既非阳燥结，又非津亏血少，实属产后久卧少动，气机郁滞，津液不得敷布，致使大肠传导失职，通降失常，糟粕内积，不得下利，故曾服通腑泻下之药治之罔效。《金匮要略·妇人产后病脉证治》："大便坚，呕不能食，小柴胡汤主之。"遂以小柴胡汤和解少阳，调畅气机，使"上焦得通，津液得下，胃气得和"，大便自下，患者因多年食少，胃虚纳呆，故饮食陡然增加则胃脘不适，复加入神曲、麦芽助消化健脾胃，诸症悉除。

柴胡桂枝汤

【组成】《伤寒论》第146条："伤寒六七日，发热微恶寒，支节烦痛，微呕，心下支结，外证未去者，柴胡桂枝汤主之。"

【组成】桂枝一两半（去皮）、黄芩一两半、人参一两半、甘草一两（炙）、半夏二合半（洗）、芍药一两半、大枣六枚（擘）、生姜一两半（切）、柴胡四两。

【功效】解表和里。

【方义】本方由小柴胡汤、桂枝汤各用半量的合方。以小柴胡汤和解少阳，宣展气机，用治半表半里；桂枝汤调和营卫，解肌辛散，而治太阳之表。方中柴胡清胆热，疏胆气，可治胸胁胀满疼痛。黄芩清泻少阳胆热，降泻浊热，可治心下支结。两药相合，能够和解少阳之邪热。又用桂枝解肌调卫配芍药益营泄胆，共奏调和营卫之功。生姜、大枣调理脾胃；半夏宣降气机；人参、甘草、大枣补中益气，顾护胃气。诸药合用理气机、通血痹、通阳气、解郁结，为治太阳少阳表里双解之轻剂。

【原治】太阳少阳并病。

【辨证要点】邪犯少阳，表证未解。症见发热、寒战、恶风寒、全身关节疼痛、纳呆、舌苔薄白、脉浮弦者。

1. 喘证（过敏性哮喘）

病案　栗某，女，43岁，2009年5月3日初诊。

病史：患者哮喘病史近10余年，每遇外感劳累及春秋两季交替之时即发作。曾用多种平喘解痉之西药治疗（具体用药及药量不详），初用时有效，久则无明显效果。患者既往患有湿疹及慢性鼻炎等过敏性疾病。5天前不慎外感风寒，引发哮喘，伴发热，患者在家自服抗生素等药物，发热症状略有减轻，但哮喘症状时轻时重，遂来张琪教授门诊就诊。

初诊　症见哮喘发作，体温37.8℃，微恶风寒，咳嗽，喘息，胸闷喉痒，痰少且不易咯出，鼻塞、流清涕，唇色紫暗，神疲乏力，周身酸痛，情绪不舒，伴口干口苦，舌红苔薄白，脉弦；查体双肺可闻及大量哮鸣音；实验室检查血常规未见异常。

辨证分析：属太阳少阳合病而致喘证一证。应治以和解少阳，外散表邪，通阳宣肺之法。宜以柴胡桂枝汤化裁主治。

方药：柴胡20g　黄芩15g　党参15g　半夏15g　桂枝15g　白芍10g　生姜10g　大枣7枚　葛根20g　炙甘草10g　前胡15g　薤白20g。水煎，日1剂，分2次服。

二诊　2009年5月8日。服上方5剂，热已退，哮喘症状大减，周身疼痛亦减轻，口苦等症状已消失，舌红苔白略腻，脉弦滑。嘱继服上方加杏仁、生石膏。

方药：柴胡20g　黄芩15g　党参15g　半夏15g　桂枝15g　白芍10g　生姜10g　大枣7枚　葛根20g　炙甘草10g　前胡15g　薤白20g　杏仁10g　生石膏30g。水煎，日1剂，分2次服。

三诊　2009年5月18日。服上方10剂后，诸症消失。后随访，未再复发。

按语　本病案为太阳表证未解，进而邪犯少阳，见太阳少阳并病，治宜太少两解之法。一则调和营卫，以解太阳；一则和解枢机，以治少阳。过敏性哮喘归属于中医喘证，患者已有哮喘多年，病情缠绵，久治不愈，肺气不足，情绪郁结，阳气郁闭，肺气不宣，卫气不固，平时易于外感，令咳喘频发。正气不足，无力抗邪，邪留体内，低热日久是因太阳表证未除，邪客太阳而周身疼痛、恶寒发热、鼻流清涕之太阳表证；邪郁少阳，故口干苦、胸闷气塞；肺气宣降失常，故咳喘胸闷。用柴胡桂枝汤和解少阳，外散太阳表邪，加用薤白加强理气宽胸、通阳散结之用，前胡宣通肺气。邪存于表里之间、不得宣散，治疗时单纯解表则邪不去、攻里则恐邪更深，使病情加重，取柴胡桂枝汤既可和解少阳、宣畅气机，又能和营解表。方证相投，诸症自愈。

2. 感冒

病案　桑某，男，47岁，2003年5月12日初诊。

病史：患者于5日前外地出差，因与家人不快夜宿路边，感受风寒，自觉发热怕冷，头痛头晕，遍身酸痛。于当地诊所求治，给予对症治疗（具体用药及药量不详）。服药3天，发热怕冷、头痛头晕、遍身酸痛等症状未见明显好转，自觉胃脘胀闷不适，故于今日回哈尔滨来张琪教授门诊求治。

初诊　发热、体温38.4℃，头晕头痛，恶心自汗，遍身酸痛，咽喉红肿疼痛，咳嗽，咯痰黄白相间，口苦略干，舌苔薄白略黄，脉弦浮。

辨证分析：此为太阳少阳合病。治宜和解少阳，调和营卫，开合枢机。故用柴胡桂枝汤化裁。

方药：柴胡20g　半夏15g　黄芩15g　炙甘草10g　生姜10g　大枣4枚　党参15g　桂枝15g

白芍 10g　杏仁 6g　射干 9g。水煎，日 1 剂，分 2 次服。

二诊　2003 年 5 月 14 日。服上方 2 剂，热退身轻，胃纳可口，头痛头晕、遍身酸痛大减。嘱继服原方 3 剂调理，诸症消失，后随访，未再复发。

按语　本案正切 146 条原文，该患者感受风寒后拖延 1 周，太阳病外证未罢而又邪入少阳，患者发热怕冷、头痛头晕、遍身酸痛为太阳桂枝汤证，而恶心、口苦略干为邪入少阳的柴胡证。柴胡桂枝汤功善治疗风寒、风热感冒发热，本方由调和营卫、解肌发表的桂枝汤与和解少阳、治半表半里的小柴胡剂相合，直中太少合病病机。张琪教授临证经验总结，柴胡桂枝汤随症或加或减用于季节性流行性感冒发生之时，每获良效。

3. 外感发热

病案 1　马某，女，78 岁，2010 年 10 月 26 日初诊。

主诉：发热 2 个半月。

病史：据患者自述因外伤后贫血，曾在黑龙江省医院输血 1 次，后即发热不退，又去哈尔滨医科大学附属第二医院，检查白细胞增高，诊断为输血后感染，连续用各种抗生素治疗，发热不退，持续 2 个半月，体温最高达 39.0℃，一般在 38.0℃ 以上；化验血红蛋白 50g/L（经输血后达 70g/L）、血小板 70×10⁹/L、白细胞较高，经血液系统检查排除白血病。院方对用大量使用抗生素发热不退感到束手无策，家属甚为恐惧，后事备矣，邀请张琪教授会诊。

初诊　患者意识清楚，周身极度衰弱，口干苦，恶心不思食，身有汗，发热前一阵有恶寒，大便干，小便黄，患者甚为痛苦，舌白干，脉数无力。

辨证分析：属邪郁半表半里一证。应治以疏解外邪，清内热。宜小柴胡汤加减主治。

方药：柴胡 20g　桂枝 15g　黄芩 15g　金银花 20g　连翘 20g　西洋参 15g　甘草 15g　白芍 15g　半夏 15g　生石膏 50g。水煎，日 1 剂，分 2 次服。

二诊　2010 年 11 月 2 日。服上方 5 剂，发热已退，精神好转，自述 2 个半月周身未如此舒适。现体质虚弱，口苦咽干，恶心不思饮食，口渴能饮热水，大便素秘（在电话中叙述）。投小柴胡汤加二陈汤加减。

方药：柴胡 15g　黄芩 15g　半夏 15g　西洋参 15g　竹茹 15g　川连 10g　陈皮 15g　甘草 15g。水煎，日 1 剂，分 2 次服。

三诊　2010 年 11 月 5 日。来电话自述服上方 3 剂，恶心已好，但仍口干咽干，不思饮食，脘痞满。投甘露饮加减。

方药：生地黄 15g　黄芩 15g　麦门冬 15g　枳壳 15g　枇杷叶 15g　石斛 20g　天花粉 15g　麦芽 20g　神曲 15g　陈皮 15g　半夏 15g　西洋参 15g。水煎，日 1 剂，分 2 次服。

四诊　2010 年 11 月 8 日。来电话自述服上方 3 剂，能进食，胃有饥饿感。血常规示血小板 250×10⁹/L，血红蛋白 75g/L，白细胞已正常。自认为以往未发热前即贫血，因而输血。故嘱其继用上方以养胃阴开胃，能进食后观察。

五诊　2010 年 11 月 15 日。来电话自述食欲已正常，周身较前有力，口苦、咽干等症消除，从而痊愈。

按语　本病例由于长期发热，又加贫血，患者极度虚弱，分析为邪入少阳经，半表半里入之深，邪不得外出，故而发热长期不除。外邪深入少阳经，如口苦、咽干、恶心不思食；邪入半表半里，入之深不得解，故发热前有恶寒，为正气虚、邪不得外出之征兆。予柴胡桂枝汤加生石膏、金银花、连翘疏解外邪清热，调和营卫，经服 5 剂邪解热退而愈。后口苦不欲食，乃属发热日久，胃阴亏耗，改用甘露饮清热养胃阴，食欲恢复正常，从而痊愈。

病案 2　郝某，男，70 岁，2007 年 6 月 26 日初诊。

主诉：高热不退 7 天。

病史：患者探亲去牡丹江市，罹腹泻返哈尔滨后不愈，入某院诊断为肠炎，静脉滴注抗生素及口服小檗碱泻止，后又出现发热。体温 38.7℃，持续 7 天发热不退，白细胞下降至 3.5×10⁹/L，诊断为病毒性感冒，用罗红霉素治疗疗效不显，故来张琪教授门诊治疗。

初诊　发热，体温 38.5～39.0℃，周身肢节痛，略觉畏风，头痛，时值盛夏周身无汗，舌苔白而干，脉浮数。

辨证分析：属外感发热（邪郁半表半里）一证。应治以疏解外邪，清内热。宜柴胡桂枝汤加减主治。

方药：柴胡 25g　黄芩 15g　桂枝 15g　半夏 15g　生石膏 50g　赤芍 15g　金银花 30g　连翘 20g　甘草 15g。水煎，日 1 剂，分 2 次服。

二诊　2007 年 6 月 30 日。服药 3 剂，周身汗出热退，体温 36.2℃，周身酸痛、头痛诸症皆除而愈。

按语　此病例从中医辨证，证为外邪入侵逗留不解，邪气入之深，《伤寒论》注家谓半表半里非麻、桂所能解，必用柴胡取其疏解之功方能使邪外出，小柴胡汤治少阳半表半里即此意。本病例无往来寒热证，周身肢节疼痛、发热不退、略觉恶风乃属柴胡桂枝汤证，又夹有内热，舌苔白燥，脉象浮数乃邪从热化，故用柴胡、桂枝以解热邪，生石膏、金银花、连翘清邪热。服 3 剂汗出热退而愈。

大 柴 胡 汤

【出处】《伤寒论》第 103 条："太阳病，过经十余日，反二三下之，后四五日，柴胡证仍在者，先与小柴胡。呕不止，心下急，郁郁微烦者，为未解也，与大柴胡汤，下之则愈。"

第 165 条："伤寒发热，汗出不解，心中痞硬，呕吐而下利者，大柴胡汤主之。"

【组成】柴胡半斤、黄芩三两、芍药三两、半夏半升（洗）、生姜五两（切）、枳实四枚（炙）、大枣十二枚（擘）。

【原治】和解少阳，通下里实。

【方义】大柴胡汤其方药源于小柴胡汤和小承气汤加减而来。方中柴胡气味轻清，善于宣透，能疏解少阳郁滞，助少阳之气外达；黄芩苦寒，能清胸腹蕴热，使少阳之火清于里，两者配伍共奏和解少阳之功。半夏燥湿开结气，与生姜合用，是因少阳证本有呕吐而用二药和胃止呕，且生姜用量加重说明其证候中呕吐更为显著；与大枣合用可调理中焦脾胃、降逆止呕。方中大黄、枳实有泄热通腑、攻下燥结、利气消痞之功效，即"下之则愈"。大黄苦峻走下，在大柴胡汤中既能泻热破结，功在气分，荡涤气分邪热，使阻滞之气机通畅、蕴结之邪热消除；更能泻热化瘀，功在血分，荡涤血分邪热，使蓄留之瘀血化解，新鲜之血液化生，气血双调。大黄配枳实一者清泻热结，一者开畅结气、通畅胆腑气分郁热。方加芍药可柔肝缓急止痛，配大枣甘缓和中，亦能平肝胆之逆；大黄、芍药两味血分药相配伍使血中之热清、络中之滞通。全方合用功在和解少阳，通腑泄热，理气缓急。

【原治】少阳病兼里实的病证。

【辨证要点】少阳郁热兼有阳明里实以致寒热往来、胸胁苦满、心烦、呃逆、腹满、腹胀、胸中痞满不舒、大便秘结者。

1. 胁痛（急性胆囊炎）

病案 李某，女，48岁，1992年9月18日初诊。

病史：1天前饱餐后突然出现右侧季肋部牵扯腰部剧痛，发作时难以忍受。经哈尔滨医科大学（简称哈医大）彩超检查诊断为急性胆囊炎，建议住院治疗，患者未同意而来张琪教授门诊治疗。

初诊 现患者右侧季肋部牵扯腰部剧痛，发作时难以忍受，胃脘部阻塞，大便秘，恶心欲吐，舌苔白少津，脉象弦数。

辨证分析：属肝胆郁热一证。应治以疏肝利胆，理气和胃，泻热。宜大柴胡汤加减主治。

方药：柴胡20g 黄芩15g 白芍20g 半夏15g 大黄10g 甘草15g 牡丹皮15g 郁金15g 广木香7g 生姜15g 大枣3枚。水煎，日1剂，分2次服。

二诊 1992年9月24日。服上方6剂，右季肋痛大减，大便通畅，胃脘已无堵胀感，恶心呕吐消失，脉象仍弦但不数，舌苔已转润，现右季肋略有痛感，大便虽下，仍两日1行。辨证分析为肝胆郁热虽减，仍未根除。继用前方不变。

方药：柴胡20g 黄芩15g 白芍20g 半夏15g 大黄10g 甘草15g 牡丹皮15g 郁金15g 广木香7g 生姜15g 大枣3枚。水煎，日1剂，分2次服。

三诊 1992年10月10日。服上方10剂，大便日1行，诸症俱除。经彩超复检已痊愈。

按语 急性胆囊炎是胆囊的急性化脓性炎症，临床表现以恶寒发热、恶心呕吐、右上腹疼痛最为常见，严重者需要手术治疗。此患者为求中医治疗而来诊，主诉胁痛、脘闷、恶心欲吐、便秘，查其舌苔白干、脉象弦数，综观舌脉证，皆为肝胆郁热证。予大柴胡汤加牡丹皮、郁金、木香疏肝利胆、理气和胃、泻热。方中重用柴胡、黄芩之苦寒疏肝和解清热；大黄、枳实泻热、行气通便；芍药柔肝缓急止痛，与大黄相配可治腹中实痛，与枳实相伍可以理气和血；半夏和胃降逆，配伍生姜，以治呕逆不止；大枣与生姜相配调和脾胃；牡丹皮凉血清热；郁金、木香疏肝理气。诸药配伍，既可疏利肝胆之气滞，又可荡涤肠胃之实热。大柴胡汤的现代药理研究认为，大柴胡汤具有利胆、调节免疫功能、护肝、抗炎、镇痛等作用，大柴胡汤能够治疗急性胆囊炎等胆道疾病主要是依靠其利胆作用。

2. 胁痛（慢性胆囊炎）

病案 杨某，女，62岁，2013年9月12日初诊。

病史：患者于20余日前劳累后出现餐后双胁胀、隐痛，放射至后背，于哈医大诊断为慢性胆囊炎，服药20余日无效，故来求治于张琪教授。

初诊 口干，夜间舌体灼热无唾，心中烦，胃热，大便不畅（初期便秘，服大黄后便稀，气不向下），舌红苔干裂脉弦滑。彩超示胆囊息肉。

辨证分析：属少阳郁热一证。应治以疏郁邪热。宜大柴胡汤加味主治。

方药：柴胡20g 黄芩15g 半夏15g 白芍20g 枳实15g 川连10g 川朴15g 焦栀子15g 青皮15g 丹皮15g 郁金15g 甘草15g 石菖蒲15g 生姜10g 大枣3枚。水煎，日1剂，分2次服。

按语 《伤寒论》中大柴胡汤治疗，太阳病经过十余日后误被医者二三下之而柴胡证仍在者，主证为呕不止、心下急、郁郁微烦。张琪教授常以此方加减治胆石症、胆囊炎、胰腺炎、胃溃疡、肠粘连等。此例患者口干、心烦、胁痛、脉弦为少阳主证，胃热大便不畅为阳明腑热，故为少阳、阳明同病的大柴胡汤证。张琪教授以柴胡疏解少阳，黄芩清少阳之热，枳实、川朴苦寒开郁，川连、焦栀涤肠胃邪热，半夏降逆止呕，石菖蒲化痰，白芍敛阴柔肝，姜枣和营卫。因患者已有大便稀，故去大黄，加青皮、郁金助柴胡解郁。

张琪教授在临证治疗时认为应用大柴胡汤应注意几点：一是舌苔要厚、干，有热的表现，且脉要有力；二是要有两胁痛、肩痛。大柴胡汤证为太阳病传入少阳，邪热蕴结于胆腑。其治法是和解少阳，清泻里热，使在经之邪借太阳汗之可也，使在腑之热借阳明下之可也。大柴胡汤重于治"半里"，故曰"下之"。少阳胆腑实热为其主治本证，又因其亦具攻下之力，故也可用于治少阳与阳明腑实同病的证候，但临证时应合理化裁，使方证相得为用。

3. 胁痛（慢性胰腺炎）

病案 康某，女，42岁，1994年12月10日初诊。

病史：两胁连及脘腹疼痛2月余，终日无缓解。经两次B超检查，诊断为慢性胰腺炎，服中西药未见明显效果。

初诊 夜间常两胁连及脘腹痛楚，不能入睡，伴口苦涩、食欲不振，大便正常，舌苔白腻，脉弦。

辨证分析：属肝气横逆，胆胃郁热，胃失和降，脾气虚寒，寒热夹杂之证。应治以疏肝气，泻胃热，温脾寒。宜大柴胡汤加减主治。

方药：白芍40g 柴胡20g 甘草20g 桂枝20g 生姜15g 半夏15g 黄芩15g 大黄7g 枳实15g 吴茱萸10g 香附15g 蒲公英30g 红枣5枚。水煎，日1剂，分2次服。

二诊 1994年12月17日。服上方7剂，胁腹作痛已除，口苦亦解，病已治愈。

按语 此案两胁连及脘腹疼痛缠绵难除。其病位在肝胆脾胃。肝胆郁热，脾寒胃热，疏肝泻热则有碍脾之虚寒，温脾祛寒则助长肝胃之热，治疗棘手。张琪教授用四逆散合大柴胡汤疏肝胆之气而清热，重用白芍以柔肝理脾，且芍药、甘草合用为治肝气乘脾之要药；复用生姜、桂枝、吴茱萸以温脾，寒热并用切中复杂之病机，才能奏效迅捷。蒲公英入脾胃二经，取其清热解毒之效，微寒又无伤胃之弊，凡肝胆胃偏热者用之皆宜，但必重用，方能有效。

柴胡加龙骨牡蛎汤

【出处】《伤寒论》第107条："伤寒八九日，下之，胸满烦惊，小便不利，谵语，一身尽重，不可转侧者，柴胡加龙骨牡蛎汤主之。"

【组成】柴胡四两，龙骨、黄芩、生姜（切）、铅丹、人参、桂枝（去皮）、茯苓各一两半，半夏二合半（洗），大黄二两，牡蛎一两半（熬），大枣六枚（擘）。

【功效】和解少阳，通阳泻热。

【方义】此方治伤寒误下，病入少阳，邪气弥漫，烦惊谵语，表里俱病、虚实互见之少阳变证。"足少阳经……下胸中贯膈"，故胸满而烦，与柴胡汤证胸满烦相同；足少阳之腑为胆，误下伤及胆，胆气虚则惊。本方用柴胡、黄芩、大黄以疏解肝胆郁热，又用人参、大枣、龙骨、牡蛎、铅丹以益气敛神、镇惊，复用桂枝、半夏、生姜以温阳化痰利湿，散与敛、通与补、温与清共用于一方，用药虽杂而结构严谨、配合巧妙，恰是对证施治之剂。张琪教授以此方去铅丹（因其有毒，且内服对胃有刺激而产生胃部不适、呕吐等），随证加减治疗虚实夹杂的内科神志病，常取得显效。神志病系以神志活动异常为主证的疾病，诸如癫狂、不寐、郁证、脏躁、夜游、百合病、惊悸、痴呆、多寐、健忘等，皆属此范畴。

【原治】伤寒误下，病入少阳。

【辨证要点】邪犯少阳，弥漫三焦，表里俱病，虚实互见以致头目眩晕，胸胁苦满，时欲呕、失眠、多梦、惊悸不安，小便色黄、大便困难，舌红脉弦数者。

1. 肝风（多动症）

病案 王某，男，8岁，2008年1月23日初诊。

主诉：手搐动、眼睛眨动、易惊1个月。

病史：患者1个月前出现手搐动，眼睛眨动，易惊，在某医院诊断为多动症，为求中医治疗来诊。

初诊 睡眠时手搐动，易惊，烦躁，胸闷，善太息，眼睛眨动，乏力气短，手心热，眠差，大便正常，舌红，苔薄白，脉弦。

辨证分析：属肝风（肝风内动，心气阴两虚）一证。应治以镇肝息风，滋阴养心。宜柴胡加龙骨牡蛎汤加养心神活血之剂主治。

方药：龙骨20g 牡蛎20g 珍珠母30g 石菖蒲15g 代赭石30g 五味子15g 西洋参10g 生地黄15g 麦门冬15g 半夏15g 柴胡15g 白芍15g 钩藤15g 桃仁15g 丹参15g 赤芍15g 川芎10g 夜交藤20g 酸枣仁20g 甘草15g。水煎，日1剂，分2次服。

二诊 2008年2月20日。服前方后胸闷、善太息、烦躁均好转，现仍眼睛眨动，睡眠时身体易抖动，大便正常，脉弦小数。

方药：柴胡15g 黄芩10g 龙骨20g 牡蛎20g 珍珠母30g 石菖蒲15g 代赭石30g 五味子15g 西洋参15g 麦门冬15g 生地黄15g 白芍15g 钩藤10g 夜交藤20g 桃仁15g 半夏15g 胆南星10g 赤芍15g 川芎15g 酸枣仁15g 甘草15g。水煎，日1剂，分2次服。

三诊 2008年3月5日。服前方后睡眠时手搐动减轻，睡眠稍安稳，食纳转佳，唇红，舌红少苔。

方药：柴胡15g 白芍15g 黄芩10g 龙骨20g 牡蛎20g 半夏15g 西洋参15g 桂枝10g 代赭石30g 珍珠母30g 五味子15g 夜交藤20g 酸枣仁20g 钩藤10g 龙胆草10g 当归15g 甘草15g。水煎，日1剂，分2次服。

四诊 2008年3月19日。服前方后睡眠好转，现目干涩、易眨动，烦躁，舌尖红，舌红润，苔薄白。

方药：柴胡15g 黄芩10g 龙骨20g 牡蛎20g 珍珠母30g 石菖蒲15g 代赭石30g 五味子15g 白芍15g 西洋参15g 麦门冬15g 生地黄15g 钩藤10g 夜交藤20g 胆南星10g 半夏15g 川芎15g 酸枣仁15g 甘草15g。水煎，日1剂，分2次服。

五诊 2008年5月21日。服前方后眼眨动好转，现仍有手搐动，但较前已大减，眠少，纳差，恶心，舌质红，滑润，少苔。肝风已平，考虑痰气内阻，用温胆汤加减治疗。

方药：半夏15g 陈皮15g 茯苓15g 甘草15g 竹茹15g 枳实15g 砂仁15g 紫苏15g 麦芽15g 神曲15g 山楂15g 龙骨20g 牡蛎20g 柴胡15g 黄芩10g 五味子15g 西洋参15g 丹参15g 麦门冬15g。水煎，日1剂，分2次服。

按语 小儿多动症即注意缺陷多动障碍，是指与同龄儿童相比，有明显的注意力集中困难、注意力持续时间短暂、活动过度或冲动的一组综合征。此案当属心肝二经之病，《黄帝内经》谓"肝在志为怒"；"诸风掉眩皆属于肝"；"心藏神"；"心主血"。肝气郁则烦躁易怒，心之气阴两虚、肝风内动呈现睡眠时手搐动，易惊、眨眼、短气乏力、手心热、舌红脉弦。治以柴胡加龙骨牡蛎汤加养心神活血之剂，疏肝气活血以平肝气之逆；采用《医醇剩义》中驯龙汤重用珍珠母之意，重用珍珠母、生赭石以镇肝息风，西洋参、生地、五味子益心气养阴，酸枣仁、夜交藤安神。五诊时症状有明显改善，但仍小有搐动，后出现纳差恶心、舌滑润，因考虑其经较长时间的治疗，仍小有搐动、舌润滑当属脾湿痰气内阻，在原方基础上加入"温胆汤"、砂仁、紫苏、神曲、麦芽、山楂化痰醒脾和胃，继服之而安。远期疗效巩固，诸症消失。

2. 肝风（抽动秽语综合征）

病案 李某，男，4 岁，1998 年 4 月初诊。

病史：患儿经哈尔滨医科大学附属医院儿科诊断为抽动秽语综合征，经治不效，来张琪教授门诊就诊。

初诊 双上肢阵发性抽搐，寐而易醒，多动，眨眼不休，喉部发出怪叫声，多言污秽词汇，舌质红白苔，脉象滑小有数象。

辨证分析：属肝郁化热，肝风内动，心阴亏耗之证。应治以疏肝泻热，收敛重摄，宁神镇惊。宜柴胡加龙骨牡蛎汤主治。

方药：柴胡 10g　龙骨 15g　牡蛎 15g　黄芩 7g　桂枝 10g　甘草 10g　半夏 10g　大黄 3g　茯神 10g　石菖蒲 10g　生赭石 15g　生石决明 10g　全蝎 5g　蜈蚣 1 条。水煎，日 1 剂，分 2 次服。

二诊 1998 年 5 月 2 日。服药 2 剂，上肢抽动即止，睡眠亦好转，但仍有秽语，眼眨动如前。继续以上方治疗。

三诊 1998 年 6 月 18 日。中间 3 次复诊。诸症均除，睡眠好，无秽语，上肢抽动未出现，唯独挤眉眨眼未除。肝开窍于目，此肝阴未复，眼干涩，故而眨动不休，宜养阴柔肝息风法。

方药：生龙骨 15g　生牡蛎 15g　珍珠母 15g　生石决明 15g　菊花 10g　蒺藜 10g　柴胡 15g　白芍 15g　生地 15g　石斛 15g　牡丹皮 10g　密蒙花 10g　甘草 10g。水煎，日 1 剂，分 2 次服。

四诊 1998 年 6 月 24 日。服上方 6 剂，症状明显缓解。患儿挤眉眨眼未见出现。据其母谈，只有 1 次生气时出现，很快即消失。嘱继服上方。

五诊 1998 年 7 月 12 日。眨眼未出现，嘱咐停药观察。

按语 抽动秽语综合征，临床可见患者头面部或躯干、肢体、肌肉的迅速、反复、不规律的抽动，属锥体外系疾病。该患儿根据其发病年龄，多组肌肉的重复、快速、不规则抽动及喉部发出的怪叫声和污秽语言，确诊为抽动秽语综合征。中医学尚无此病相应之病名，然从其症状体征而言，属于神志病，辨证为心、肝二经。《内经》谓"心为君主之官，神明出焉"，"肝为将军之官"，"在志为怒"，"肝藏魂"，又谓"卧则血归于肝"。本患儿据其母介绍，平素性急易怒，稍不如意，即哭闹无休止。该年入幼儿园，受到一些管教约束，不能似在家随意打闹，情志怫郁不得发泄，遂患此病。审证求因当属肝气郁而化热，耗伤心阴，为虚实夹杂之证，故辨为"肝风"，治以柴胡龙骨牡蛎汤化裁，疏肝郁、泻热、养心阴、镇潜安神，取得了明显疗效。复诊仍眨眼不休（眼干涩），系因"肝开窍于目"，乃肝阴亏耗、肝风内动所致，改用珍珠母、龙骨、牡蛎、决明子、代赭石、蒺藜等养阴柔肝潜阳息风，眨眼随之消除，病告痊愈。

3. 阳痿

病案 李某，男，32 岁，2010 年 9 月 13 日初诊。

主诉：阳痿 6 年余。

病史：患者 6 年前出现阳痿，伴腰酸、乏力。曾服中药治疗（具体药物不详），效果不显，为求进一步治疗故来张琪教授门诊。

初诊 阳痿，无遗精，伴腰酸、耳鸣、乏力、脱发、夜尿频、心烦易怒、睡眠不佳，舌质淡红，苔白滑润，脉沉滑。

辨证分析：属肝郁肾虚一证。应治以疏肝解郁，补肾温阳。柴胡加龙骨牡蛎汤加减主治。

方药：柴胡15g　龙骨15g　牡蛎20g　桂枝15g　黄芩15g　半夏15g　白芍20g　珍珠母30g　巴戟天20g　肉苁蓉15g　鹿角胶15g　仙灵脾15g　山芋20g　熟地20g　女贞子20g　枸杞20g　甘草15g　附子10g。水煎，日1剂，分2次服。

二诊　2010年10月18日。患者阳痿好转，夜尿频减轻，腰酸减轻，睡眠未见好转，头痒甚，咽中如有物阻，舌红，苔黄有津液，脉沉。

方药：桂枝15g　甘草15g　龙骨30g　牡蛎20g　白芍20g　巴戟天20g　肉苁蓉15g　鹿角胶15g　仙灵脾15g　山芋20g　枸杞20g　熟地20g　女贞子20g　菟丝子15g　黄柏10g　知母15g　附子10g。水煎，日1剂，分2次服。

三诊　2011年2月14日。患者阳痿明显好转，腰酸减轻，现腿痛，膝关节疼痛，睡眠不佳，头痒，咽干，舌质红苔薄白滑润，脉滑。考虑有伤阴之势故加天花粉、桔梗、玄参养阴利咽。

方药：桂枝20g　甘草15g　龙骨20g　牡蛎20g　白芍20g　牛膝15g　杜仲15g　秦艽15g　青风藤30g　穿山龙30g　地龙15g　仙灵脾15g　巴戟天15g　鹿角胶15g　肉苁蓉15g　熟地20g　附子10g　菟丝子15g　女贞子20g　知母10g　黄柏10g　天花粉15g　桔梗15g　玄参15g。水煎，日1剂，分2次服。

四诊　2011年3月7日。患者双下肢疼痛减轻，膝关节疼痛亦减轻，咽干减轻，睡眠尚可，头皮痒，手足心热，脱发好转，阳痿基本消失，偶有乏力，咽红，舌红苔白，脉略数。

方药：生熟地各20g　山芋20g　山药20g　茯苓15g　丹皮15g　泽泻15g　牛膝20g　杜仲15g　肉苁蓉15g　巴戟天15g　鹿角胶15g　菟丝子15g　狗脊20g　千年健20g　地枫皮20g　知母15g　天花粉15g　麦冬20g　桔梗15g　玄参20g　甘草15g。水煎，日1剂，分2次服。

五诊　2011年3月28日。患者腰腿痛好转，晨起略有腰痛，在骨科诊断为腰肌筋膜炎，脱发明显好转，手足心热，头发痒，大便稀，舌红苔白，脉数。

方药：熟地20g　山芋20g　山药20g　茯苓15g　丹皮15g　泽泻15g　杜仲15g　牛膝15g　巴戟天15g　肉苁蓉15g　鹿角胶15g　菟丝子15g　仙灵脾15g　千年健15g　地枫皮15g　狗脊15g　枸杞子20g　女贞子20g　龙骨20g　牡蛎20g　桔梗15g　天花粉15g　麦冬20g　甘草15g。水煎，日1剂，分2次服。

按语　肝藏血，主疏泄；"前阴者，宗筋之所聚"，肝之经筋结于阴器；肝藏魂，阴器振奋有赖精神情志活动的调节，若肝失条达疏泄，经络郁闭，气血不能畅达宗筋，经筋失于濡养，可导致阴器不用、阳事不举。《素问·灵兰秘典论》曰"肾者，作强之官"；肾藏精，主生殖，在窍为前后二阴，肾阳亏虚，命门火衰，作强不能故为阳痿。用柴胡加龙骨牡蛎汤疏肝解郁，畅达气血；巴戟天、肉苁蓉、鹿角胶、仙灵脾、菟丝子、附子补肾壮元阳，山芋、枸杞、熟地、女贞子滋补肾阴；黄柏、知母泻相火，使阴阳相济；牛膝、杜仲补肾强腰膝；秦艽、青风藤、穿山龙、地龙舒筋活络。尚有咽干加天花粉、桔梗、玄参滋阴利咽喉，加狗脊、千年健继续治疗，以期诸症俱除而安。

4. 汗证（自主神经功能紊乱）

病案　郭某，男，43岁，2005年6月15日初诊。

主诉：汗出、乏力近1年。

病史：1年前出现汗出，夜间入睡后汗出甚重，乏力，经某西医院诊断为自主神经功能紊乱，经治无效故来张琪教授门诊。

初诊　汗出，夜间入睡后汗出甚重，睡衣均湿透，醒后好转，时觉胸闷，心慌，多梦，健忘，手足心热，入夜加重，头晕，舌质红，苔薄，脉沉数。

辨证分析：属肝郁化热，心阴亏耗证。应治以疏肝清热，益气养阴敛汗。宜柴胡龙骨牡蛎汤加生脉饮化裁主治。

方药：柴胡 20g　黄芩 10g　龙骨 20g　牡蛎 20g　西洋参 15g　麦门冬 15g　五味子 15g　山茱萸 20g　生地黄 15g　女贞子 20g　青皮 15g　枳壳 15g　川朴 15g　鸡内金 15g　瓜蒌 15g　甘草 15g　茯苓 20g　百合 20g　菊花 10g　桑叶 15g。水煎，日 1 剂，分 2 次服。

二诊　2005 年 9 月 13 日。服药后汗出明显减轻，睡眠好转，有时醒来而不能再入睡，胸闷消失，无心慌，无背痛，觉疲劳，手足心热，目干涩，舌尖红，苔白。

方药：柴胡 20g　龙骨 30g　牡蛎 20g　黄芩 15g　半夏 15g　西洋参 15g　麦门冬 15g　当归 20g　生地黄 20g　百合 20g　菊花 15g　茯神 20g　丹参 15g　玄参 15g　甘草 15g。水煎，日 1 剂，分 2 次服。

三诊　2005 年 10 月 10 日。服上方 28 剂，诸症消失，未诉异常。

按语　此患者主诉为盗汗，夜间入睡后汗出益甚，睡衣均湿，醒后略好，故称盗汗。同时有心悸不宁，睡中多梦，头晕，手足心热，脉数，舌红属心阴亏耗之候。另有胸闷、胃脘胀满属肝郁化热犯胃之症。治疗以益气养阴、清热敛汗为首务，西洋参、麦门冬、五味子、生地黄养心阴；心肾相关，山茱萸、女贞子补肾阴；龙骨、牡蛎敛汗；柴胡、黄芩疏肝气；桑叶、菊花、百合清热平肝气亢逆而治头晕。配伍得当，诸症消失而愈。

5. 心悸（心脏神经症）

病案　李某，女，37 岁，1992 年 10 月初诊。

主诉：心悸、胸闷伴气短 3 年余。

病史：患者 3 年前出现心悸、胸闷，伴气短，每因工作紧张、情志不畅而加重，严重影响工作。查心电图示窦性心动过速，心率 109 次/min，ST-T 段下移。排除甲状腺功能亢进症、器质性心脏病，西医诊断为心脏神经官能症，曾服用多种中药，疗效欠佳。

初诊　胸部时时隐痛，失眠多梦，遇见亲朋好友则激动、手抖腿颤，头晕，舌质红、苔白稍腻、舌体颤，脉弦数。

辨证分析：属肝郁气滞一证。治以疏肝清热化痰，益气通阳安神。宜以柴胡加龙骨牡蛎汤加减主治。

方药：柴胡 15g　黄芩 15g　半夏 15g　桂枝 15g　生龙牡各 20g　大黄 7g　茯苓 15g　远志 15g　丹参 20g　石菖蒲 15g　川楝子 15g　酸枣仁 15g。水煎，日 1 剂，分 2 次服。

二诊　服上方 14 剂后，心悸、胸闷、气短、胸痛均明显减轻，手抖腿颤次数亦减少，头晕仍较明显。上方去川楝子，加天麻 15g。

方药：柴胡 15g　黄芩 15g　半夏 15g　桂枝 15g　生龙牡各 20g　大黄 7g　茯苓 15g　远志 15g　丹参 20g　石菖蒲 15g　天麻 15g　酸枣仁 15g。水煎，日 1 剂，分 2 次服。

三诊　连续服用 32 剂，诸症均消失，遂停药。

随访未反复。

按语　心脏神经症临床表现多而模糊，轻者心悸、胸闷、气短、胸痛。痛或为刺痛、转瞬即逝，或为隐痛、持续数小时至数日不等；胸闷常伴叹息样呼吸，心烦易怒，失眠多梦；多因情绪激动、卒受惊吓、心志不遂、劳困过度而发作。重者或卒然晕厥、手抖腿颤，或胸痛难忍。现代医学尚无较满意疗法，患者往往因缺乏有效治疗甚为痛苦，张琪教授以本方治疗此症疗效卓著。

张琪教授尝谓此证概属肝实心虚兼夹痰瘀。肝实为要，不泻肝实，则病不得痊。肝实者乃肝气郁结、肝火过盛、肝阳上亢之谓。心虚者，乃心气不足、心阳不振。气虚气滞血流不畅则成瘀血，津停火灼则凝炼成痰。肝气、肝火、肝阳杂以瘀血、痰浊，犯扰心宫，是以诸症毕现、变幻莫测。病机以肝郁火盛夹以心之气阳虚，实中夹虚为多。治疗以疏肝、清肝、镇肝为主，兼以益心气、助心阳、化痰活血。张琪教授每以柴胡加龙骨牡蛎汤化裁。常用药物柴胡、黄芩、半夏、大黄、龙骨、牡蛎、人参、桂枝、茯苓、丹参、甘草。

张琪教授认为大黄为清疏肝经郁火之要药，不可等闲视之，不论临床便秘与否，皆断然用之。一般用量为7～10g，与他药同煎，不为导泻，故不后下。桂枝为通补心气心阳之妙药，非他药可比，对此症尤为重要。临证加减：胸痛明显加川楝子、郁金、香附、延胡索；胸闷明显加青皮或合越鞠丸；失眠者加五味子、酸枣仁、远志、柏子仁；面红易怒加丹皮、栀子；舌苔厚腻、舌体胖者加郁金、菖蒲；头胀头痛加桑叶、菊花、钩藤；口干舌红明显加生地、麦冬；舌暗紫或有瘀点加桃仁、红花、葛根；肩背沉困不支可加山萸肉、枸杞子；手抖腿颤或卒然晕厥者加天麻、钩藤、石决明、珍珠母；心气虚不明显去人参。

6. 心悸（自主神经功能紊乱）

病案 孙某，男，44岁，2000年5月6日初诊。

主诉：惊悸、心烦1年余。

病史：患者近1年来因焦虑过度出现终日惊悸不宁，心烦焦虑，睡眠不佳，恶梦纷扰，经哈市某医院系统检查，未发现器质性病变，诊断为自主神经功能紊乱，经治无效，故来张琪教授门诊就诊。

初诊　症见终日惊悸不宁，心烦焦虑，睡眠不佳，恶梦纷扰，头昏胀，口干苦，舌红少苔，脉弦数。

辨证分析：属心气虚，肝胆郁热一证。应治以疏泄肝胆，养心宁神法。宜柴胡龙骨牡蛎汤加减主治。

方药：柴胡20g　龙骨20g　牡蛎20g　半夏15g　黄芩10g　大黄7g　太子参20g　生地20g　麦冬15g　柏子仁20g　石菖蒲15g　炒枣仁20g　桂枝10g　茯神20g　远志15g　夜交藤30g　甘草15g。水煎，日1剂，分2次服。

二诊　2000年6月11日。服上方21剂，睡眠明显好转，焦虑惊悸均大好。继以上方增减治疗。

方药：柴胡20g　龙骨20g　牡蛎20g　半夏15g　黄芩10g　生地20g　麦冬15g　柏子仁20g　远志15g　石菖蒲15g　太子参20g　桂枝10g　枣仁20g　珍珠母30g　夜交藤30g　甘草15g　大黄7g。水煎，日1剂，分2次服。

三诊　2000年7月1日。服上方14剂，睡眠好转，精神大好，恐惧感消除，体力增强，脉象缓，舌转淡红，苔薄润。继以上方调治而愈。

按语　心藏神、主血脉，肝喜条达主疏泄。肝的疏泄条达正常则血气和顺，血脉通调运行无阻，心神舒畅，说明心与肝之功能相互关联；反之肝主疏泄功能失常，则气机失调而郁滞，临床表现为抑郁不乐，多疑善怒，心烦不宁，心悸怔忡，胸闷胁胀或胁肋痛等。此患者患病1年余，精神抑郁，心情苦闷，心烦焦虑，惊悸不宁，夜梦纷扰，不能工作，综观舌脉证，此乃心气虚、肝胆郁热之征。病机为肝气郁心气虚。肝主疏泄在志为怒，肝气郁而不调达则心烦易怒、胸满胁肋痛、善太息、抑郁不乐；肝以阴为体以阳为用，肝郁则易化火伤阴，出现口苦咽干、心烦不宁。心藏神，心气虚则神气浮越，重则不守舍、出现惊悸不寐等症。二脏一是肝气郁，一是心气虚，虚与实夹杂，为神志病多见之证。张琪教授以柴胡龙骨牡蛎汤化裁治疗此类病常随手奏效。本方用柴胡、黄芩、大黄以疏泄肝胆郁热，又用人参、大枣、龙骨、牡蛎以补心气敛神镇惊，复用桂枝、半夏、生姜以温阳化痰利湿，虚实寒热兼顾，配伍严谨，切中病机，令人叹服。

7. 郁证（抑郁症）

病案　宋某，女，53 岁，2013 年 4 月 22 日初诊。

病史：因患焦虑抑郁症服西药治疗 2 年。

初诊　常烦躁有轻生念，易害怕，汗出，入睡难，胸闷胃胀，口干，咳则遗尿，大便不尽、质稀，手凉，舌红苔白干，脉细软。

辨证分析：属肝气郁结，心虚不宁一证。治以疏肝解郁，养心安神。宜柴胡加龙骨牡蛎汤合甘麦大枣汤主治。

方药：柴胡 20g　半夏 15g　黄芩 15g　桂枝 15g　甘草 15g　龙骨 20g　牡蛎 20g　代赭石 30g　太子参 20g　茯苓 15g　白芍 15g　酸枣仁 20g　远志 15g　石菖蒲 15g　白术 20g　浮小麦 30g　大枣 5 枚　百合 20g　五味子 15g　生姜 10g。水煎，日 1 剂，分 2 次服。

二诊　2013 年 5 月 27 日。服上方 21 剂，焦虑胸闷及烦躁轻生念均明显减轻，入睡难，大便日 1 行，舌尖红苔白腻，脉软。考虑久病入络，张琪教授于上方加入活血药。

方药：柴胡 20g　黄芩 15g　半夏 15g　桂枝 15g　白芍 20g　甘草 20g　龙骨 20g　牡蛎 20g　代赭石 30g　太子参 20g　茯苓 20g　酸枣仁 20g　远志 15g　石菖蒲 15g　桃仁 20g　丹参 20g　赤芍 20g　浮小麦 30g　大枣 5 枚　百合 20g　生地 15g　五味子 15g　夜交藤 20g　生姜 15g。水煎，日 1 剂，分 2 次服。

三诊　2013 年 7 月 1 日。服上方 28 剂，患者面有笑容，焦虑继减，有自信，希望生存下去不欲轻生，胸闷减，睡不好则烦躁，咳嗽即遗尿症状已消除，便不尽感，舌尖稍红苔白边有齿痕，脉缓。继服上方以巩固疗效，因其便不尽，故上方加以大黄 7g 泄热通腑。

方药：柴胡 20g　黄芩 15g　半夏 15g　桂枝 15g　白芍 20g　甘草 20g　龙骨 20g　牡蛎 20g　代赭石 30g　太子参 20g　茯苓 20g　酸枣仁 20g　远志 15g　石菖蒲 15g　桃仁 20g　丹参 20g　赤芍 20g　浮小麦 30g　大枣 5 枚　百合 20g　生地 15g　五味子 15g　夜交藤 20g　生姜 15g　大黄 7g。水煎，日 1 剂，分 2 次服。

按语　张琪教授认为此类抑郁症多因各种情志诱因导致气机郁滞而使肝失舒畅调达而见胸闷、口干、抑郁焦虑；肝郁侮脾致痰浊内生，日久化热扰乱心神故见各种烦扰不宁、失眠害怕；咳则遗尿多为上虚不能制下。张琪教授临证运用柴胡加龙骨牡蛎汤加减治疗此类疾病，疗效确凿。如见心气虚甚者，合用甘麦大枣汤助养心安神；日久入络躁狂者合用癫狂梦醒汤；见虚热甚者，合以百合地黄汤。并加以石菖蒲、远志等化痰醒神药，酸枣仁、夜交藤、柏子仁等安神助眠之品。

8. 癫证（精神分裂症）

病案 1　郭某，男，31 岁，2013 年 7 月 8 日初诊。

病史：精神分裂症病史 10 余年。患者因幻觉多疑，疑人跟踪窃听，自闭于房内，不愿与人接触，自言自语，无狂躁，于浙江当地医院诊断为精神分裂症，服氯氮平、地西泮等药物治疗。

初诊　健忘、反应慢，夜不能眠，紧张着急则有幻觉，怕与人交流，爱钻牛角尖，多疑，心中悬荡不稳易惊恐，盗汗，大便日 1 行，纳可，舌体大边有齿痕，苔白干脉滑数。

辨证分析：属肝郁气滞，痰瘀扰心一证。应治以疏郁活血，祛痰安神。宜柴胡加龙骨牡蛎汤合癫狂梦醒汤加味主治。

方药：柴胡 20g　黄芩 15g　半夏 15g　桂枝 15g　龙骨 20g　牡蛎 20g　代赭石 30g　礞石 20g　茯苓 20g　石菖蒲 15g　太子参 15g　远志 15g　酸枣仁 20g　夜交藤 30g　桃仁 30g　香附 20g　青皮 15g　川木通 15g　大腹皮 15g　陈皮 15g　赤芍 15g　苏子 15g　柏子仁 20g　大黄 10g　甘草 15g。水煎，日 1 剂，分 2 次服。

二诊　2013 年 7 月 22 日。服上方 14 剂，睡眠好转，无心中悬荡，稍有恐惧感，易生气，记忆力差，纳可，便正常，舌体大边有齿痕，苔薄白有津，舌质稍暗脉滑不数。继守上方，加郁金、胆南星助解郁化痰。

方药：柴胡 20g　黄芩 15g　半夏 15g　桂枝 15g　龙骨 20g　牡蛎 20g　代赭石 30g　礞石 20g　茯苓 20g　石菖蒲 15g　太子参 15g　远志 15g　酸枣仁 20g　夜交藤 30g　桃仁 30g　香附 20g　青皮 15g　川木通 15g　大腹皮 15g　陈皮 15g　赤芍 15g　苏子 15g　柏子仁 20g　大黄 10g　甘草 15g　郁金 15g　胆南星 15g。水煎，日 1 剂，分 2 次服。

三诊　2013 年 8 月 5 日。服上方 14 剂，患者自述恐惧感明显减轻，面上表情好转，已无多思多虑，生气次数少，偶有心中悬荡感，睡眠好转（晚 8～9 时入睡，凌晨 5 时醒），仍健忘，舌体大，舌质嫩红苔薄脉滑。上方加以丹参助活血继服。

方药：柴胡 20g　黄芩 15g　半夏 20g　桂枝 15g　龙骨 30g　牡蛎 20g　代赭石 30g　礞石 20g　茯苓 20g　石菖蒲 15g　太子参 20g　远志 15g　酸枣仁 20g　夜交藤 30g　桃仁 20g　香附 20g　青皮 20g　川木通 15g　腹皮 15g　陈皮 15g　赤芍 15g　苏子 15g　柏子仁 20g　大黄 10g　甘草 15g　郁金 15g　胆南星 15g　丹参 20g。水煎，日 1 剂，分 2 次服。

病案 2　王某，女，23 岁，2009 年 7 月 8 日初诊。

病史：患者因学习过劳，加之情志刺激，于 2007 年 12 月出现精神失常，愤怒狂躁不安，语无伦次，因而辍学，经哈尔滨市第一专科医院确诊为精神分裂症，服用奥氮平治疗效果不显，故来中医求诊。

初诊　患者幻觉幻听，易惊恐；心悸，心烦不宁；表情淡漠，精神呆滞；头昏，懒言；睡眠欠佳，少寐多梦；手颤抖；舌质红苔薄，脉数。

辨证分析：此属肝郁痰阻，心气虚损之癫证。应治以疏肝解郁，行气化痰，补益心气。宜柴胡加龙骨牡蛎汤加减主治。

方药：柴胡 20g　龙骨 20g　牡蛎 20g　半夏 15g　太子参 20g　桂枝 20g　珍珠母 30g　茯苓 15g　大黄 5g　石菖蒲 15g　远志 15g　丹参 20g　生地黄 20g　百合 30g　甘草 20g。水煎，日 1 剂，分 2 次服。

二诊　2009 年 7 月 22 日。服上方 14 剂，睡眠好转，能入睡，梦亦减，已无手颤抖，仍有幻觉幻听、但亦减轻，易生闷气，舌淡体肥大，脉沉。

方药：柴胡 20g　龙骨 30g　牡蛎 20g　半夏 20g　太子参 20g　桂枝 15g　陈皮 15g　珍珠母 30g　生赭石 30g　五味子 15g　柏子仁 20g　茯神 20g　大黄 5g　桃仁 15g　丹参 15g。水煎，日 1 剂，分 2 次服。

三诊　2009 年 8 月 19 日。服上方 21 剂，睡眠甚佳，入睡实、无梦，睡醒后仍有困倦，精神佳，愿意与人沟通，自述幻觉幻听消失，对学习有了信心，舌体仍大苔腻，脉象沉滑。前方加化痰之品。

方药：柴胡 20g　龙骨 30g　牡蛎 20g　黄芩 10g　半夏 20g　桂枝 15g　陈皮 15g　珍珠母 30g　生赭石 30g　远志 15g　柏子仁 20g　茯神 15g　生地黄 15g　百合 20g　胆南星 15g　大黄 5g　桃仁 15g　丹参 20g　川连 10g　甘草 15g。水煎，日 1 剂，分 2 次服。

四诊　2009 年 9 月 2 日。服上方 14 剂，精神大好、面有笑容，睡眠多、无梦，大便略干，对学习充满信心，舌质红苔薄白，脉沉缓。奥氮平已减三分之一（医生不同意，患者自行减药）。继用上方不变。

五诊　2009 年 10 月 10 日。服上方 20 剂，自觉精神已正常，无任何不适症状，已无幻觉幻听，能看书学习，但读书后，头之右枕部有疼痛感。此为养心疏肝化痰法使病获得痊愈，但患病较长，脑失所养，在前方的基础上加补肾健脑之品治之。

方药：柴胡 20g　龙骨 30g　牡蛎 20g　黄芩 15g　半夏 15g　桂枝 15g　珍珠母 30g　生赭石 30g　山茱萸 20g　熟地黄 25g　枸杞子 20g　女贞子 20g　百合 20g　生地黄 15g　石菖蒲 15g　胆南星 15g　桃仁 15g　赤芍 15g　郁金 10g　甘草 15g。水煎，日 1 剂，分 2 次服。

服上方 30 剂于 2009 年 12 月彻底停用奥氮平，自此以后患者未来复诊。

随访：2010 年 6 月 15 日症状完全消失，已复课半年余，学习、智力如前并未有任何影响，体质较前稍胖，从而痊愈。

按语　上两例病案中医辨证为癫证，张琪教授认为，此类疾病脏腑辨证责于心肝两脏，肝失疏泄，痰湿之邪壅滞，《景岳全书》云"癫病多由痰起，凡气有所逆，痰有所滞，皆能壅闭经络，格塞心窍"，而病程日久则多兼夹瘀。"木郁则达之"。病案 1 中张琪教授以柴胡加龙骨牡蛎汤疏解少阳之郁及安神定志，合癫狂梦醒汤活血解郁，代赭石代铅丹之用而无其之毒，加以礞石坠痰下气，石菖蒲、远志化痰，酸枣仁、夜交藤安神助眠。病案 2 中经西医诊断为精神分裂症，经用奥氮平治疗较长时间，患者呈现精神痴呆、幻觉幻听幻想、沉默寡言、头昏、少寐、易惊、心悸、心烦、手颤等一系列症候。辨证分析此属肝气郁而疏泄失职，郁而生痰，心气虚神明失其所主。两者一实一虚相互影响，故表现出表情淡漠、抑郁寡欢、幻觉幻听、心悸惊恐、少寐多梦一系列症状。结合舌质红薄苔脉数，辨证为肝气郁而生痰化热，痰热内扰，心气虚而神无所主，为肝气郁心气虚、虚实夹杂之证。当疏肝气之郁使其条达通畅，补心气之虚使其神有所主，治以柴胡加龙骨牡蛎汤加减化裁。用柴胡、黄芩、大黄疏肝胆之郁而清泻热邪；半夏、茯苓、陈皮、胆南星化痰湿；茯神、远志、龙骨、牡蛎、珍珠母、太子参益气养心镇惊安神；桃仁、丹参、赤芍以活血开郁；通与补兼施，用其法而不泥其方，故能取得良好疗效。

9. 不寐（失眠）

病案　高某，女，46 岁，2013 年 2 月 18 日初诊。

病史：失眠病史 10 年，10 月前因乳腺癌行手术及化疗治疗。

初诊　胸闷气短，不寐心烦，口苦，头晕，平素易发火，尤怕冷，健忘，舌体瘦，舌淡红苔薄少边有齿痕，脉弱小数。

辨证分析：此属肝郁化火扰心之不寐。治以疏肝清热宁神。宜柴胡龙骨牡蛎汤加减主治。

方药：柴胡 20g　黄芩 15g　半夏 15g　太子参 20g　茯神 20g　龙骨 30g　牡蛎 20g　石菖蒲 15g　代赭石 30g　大黄 10g　桂枝 15g　丹参 20g　鸡血藤 20g　夜交藤 20g　酸枣仁 20g　柏子仁 20g　怀牛膝 15g　五味子 15g　百合 20g　甘草 15g。水煎，日 1 剂，分 2 次服。

二诊　2013 年 3 月 25 日。服上药 18 剂，初 2 剂时诸症俱减，后复如故，现觉颈部胃部发凉，劳累乏力，睡眠不佳，胸闷气短，口苦，舌淡苔薄白脉软。上方去大黄、桂枝，加以甘麦大枣汤养心宁神，生地、麦冬生津补虚。

方药：柴胡 20g　黄芩 15g　半夏 15g　太子参 20g　茯神 20g　龙骨 30g　牡蛎 20g　石菖蒲 15g　代赭石 30g　生地 15g　麦冬 15g　丹参 20g　鸡血藤 20g　夜交藤 20g　酸枣仁 20g　柏子仁 20g　怀牛膝 15g　五味子 15g　百合 20g　甘草 20g　小麦 30g　大枣 5 枚。水煎，日 1 剂，分 2 次服。

三诊 2013年6月21日。一直服用上方，睡眠明显好转，易感冒怕风，耳鸣，易疲倦，舌淡暗苔薄白脉微弦。诸症减，虚象现，故于上方减活血药鸡血藤、牛膝以防久用伤正。

方药：柴胡20g 黄芩15g 半夏15g 太子参20g 茯神20g 龙骨20g 牡蛎20g 石菖蒲15g 代赭石30g 生地15g 麦冬15g 丹参20g 夜交藤20g 酸枣仁20g 柏子仁20g 五味子15g 百合20g 甘草20g 小麦30g 大枣5枚。水煎，日1剂，分2次服。

按语 此患者口苦、心烦、胸闷、易怒头晕明确为少阳肝经郁热证，怕冷为肝经疏泄不畅、气机失于调达之故。此方以柴胡疏解少阳，黄芩解少阳热，大黄泻热，茯神、龙骨、牡蛎、赭石镇静潜阳安神，石菖蒲化痰，加以鸡血藤、夜交藤、酸枣仁、柏子仁安神入络，百合宁心神，五味子敛心气，怀牛膝引热下行，甘草调和诸药。二诊患者开始出现虚热证，故合以百合地黄汤及甘麦大枣汤补虚宁神，以辨证契合，故三诊诸症减轻，睡眠明显好转。

10. 惊悸（恐惧症）

病案 王某，男，44岁，1998年8月27日初诊。

病史：患者7年前因工作过劳，出现恐惧、心悸怔忡不宁、失眠，曾经北京、哈尔滨多家医院系统检查，心脏无异常，诊断为恐惧症，经治疗不效，故来门诊治疗。

初诊 症见恐惧、心悸怔忡不宁，自觉心似在胸中悬荡，不能落地，烦乱难忍，睡眠不实，多梦，胸满气短，自汗出，舌苔白干，舌质紫，脉象数有力。查体心率120次/min。

辨证分析：属肝郁化热，心阴亏虚一证。应治以疏肝气之郁，补心气之虚，滋阴宁神镇潜法。宜柴胡龙骨牡蛎汤加减主治。

方药：柴胡15g 半夏15g 黄芩15g 龙骨20g 牡蛎20g 大黄7.5g 桂枝15g 人参15g 生地15g 麦冬15g 五味子15g 茯神20g 石菖蒲15g 远志15g 珍珠母30g 生赭石30g 炒枣仁20g 甘草15g。水煎，日1剂，分2次服。

二诊 1998年9月4日。服上方7剂，心悬荡大好，心悸亦减，精神稍好，仍睡眠不实多梦，头额出汗，稍遇事紧张则加重，脉象数而渐缓。上方加龟板20g。

方药：柴胡15g 半夏15g 黄芩15g 龙骨20g 牡蛎20g 大黄7.5g 桂枝15g 人参15g 生地15g 麦冬15g 五味子15g 茯神20g 石菖蒲15g 远志15g 珍珠母30g 生赭石30g 炒枣仁20g 甘草15g 龟板20g。水煎，日1剂，分2次服。

三诊 1998年9月11日。服上方7剂，心悸大减，悬荡感已除、未再出现，精神体力均较前增强，汗亦减少，睡眠好转，仍多梦，但仍不能适应内外环境，稍遇不顺心事，即心怯紧张、心悸汗出。继服上方。

四诊 1998年10月23日。服上方21剂，前症基本消除，唯仍怕事纷扰，每日晚6～7时出现心悸怔忡、约数分钟即逝，"心为君主之官"，考虑此乃心气虚未全复之故，当在原方基础上加重补心气之品。

方药：甘草30g 小麦30g 红枣5枚 龙骨20g 牡蛎20g 珍珠母30g 代赭石30g 茯神20g 远志15g 石菖蒲15g 炒枣仁20g 柏子仁20g 夜交藤30g 五味子15g 人参15g 桂枝15g 柴胡15g 大黄7.5g 川连10g。水煎，日1剂，分2次服。

五诊 1998年11月6日。服上方15剂，诸症皆未出现，精神好，全身有力，睡眠7小时，梦已减少，恐惧感已无，能适应一般事务，已上班1月余，脉象缓，舌转淡红，遂痊愈。

按语 本案以心悸怔忡、心悬心荡、惊悸不寐为主症，辨证病位在心肝二经。心之气阴亏耗，则心悸怔忡、神无所依；肝气郁而不达，失于疏泄，则魂不得藏、卧则不寐、多梦纷纭。心肝俱为牡脏，营阴亏耗，阳气浮越，不得潜藏，故呈现胸中悬荡、惊悸不宁、神无所主等候。辨证以舌质红，苔白少津，脉象数，结合上述症状，乃属心气阴亏耗、肝郁化热上亢之证，两者一虚一实交织，故曾用多种中西药皆未对症。治疗以疏泄肝气之亢逆，益心气养阴，镇摄以宁神，补与泄、散与敛相反相成，经过治疗而痊愈。后方加入甘麦大枣汤以增补心气之功，原方治"妇人脏躁，悲伤欲哭，数欠伸"。张琪教授用于治疗心气虚之失眠颇效，功能养心安神、和中缓急，药虽平淡而确有卓效。

11. 痫证（癫痫）

病案 王某，男，15 岁。

病史：患者因怒后抽搐，口鼻向左歪斜，吐白沫约 2 分钟即恢复正常；嗣后又惊吓 1 次，抽搐大发作，持续 3 分钟而止；以后连续发作，重时持续 20 分钟，手足僵硬，舌腮咬破，两目上吊，口吐涎沫，呕吐如胆汁样。越发作越重，1 次持续 10 小时，曾用针灸及服用苯妥英钠不能控制发作。

初诊 面色青暗，舌质淡红，脉象沉滑。

辨证分析：属肝胆郁热，痰气上逆一证。应治以疏泄肝胆郁热，豁痰。宜用柴胡龙骨牡蛎汤加减主治。

方药：大黄 10g 柴胡 15g 黄芩 15g 生赭石 30g 生龙骨 20g 生牡蛎 20g 茯苓 20g 半夏 15g 全蝎 5g 僵虫 10g 蜈蚣 1 条 胆南星 15g 钩藤 15g 生甘草 10g。水煎，日 1 剂，分 2 次服。

二诊 患者连服上方 20 剂，4 个半月未发作，因而停药。后因过劳又发作，抽搐吐涎沫，口角歪斜，持续 5 分钟，以后不断小有发作。继服上方。

三诊 上方继服 20 余剂，愈后迄今未再发作，随访远期疗效巩固。

按语 痫证临床表现为发作性神志不清，牙关紧闭，四肢抽搐，痰声漉漉，口吐涎沫，脉滑有力，舌苔厚腻。病机为风痰夹热上冲，宜清热化痰平肝息风，大黄尤为必须之品。本案用柴胡加龙骨牡蛎汤再佐以大黄。张琪教授临证经验，凡痫证表现有热者，必用大黄泻热降逆，伍以平肝息风豁痰之品，方能取效。

四 逆 散

【出处】《伤寒论》第 318 条："少阴病，四逆，其人或咳，或悸，或小便不利，或腹中痛，或泄利下重者，四逆散主之。"

【组成】甘草（炙）、枳实（破，水渍，炙干）、柴胡、芍药各十分。

【功效】疏畅气机，透达郁阳。

【方义】方中柴胡其性味辛、微寒，气香质轻，入肝胆二经，本方用来疏利气机，畅达郁阳，从内而外，宣疏气机，升举阳气，又疏通气血，驱邪外出故为方中之主药；芍药苦酸微寒，养阴柔肝，疏利血脉，调畅气血郁滞；张琪教授认为柴胡令肝脏热盛、火盛、阳盛。柴胡与芍药同用，一疏一柔，一气一血，共调气血郁滞，为仲景用药精妙所在；枳实苦辛微酸温，归脾胃经，宽中行气，气利则血自通，柴胡与枳实同用，一升一降，共奏运转枢机、透达阳气之功；甘草味甘辛，归心脾之经，炙则安中，生则泻火，补益心脾之气，调和药性，芍药、甘草酸甘化阴，是以阴中求阳，阳得阴助而生化无穷。诸药配合共达宣畅气血郁滞、透达郁阳之功。四逆散为阳郁少阴而设，重在调理少阴之枢机，邪祛郁开，气血调畅，清阳得伸，四逆自愈。本证咳嗽，加干姜温肺散寒，五味子敛肺止咳，两药相合以温肺散寒止咳；本证心悸与厥并见，加桂枝以温心阳，桂枝配甘草，辛甘化阳，使心阳复则心悸可愈；小便不利者，加茯苓以利水湿而通小便；腹中痛者，加炮附子以散里寒，配芍药以破阴结，温通而止痛；泄利下重者，加薤白以通阳散结；气郁甚者，加香附、郁金以理气解郁；有热者，加栀子以清内热。

【原治】阳郁厥逆证候。

【辨证要点】阳气内郁，气机不畅以致四肢冷，腹痛，泄泻，咳嗽，心悸，小便不利。

1. 胁痛（慢性丙型病毒性肝炎、肝硬化）

病案 谷某，男，46岁，2001年5月16日初诊。

病史：患者2年前出现两胁痛，伴脘腹胀闷，经某西医院诊断为丙型病毒性肝炎、早期肝硬化，经治疗无明显效果，来中医门诊求治，平素嗜酒。

初诊 症见两胁痛，连后腰酸痛，脘腹胀闷，痞满不舒，消化不良，大便溏、伴有不消化样，面色尚可，两手红（肝掌），舌淡胖，脉象沉弦。肝功能示，γ谷氨酰转肽酶64U/L、胆碱酯酶15703U/L、谷丙转氨酶66U/L；肝脏B超示，肝脏弥漫性病变、脾厚4.1cm、胆囊炎。

辨证分析：属脾虚，肝郁化热一证。应治以健脾疏肝，清热解毒。宜四逆散加减主治。

方药：柴胡20g　白芍25g　枳实15g　甘草15g　白术25g　茯苓20g　山药20g　鸡内金15g　黄芪20g　太子参15g　炙鳖甲20g　郁金10g　桃仁15g　败酱草30g　茵陈10g　五味子20g　炮姜15g　虎杖20g。水煎，日1剂，分2次服。

二诊 2001年7月11日。服药28剂，两胁痛、脘腹胀满均减，大便成形，日1次，饮食亦佳，白天精神体力均佳，化验肝功能示，谷丙转氨酶49U/L。继以上方化裁。

方药：柴胡20g　白芍25g　枳壳15g　甘草15g　白术20g　茯苓20g　黄芪30g　太子参15g　炙鳖甲20g　郁金15g　败酱草30g　板蓝根20g　蒲公英30g　白花蛇舌草30g　茵陈10g　五味子15g　虎杖20g　白蔻15g　砂仁15g　陈皮15g。水煎，日1剂，分2次服。

三诊 2001年9月19日。连续服上方，胁痛、脘腹胀均除，大便日1次成形，无消化不良，食欲佳，精神体力均佳，舌润薄苔，脉象弦滑，肝掌亦轻减，体重增加1kg，化验肝功能，谷丙转氨酶等均正常，唯γ谷氨酰转肽酶73U/L，仍高于正常值，脾未查。继以疏肝益气健脾补肾之剂，辅以扶正清热解毒活血之品以除邪。

方药：柴胡20g　白芍25g　枳实15g　甘草15g　黄芪30g　白术20g　茯苓20g　太子参20g　炙鳖甲20g　土鳖虫15g　郁金15g　牡丹皮15g　五味子15g　败酱草30g　虎杖20g　蒲公英30g　白花蛇舌草30g　山茱萸20g　枸杞子20g　女贞子20g　菟丝子20g。水煎，日1剂，分2次服。

四诊 2002年1月3日。继服上方症状全除，过劳后右季胁稍不适，其余均正常，化验肝功能，谷丙转氨酶28U/L、γ谷氨酰转肽酶63U/L，后1月30日复查γ谷氨酰转肽酶50U/L，无明显症状。嘱其继服上方加西洋参15g以巩固疗效。

按语 张琪教授认为慢性肝病（慢性病毒性肝炎及病毒性肝炎后肝硬化），肝郁及脾虚贯穿于肝病的始终。慢性病毒性肝炎（简称慢性肝炎），肝阴不足，肝气郁结，肝气不畅，横逆乘脾，脾气虚弱是其主要的病理机制，故疏肝柔肝健脾法是慢性肝炎的主要治疗大法。同时根据辨病、辨证论治的原则，采取相应的兼治法而治其兼夹证候，如脾虚者、湿热中阻者、乙型肝炎病毒表面抗原及e抗原阳性者、脾大者、转氨酶增高者，均可在柔肝疏肝的基础上，酌以加减用药，效果甚佳。张琪教授治病毒性肝炎（简称肝炎）尤重视健脾益气，善重用白术、茯苓、山药、黄芪、太子参以培土抑木，并体现了"见肝之病，当实之于脾"的思想。张琪教授临床用四逆散，芍药常用至30~50g以敛阴柔肝，但芍药为酸寒之品，素体脾虚之人易致腹泻，需用白术、茯苓辅佐以培土抑木；或再加入黄芪补脾益元；清热解毒之品如茵陈、板蓝根、虎杖、败酱草、白花蛇舌草等，拟名护肝汤。方药组成如下：柴胡20g，白芍30g，枳实15g，甘草15g，白术20g，茯苓20g，黄芪30g，五味子15g，败酱草30g，茵陈20g，板蓝根20g，虎杖20g，蒲公英30g，连翘20g。护肝汤组方除四逆散疏肝敛阴柔肝外，又用白术、茯苓、黄芪益气健脾，因为肝旺则脾虚，即所谓肝气乘脾，肝炎患者更是如此，故用三药以健脾。本方以疏肝理脾、清热解毒为主，治疗慢性肝炎活动期以胁肋胀满疼痛、五心烦热、肝掌、舌赤，脉弦或弦数为主症者。对肝功能有变化，如谷草转氨酶、谷丙转氨酶高、白蛋白低、A/G比值倒置，胆红素高者均有效。如脾大者，可加入制鳖甲、土鳖虫、桃仁等，有很多患者服此方一个阶段后，脾脏缩小或质软，转而解除了门静脉高压。且根据现代药理研究，黄芪、五味子对肝损伤有明显的保护作用；茵陈功能清利湿热退黄疸，有护肝利胆作用；败酱草有明显促进肝细胞再生，防止肝细胞变性和坏死的作用；蒲公英和连翘有显著降低血清中谷丙转氨酶和减轻肝细胞脂肪变性的作用；板蓝根和虎杖也有极强的抗病毒和调节免疫力的作用。

本例以护肝汤加味主治，症见两胁痛，脘腹胀满，大便溏，伴有不消化样便。其病机为肝气不疏，郁而化热，邪热内伏，脾气虚而不运，消化功能减弱。当疏肝柔肝利肝气条达，清热解毒以除热邪，健脾益气扶正以助消化功能，旨在调理肝脾，清热解毒，正邪兼顾。柔肝疏肝之剂中重用白术、茯苓、山药、鸡内金、黄芪、太子参，益气健脾助消化之品以益气健脾、培土抑木；伍以败酱草、茵陈、虎杖、白花蛇舌草，清热解毒以除热邪；再用炙鳖甲、郁金、桃仁活血软坚；因肝肾同源，后方又增入山茱萸、枸杞子、女贞子、菟丝子以补肾健肝。

2. 胁痛 （慢性乙型病毒性肝炎、肝硬化）

病案　周某，女，59岁，2012年1月6日初诊。

病史：患者2010年曾于双鸭山市传染病医院住院，诊断为慢性乙型病毒性肝炎、肝硬化。近3个月出现厌食，胃脘胀满，周身乏力，彩超示肝实质弥漫性损害、肝质地粗糙。血生化检查，白蛋白33.5g/L、球蛋白42.9g/L、总蛋白76.4g/L、谷丙转氨酶176U/L、谷草转氨酶294 U/L、总胆红素29.2μmol/L、碱性磷酸酶146U/L，为求中医治疗来诊。

初诊　症见口干不欲食，胃脘胀满，周身乏力，睡眠欠佳，小便频，大便尚可，舌质红，无苔，脉弦。

辨证分析：属肝郁脾虚，气阴两虚一证。应治以疏肝健脾，益气清热解毒。宜四逆散加减。

方药：柴胡20g　白芍30g　枳实15g　甘草15g　白术20g　茯苓15g　陈皮15g　砂仁15g　黄芪30g　太子参20g　鸡内金15g　厚朴15g　五味子15g　败酱草30g　蒲公英30g　白花蛇舌草30g　虎杖20g　半枝莲20g　生姜15g　红枣5枚。水煎，日1剂，分2次服。

二诊　2012年2月3日。服上方21剂，食欲及周身乏力好转，胃脘胀痛减轻，舌质红薄苔，脉象滑。血生化检查，谷丙转氨酶117U/L、谷草转氨酶181 U/L、谷胺酰转肽酶86 U/L、总蛋白76.4g/L、白蛋白33.5 g/L、球蛋白42.9 g/L、总胆红素29.2μmol/L、碱性磷酸酶146 U/L。继以上方加何首乌、枸杞子治疗。

方药：柴胡20g　白芍30g　枳实15g　甘草15g　白术20g　茯苓15g　陈皮15g　砂仁15g　黄芪30g　太子参20g　鸡内金15g　厚朴15g　五味子15g　败酱草30g　蒲公英30g　白花蛇舌草30g　虎杖20g　半枝莲20g　何首乌15g　枸杞子15g　生姜15g　红枣5枚。水煎，日1剂，分2次服。

三诊　2012年3月3日。服上方21剂，食欲、胃脘胀、全身乏力均有明显好转，舌转淡红，脉象有力。效不更方，继服上方。

四诊　2012年4月6日。服上方21剂，夜间小便多，睡眠稍差，无明显症状，舌淡红，薄苔,脉滑。血生化检查,谷丙转氨酶61U/L、谷草转氨酶66 U/L、总蛋白75g/L、白蛋白37.8 g/L、球蛋白37.8 g/L、总胆红素22.5μmol/L。彩超示,肝脾体积不大,肝粗糙有好转。继用上方加柏子仁、远志、夜交藤以镇静安眠,巩固疗效。

方药:柴胡20g 白芍30g 枳实15g 甘草15g 白术20g 茯苓15g 陈皮15g 砂仁15g 黄芪30g 太子参20g 鸡内金15g 厚朴15g 五味子15g 败酱草30g 蒲公英30g 白花蛇舌草30g 虎杖20g 半枝莲20g 何首乌15g 枸杞子15g 柏子仁20g 远志20g 夜交藤30g 生姜15g 红枣5枚。水煎,日1剂,分2次服。

按语 此患者经西医诊断为肝炎后肝硬化。初诊症状厌食,胃脘胀满,周身乏力,睡眠欠佳,小便频,舌质红,体瘦,脉弦。辨证为肝郁脾虚、气阴不足、邪热内蕴之证。方以柴胡疏肝气之郁,白芍柔肝养阴以平肝气之亢,枳实泄满,甘草缓肝气之急,白术、茯苓健脾,陈皮、砂仁、鸡内金和胃,川朴消胀满,黄芪、太子参补气,虎杖、蒲公英、白花蛇舌草、败酱草等清热解毒。全方疏肝柔肝,健脾益气,清热解毒,经三次复诊因无明显症状,服药后食欲增,周身有力,故原方未变。服药80余剂,肝功能基本恢复,病情缓解嘱继续服药以资巩固。

3. 癥积(慢性乙型病毒性肝炎、肝硬化)

病案 王某,男,40岁,2011年8月1日初诊。

病史:患者乙肝小三阳病史10余年,半年前开始出现右胁疼痛、乏力。

初诊 症见右胁疼痛,乏力,口苦,目干,纳差,尿黄,偶有腹胀,舌体大,舌红苔白,脉弦。辅助检查,肝功能正常;彩超示,早期肝硬化待除外、脾大、脾厚4.1cm。

辨证分析:属肝气郁滞,肾阴亏耗一证。应治以疏肝清热,滋补肝肾。宜四逆散加减主治。

方药:柴胡20g 黄芩15g 半夏15g 太子参15g 白芍20g 香附15g 当归20g 甘草15g 枸杞子20g 山茱萸20g 女贞子20g 玉竹15g 何首乌15g 陈皮15g 枳壳15g 五味子15g。水煎,日1剂,分2次服。

二诊 2011年9月26日。服药后口苦、咽干俱除,腹胀减轻;右胁痛亦减轻,但劳累后仍疼痛;仍食欲差,情绪波动后即呃逆;舌干红,脉弦。

方药:柴胡20g 白芍20g 枳壳15g 甘草15g 黄芪30g 太子参20g 白术20g 茯苓15g 山茱萸20g 枸杞子20g 当归20g 玉竹15g 何首乌15g 牡丹皮15g 郁金10g 丹参15g 炙鳖甲15g。水煎,日1剂,分2次服。

三诊 2011年11月14日。服上方后,劳累后右胁痛、食欲不振、呃逆减轻,舌体大,苔白。彩超示,早期肝硬化、胆囊炎、胆囊多发息肉样病变、脾厚3.8cm。

方药:柴胡20g 白芍20g 枳壳15g 甘草15g 黄芪30g 太子参20g 白术20g 茯苓20g 鸡内金15g 川连15g 神曲15g 麦芽30g 焦山楂15g 炙鳖甲20g 郁金15g 丹参20g 牡丹皮15g 桃仁15g 当归20g 山茱萸20g 枸杞子20g 川芎15g 陈皮15g。水煎,日1剂,分2次服。

四诊 2012年3月12日。服药后腹胀愈,偶觉右胁下疼痛,饮食尚可,舌尖红,苔薄。彩超示,早期肝硬化、脾门静脉1.46cm、脾厚3.8cm。

方药:柴胡20g 白芍20g 枳壳15g 甘草15g 白术20g 茯苓20g 太子参20g 黄芪30g 鸡内金15g 炙鳖甲20g 郁金15g 丹参20g 牡丹皮15g 桃仁15g 山茱萸20g 当归20g 枸杞子20g 女贞子15g 菟丝子15g 川连10g 神曲15g 麦芽20g 山楂15g。水煎,日1剂,分2次服。

五诊 2012年5月14日。患者仍觉乏力,不耐劳作,晨起胃脘不舒,舌边红,苔薄白,脉弦

滑。彩超示，早期肝硬化、脾厚3.7cm、脾门静脉0.8cm。

方药：柴胡20g 白芍20g 枳壳15g 甘草15g 白术20g 茯苓20g 太子参20g 黄芪30g 炙鳖甲20g 鸡内金15g 郁金15g 丹参15g 青皮15g 川朴15g 桃仁15g 女贞子20g 枸杞子20g 菟丝子15g 川连10g 神曲15g 麦芽30g 焦山楂15g。水煎，日1剂，分2次服。

按语 本病西医诊断为早期肝硬化。初诊见右胁胀痛、乏力、口苦、目干、舌红苔白、脉弦等症，此为肝经气血郁滞、肾阴亏耗、湿热蕴蓄之证，宜疏肝清热、滋补肝肾之法治疗。二诊服药后胁痛、腹胀、口苦、咽干、目干等症俱除，但劳累后仍胁痛，从中医学病机分析为肝郁，气血瘀滞，肝肾阴亏，脾虚气虚，肝、脾、肾气血失调，兼有脾大，《金匮要略》谓之疟母或癥积。治法当以疏肝柔肝、消癥以疏通气血之瘀。疏郁消坚则伤正，又以益气、健脾、补肾以扶助正气，以期消而勿伤、补而勿壅，使消得补而消坚之力更强、补得消而补益之力愈增，此消补兼施之妙。四逆散疏肝气、柔肝养阴，是张琪教授用于治疗慢性肝炎、早期肝硬化之有效方剂；太子参、黄芪、白术、茯苓益气健脾；山茱萸、枸杞子、何首乌、玉竹、当归补肾阴、养血营肝，"乙癸同源"，慢性肝炎及肝硬化多见肝肾阴亏之证，必用滋肾阴以涵木（肝）；炙鳖甲、郁金、丹参、桃仁、鸡内金皆疏气活血消坚之品，尤以炙鳖甲为治脾大之有效药物，与其他疏郁活血之品配伍大多有效。此患者经五次复诊，经彩超检测脾大、厚由4.1cm减为3.7cm，症状俱除，仅略觉乏力，门静脉高压得到缓解，疗效明显。

4. 头痛（血管神经性头痛）

病案 李某，女，61岁，2011年7月25日初诊。

病史：患者5年前出现头胀痛，1年前出现耳鸣。近日头胀痛加重，在西医院诊断为血管神经性头痛。平素腹胀，自诉曾查胃镜，食管炎、浅表性萎缩性胃炎；否认高血压病史。

初诊 症见头胀痛，耳鸣；自觉胃脘热、胁下胀痛、腹胀、便秘不排气；口腔黏膜糜烂，舌痛，午后口干，口中白沫；自觉心中悸动、失眠、健忘；手足心热，尿黄，腰痛，舌苔干厚，脉数。

辨证分析：属肝郁，脾湿胃热一证。应治以疏肝清热，健脾化湿。宜四逆散加减主治。

方药：柴胡20g 白芍20g 枳实15g 香附15g 青皮15g 龙胆草10g 焦栀子10g 半夏20g 天麻15g 钩藤15g 全蝎15g 胆南星15g 茯苓20g 石菖蒲15g 黄连10g 甘草15g。水煎，日1剂，分2次服。

二诊 2011年8月8日。服上方14剂，头胀痛、舌痛、手足心热好转，大便通、日2~3次；仍吐白沫，但较前减少；睡眠欠佳，胃脘痞闷，排气则舒；自觉小腹气郁，心慌，腰痛，舌紫，苔白腻而干，脉数。继前方加全蝎、桃仁活血通络治疗头胀。

方药：柴胡20g 白芍20g 枳实15g 香附15g 郁金15g 青皮15g 石菖蒲 伏苓20g 半夏15g 胆南星15g 焦栀子15g 龙胆草10g 黄连10g 桃仁15g 全蝎10g 苍术15g 甘草15g 生姜15g。水煎，日1剂，分2次服。

三诊 2011年8月22日。服上方14剂，头胀大减，继续调治而愈。

按语 此患者头昏胀数年（血压不高）伴耳鸣，兼见脘腹胀、不排气、便秘、吐白沫，口干糜烂，舌痛，苔厚腻而干，脉数等，肝郁、脾湿胃热之证。"肝经络于颠顶"，肝郁化热则头胀、耳鸣；脾胃湿热，清阳不升，浊阴不降，湿邪夹肝热上扰则头胀、耳鸣；肝气横逆，升降失调，则脘腹胁胀满。当以疏肝清热为主，辅以健脾化痰湿之品。初服药14剂诸症俱减轻，唯大便日2~3次，乃湿热下行之兆。因病程日久，久病入络，二诊加入桃仁，连同上方全蝎活血通络以治头胀，药后头胀大减，继续调治而愈。

第十二节　栀子豉汤类

栀 子 豉 汤

【出处】《伤寒论》第76条："发汗吐下后，虚烦不得眠，若剧者，必反复颠倒，心中懊恼，栀子豉汤主之。"

第77条："发汗若下之，而烦热胸中窒者，栀子豉汤主之。"

第78条："伤寒五六日，大下之后，身热不去，心中结痛者，未欲解也，栀子豉汤主之。"

第221条："阳明病，脉浮而紧，咽燥口苦，腹满而喘，发热汗出，不恶寒、反恶热，身重。若发汗则躁，心愦愦，反谵语；若加温针，必怵惕，烦躁不得眠；若下之，则胃中空虚，客气动膈，心中懊恼，舌上胎者，栀子豉汤主之。"

第228条："阳明病下之，其外有热，手足温，不结胸，心中懊恼，饥不能食，但头汗出者，栀子豉汤主之。"

第375条："下利后更烦，按之心下濡者，为虚烦也，宜栀子豉汤。"

【组成】栀子十四个（擘）、香豉四合（绵裹）。

【功效】清热除烦。

【方义】方中栀子味苦性寒，能清心、肺、三焦之火，解郁除烦，导热下行；香豉体轻气寒，清宣郁热，和降胃气。两药相合，共奏清热除烦之功。

【原治】懊恼证。

【辨证要点】郁热扰心证：身热懊恼，虚烦不得眠，胸脘痞闷，按之软而不痛，嘈杂似饥，但不欲食，舌质红，苔微黄，脉数。

1. 虚烦（神经衰弱）

病案　侯某，女，67岁，1985年1月14日初诊。

主诉：心烦不安、失眠20天。

病史：该患者既往神经衰弱病史，素体虚弱。20天前感冒发热，用药后热退，但心中"闹腾"不已，以致通宵不能入睡，服地西泮等镇静安眠药均未奏效，心中闹腾感日益加重，痛苦异常，故来张琪教授门诊求治。其人脉滑，予温胆汤加黄连治疗，未见效果，故重新审因辨治。

初诊　心中懊恼、烦扰不宁、不能入眠、平素心悸、气短，舌尖赤苔白，脉滑而有力。

辨证分析：此为心气不足，余热扰及神明。治以清宣郁热除烦，益气养心安神。方予栀子豉汤合甘麦大枣汤加竹茹。

方药：栀子20g　淡豆豉15g　甘草20g　小麦30g　红枣8枚　竹茹15g。水煎，日1剂，分2次服。

二诊　1985年1月20日。服上方6剂，心中懊恼、烦扰消除，夜能安然入睡5小时，舌苔已退。继以此法变通调治而愈。

按语　虚烦不眠兼见脉滑，临床极易与温胆汤证相混淆，本案初诊时，曾先以温胆汤加黄连治之，因服药罔效而再详加辨识此患之"烦"，患者形容为"心中闹腾"且病发于热病之后，所以此属"虚烦懊恼"，而非温胆汤证，即时易法而效。疗效是检验理法方药的唯一标准。张琪教授从不避讳在疾病诊治过程中修正自己的诊断，此即"十问歌"中"再兼服药参机变"之义。

"虚烦懊憹"一证，诸家皆谓本证病机为热扰胸膈，但张琪教授认为本证单以热扰胸膈为病机意犹未尽，应进一步定位于心。"心藏神"，热扰心神故虚烦懊憹，故不论外感内伤，只要郁热扰及心神，就可发生，虽然两者有别，但殊途同归，故用栀子豉汤同样有效。栀子、豆豉二药相伍，能清宣胸中郁热，因而具有除烦宁心之功。陈元犀曰："栀子色亦象心，味苦属火，性寒导火热之气下行；豆形象肾，色黑入肾，制造为豉，轻浮引水液之上升，阴阳和；水火济，而烦热懊憹痛结等证俱解矣。"加竹茹增强清热除烦之功。因患者又素有心气不足之证，故与甘麦大枣汤合剂，更增宁心安神之效。

2. 脏躁 (癔症)

病案1　于某，女，43岁，2009年4月21日初诊。

主诉：抽搐、喜哭、心烦、心悸1个月。

病史：患者1个月前出现抽搐，每日数次哭泣，心烦，心悸，在中国人民解放军第二一一医院住院诊断为癔症。曾用中西药、安神镇静药未效，遂来中医就诊。

初诊　症见抽搐，每日数次哭泣，心烦不能入睡，胸满，心悸怔忡，表情抑郁苦闷，心烦难忍，手心热，舌紫干，脉象弦数。

辨证分析：此为心阴亏虚，痰热扰心之脏躁。治宜清热滋阴，益心气，化痰。方用栀子豉汤合百合地黄汤合甘麦大枣汤加减。

方药：栀子20g　淡豆豉15g　黄连10g　百合30g　生地黄20g　陈皮15g　半夏15g　竹茹15g　甘草20g　小麦50g　红枣5枚　枳实15g。水煎，日1剂，分2次服。

二诊　2009年5月30日。前后共服药24剂，诸症消失而愈。

病案2　田某，女，28岁，1984年4月21日初诊。

病史：患者2周前无明显诱因出现抽搐频发，不能控制，在某医院住院，经系统检查未发现器质性病变，诊断为癔症，无有效治疗方法，故求治于张琪教授。张琪教授予以柴胡加龙骨牡蛎汤治疗，服药后抽搐虽止，但心烦懊憹、夜不能寐，故继续审因论治。

初诊　心烦懊憹、难以忍受，夜不能寐，舌紫干，脉弦数。

辨证分析：此为郁热扰及心神。应治以清热除烦。遂投以栀子豉汤加味主治。

方药：栀子20g　豆豉15g　川连10g　半夏15g　竹茹15g　陈皮15g　甘草15g　小麦50g　红枣5枚　生地15g。水煎，日1剂，分2次服。

二诊　1984年4月27日。服上方4剂，心烦懊憹消除，夜能入睡四个半小时，诸症俱大减。继续调治而愈。

按语　脏躁，相当于现代医学的癔症，是神经症中的一种类型。本病患者多具有易受暗示，感情用事，富于幻想和好表现自己等性格特点。常由于精神因素如激动、惊吓、委屈、悲伤等而突然起病，出现各种躯体症状或精神障碍。表现可轻可重，多种多样，有的甚至很严重，但无器质性病变。本病多发于妇女，男性亦可得之。脏躁多属内伤虚证，以精血不能营养五脏，阴阳失去平衡，虚火妄动，上扰心神，或灼伤肺金，或心肾不交，或心肝火旺、肝阴受损，或素体有痰、痰火交炽而致。故见心烦脏躁，情智失控，神情恍惚，哈欠频作，不能自主等。上两则病案皆为郁热扰及心神发为脏躁。病案1以心烦不宁、悲伤哭泣、舌红脉数为主要表现。辨证为心火亢盛，心气阴亏耗，夹有痰浊，手少阴心经为热邪所扰，因而出现心神无主、心悸不宁等证候。方用"栀子豉汤"清心火，百合、地黄滋养心阴，"甘麦大枣汤"补益心气，两方联合应用，外加陈皮、半夏化痰，竹茹、枳壳、黄连清热下气，前后共服药24剂而愈。病案2初用柴胡加龙骨牡蛎汤清肝胆郁热，抽搐止，但心火不除。郁热扰心，故心烦懊侬、夜不能寐。方用栀子豉汤加味而愈。

3. 妊娠恶阻

病案　罗某，女，30 岁，1983 年 4 月 13 日初诊。

病史：妊娠 2 月余，呕吐不止，粒米不能下咽，心烦搅闹不宁，势不能支，口干咽干，胸及胃脘灼热，呕吐物先是食物残渣，后则夹血，舌苔白干，脉滑有力。辨证为胃气上逆、肝热上冲，方用温胆汤加味治疗后呕吐止，诸症皆除。昨日心烦又作但未吐，故来张琪教授门诊求治。

初诊　心中搅闹不安，反复颠倒，难以忍受，呕吐未作。

辨证分析：此为余热扰心。治当清心除烦。用栀子豉汤加味主治。

方药：栀子 20g　淡豆豉 15g　芦根 50g　竹茹 15g　麦冬 15g　陈皮 15g　甘草 15g　生地 15g。水煎，日 1 剂，分 2 次服。

二诊　1983 年 4 月 17 日。服上方 4 剂，患者家人代诉，服药后未发作，能安睡；今晨刷牙后又心烦搅闹不宁，难以忍受，呕吐，气上逆不通，不排气，患者痛苦至极，欲做人工流产术。张琪教授思此患者之恶阻，为生平所遇极为棘手之症，乃胃气不降、冲气上逆夹有热邪所致，必须重用代赭石降逆方能取效，故以前方加代赭石治疗。

方药：栀子 25g　淡豆豉 15g　半夏 20g　生赭石 30g　竹茹 15g　芦根 50g。水煎，日 1 剂，分 2 次服。

三诊　1983 年 4 月 25 日。服上方 8 剂，诸症悉除。

随访　后未再发，至期生一男孩，母子身体均健壮。

按语　妊娠恶阻是指妇女怀孕后 1～3 个月期间，出现恶心、呕吐、眩晕、胸闷，甚至恶闻食味，或食入即吐等症状。轻者可自愈，或经治疗后迅速痊愈。严重者持续时间较长，呕吐频繁，滴水不入，精神委靡，软弱无力，卧床不起，目眶下陷，重度脱水，甚则昏迷，危及生命，则需终止妊娠。张琪教授临证体会，本病多由胃气不降、冲气上逆所致，以胃气虚、胃经热为多见。胃气虚，食入即吐，全身无力，嗜睡头晕，舌淡苔白，脉滑无力，以《金匮要略》干姜人参半夏丸为佳，张琪教授用此方以生姜易干姜加黄连、紫苏、砂仁、白术颇有效。胃经热以剧吐胁胀、烦渴口苦、精神忧郁、苔微黄、脉弦滑为主证，可用加味温胆汤，方药为黄芩、黄连、竹茹、枳壳、茯苓、橘皮、半夏、枇杷叶。重症妊娠恶阻，半夏用量大方能有效。本案始用温胆汤加味，降逆平冲呕吐止，但余热未清，扰及心神，发为心烦懊侬，予栀子豉汤治疗后热邪虽轻，但遇诱因则与逆气合而上冲，呕吐又作，非重镇降逆不能取效，故重用代赭石。代赭石、半夏均在妊娠禁忌之内，但此案患者胃气不降诸治罔效，故敢用之以收功。临证必须根据患者具体情况辨证论治，若因于碍胎不敢用则难以取效。即所谓"有故无殒亦无殒也"。

第十三节　芍药当归汤类

芍药甘草汤

【出处】《伤寒论》第 29 条："伤寒脉浮，自汗出，小便数，心烦，微恶寒，脚挛急，反与桂枝欲攻其表，此误也，得之便厥，咽中干，烦躁、吐逆者，作甘草干姜汤与之，以复其阳，若厥愈足温者，更作芍药甘草汤与之，其脚即伸。"

第 30 条："夜半阳气还，两足当热，胫尚微拘急，重与芍药甘草汤，尔乃胫伸。"

【组成】白芍药、甘草（炙）各四两。

【功效】调和肝脾，缓急止痛。

【方义】方中白芍苦酸，养血敛阴，柔肝止痛；甘草甘平，健脾益气，缓急止痛。两药相伍，酸甘合化，能养血敛阴、和中缓急，使津液得复、筋脉得养，有调和肝脾、柔筋止痛之效。

【原治】筋脉失养之脚挛急。

【辨证要点】血虚津伤之证：腿脚挛急，心烦，微恶寒，脘腹疼痛。

1. 脚挛急（腓肠肌痉挛）

病案　王某，女，61 岁，1987 年 8 月初诊。

病史：患者素体消瘦，就诊前几日两大腿筋抽掣，初较轻微而未介意，突于就诊前夜就寝时，两大腿筋剧烈抽搐拘挛，左腿大筋杠起僵直似一条棍棒，抽掣疼痛难以忍受。当即延医针刺并艾灸足三里稍见缓解，然终不能控制其发作，一夜之间不断发作，翌晨请张琪教授诊视。

初诊　两大腿筋抽搐拘挛，疼痛。

辨证分析：此属血燥阴亏，筋脉失荣所致。当治以养血筋舒，缓急止痛。予以芍药甘草汤重用芍药。

方药：白芍 60g　甘草 25g　知母 15g　雷公藤 30g。水煎，日 1 剂，分 2 次服。

二诊　服上方 1 剂，两腿大筋有欲抽之感，但始终未发作，尤其在傍晚两腿有一阵轻松舒适之感。继服上方治疗。

方药：白芍 60g　甘草 25g　知母 15g　雷公藤 30g。水煎，日 1 剂，分 2 次服。

三诊　服上方 3 剂，抽搐始终未发作，两腿轻松无欲抽之感而痊愈。

按语　芍药甘草汤益阴养血而柔肝，肝血充盈则筋舒而挛急自除。成无己谓："脚挛急者阴气不足也。"赵嗣真谓："脚挛急，乃血为汗夺，筋无以润养也。"陈修园曰："热盛伤津，故脚挛急。"从诸家注释可以理解本证乃热耗阴液，由于血虚不能濡养筋脉而致挛急。《朱氏集验方》别名此方为去杖汤，"治脚弱无力，步行艰难"。《勿误方函口诀》谓："此方主治脚挛急，诸家亦用于腹痛及两足脚气，或膝痛屈伸不利者，其他诸急痛。"本案患者素禀赋阴亏血燥，木火体质，参合病情，乃属血燥阴亏、筋脉失荣所致。法当养血柔肝舒筋，缓急止痛，予以芍药甘草汤。方中重用芍药之酸收，敛肝之液而营筋；知母润燥生津，阴血充则筋脉舒；加雷公藤舒筋活络。

2. 筋痿

病案　徐某，女，2008 年 10 月 15 日初诊。

病史：患者 3 年前无明显诱因出现双下肢拘挛，逐渐加重至不能走路，在各大医院经过系统检查诊断未明确，故慕名前来求张琪教授诊治。

初诊　双下肢拘急，不能行走，由家人推入诊室，面色无华，舌质红。

辨证分析：肝主筋，筋膜干则筋急而挛，发为筋痿。治当柔肝养筋缓急，辅以补肾健脾，舒筋通络。方用芍药甘草汤加减。

方药：白芍 50g　甘草 25g　山药 15g　鸡内金 15g　川芎 20g　陈皮 15g　鸡血藤 30g　地龙 15g　穿山龙 30g　伸筋草 20g　牛膝 20g　熟地 20g　白术 15g　麦芽 30g　生地 20g　丹皮 15g　木瓜 20g。水煎，日 1 剂，分 2 次服。

二诊　2008 年 10 月 29 日。服上方 14 剂，腿拘急明显好转，能扶墙行走，面有红色，头痛，尿黄，时有汗出，目热。继以上方加清热疏风药治疗。

方药：白芍 50g　甘草 25g　山药 15g　鸡内金 15g　川芎 20g　陈皮 15g　石膏 30g　菊花 20g

葛根 15g　白芷 15g　全虫 10g　黄芩 15g　鸡血藤 30g　地龙 15g　山龙 30g　伸筋草 20g　牛膝 20g　熟地 20g　黄连 10g　白术 15g　麦芽 30g　蔓荆子 15g　生地 20g　丹皮 15g　木瓜 20g。水煎，日 1 剂，分 2 次服。

三诊　经治疗 2 个月后已能正常走路。

按语　筋痿属痿证之一。痿证以筋脉弛缓，肢体肌肉软弱无力，不能随意活动，甚至肌肉萎缩或瘫痪为主要证候特征，多发生在下肢。凡手足或其他部位的肌肉痿弱无力，弛缓不收者均属"痿证"范畴。《内经》将其分为"痿躄"、"脉痿"、"筋痿"、"肉痿"、"骨痿"。筋痿症见口苦，筋急而痉挛，阴茎弛缓不收，滑精等。本案以双下肢筋脉拘急痉挛为主要表现，肝主筋，肾主骨，若肝肾亏损，肝血不足，肾精亏虚，肝不主筋，肾不主骨，髓枯筋痿，肌肉也随之不用，发为痿病。重用芍药、甘草治拘急舒筋活络；辅以补肾之牛膝、生地强筋健骨；加山药、白术、鸡内金等调脾胃，取土中泻木之意，苦甘同用则腿能伸；再辅以通筋活络之伸筋草、木瓜、穿山龙、地龙等。二诊因伴头痛、目热，故加清热祛风之菊花、白芷、蔓荆子、石膏。

3. 胃痛（肥厚性胃炎）

病案　李某，女，47 岁，1985 年 11 月初诊。

病史：该患者胃脘痛胀病史数月，经西医院 X 线钡透及胃镜检查，诊断为肥厚性胃炎，久治无效，胃痛愈甚，故来张琪教授门诊求治。

初诊　胃脘痛胀，食不下，舌尖红少津，脉弦滑有力。

辨证分析：此肝气犯胃之证。宜柔肝和脾胃方能收效。治以芍药甘草汤。

方药：白芍 50g　甘草 20g　柴胡 15g　枳实 10g　丹皮 15g　川楝子 20g。水煎，日 1 剂，分 2 次服。

二诊　服上方 3 剂，腹痛即止。继续调治而愈。

按语　芍药甘草汤除治脚挛急外，亦治腹痛。因肝主筋藏血，肝血充盈则筋得养，肝血虚或为热耗则失营而挛急。由此可知，无论腓肠肌或腹直肌挛急，其病变皆责之于肝，肝体阴用阳，阳亢阴亏故易发生此症。《医学心悟》谓："芍药甘草汤，止腹痛如神。"《伤寒论》凡腹痛皆用芍药，其机制乃肝木凌脾，芍药柔肝敛阴以平肝气之横逆，肝气平则脾土健而腹痛除。李时珍谓芍药"于土中泻木"正是此义。肝为将军之官，前人谓为刚脏，须阴液以涵之。倘阴液亏耗，则亢逆一发而不可制，首当其冲者唯脾土先蒙其害。凡心胃痛、腹满痛、胸胁痛支撑胀闷，无一非刚木凌脾之病，既忌行气直折及燥烈之品以耗伤肝阴，又不宜甘寒滋润以碍脾之健运。唯芍药甘草汤，一则养肝阴而平肝气之横逆，再则益脾阴而摄纳耗散之气，此仲景治腹痛之妙用也。《医学衷中参西录》制肝脾双理丸曰："治肝脾不和，饮食不消，满闷胀痛，或呃逆嗳气呕吐……"方中即以芍药、甘草为主。张氏力主此症忌用伐肝开破之剂，"肝木于时应春，为气化发生之始，若植物之有萌芽，而竟若斯平之伐之，其萌芽有不挫折毁伤者乎"。本案患者查其以前所服之药皆三棱、莪术、青皮、香附之类伐肝破气之品，不仅治之无效，反而使病痛加剧。张琪教授按肝气横逆凌脾犯胃论治，芍药甘草汤，药性缓和，须用大量方效。张琪教授常用芍药 30～50g，有肝气犯胃之胃脘痛常应手取效。然芍药毕竟属酸寒之品，如虚寒腹痛则易引起泄泻。

4. 嘈杂（萎缩性胃炎）

病案　曹某，男，53 岁，2007 年 7 月 18 日初诊。

主诉：胃脘嘈杂反复发作 7 年。

病史：该患者 7 年前开始出现胃脘灼热，时有胀痛，查胃镜示萎缩性胃炎，经给予抑酸药及保护胃黏膜药物治疗后，病情好转。此后每于生气着急后发作，用药即好转，停药一段时间后又作，此次为求彻底治疗，慕名求治于张琪教授。

初诊 胃脘灼热、似饥非饥、似痛非痛，平素易怒，生气或进食后胃胀痛，舌质红少苔，脉弦滑。

辨证分析：此为肝郁化热、胃阴亏虚之证。治以益胃滋阴，理气止痛。方予芍药甘草汤加滋养胃阴药。

方药：白芍 30g 甘草 25g 生地 20g 石斛 15g 天花粉 15g 麦冬 15g 丹皮 15g 公丁香 5g。水煎，日 1 剂，分 2 次服。

二诊 2007 年 8 月 1 日。服上方 14 剂，胃脘灼热明显减轻，胃痛未作，胃胀，纳少。治以柔肝滋阴养胃理气，前方加理气化滞药。

方药：白芍 20g 甘草 15g 生地 20g 石斛 15g 天花粉 15g 麦冬 15g 丹皮 15g 公丁香 5g 陈皮 15g 枳壳 15g 川朴 15g 山楂 15g 麦芽 30g。水煎，日 1 剂，分 2 次服。

三诊 2007 年 8 月 15 日。服上方 14 剂，胃脘嘈杂感已除，食后偶有胃胀，进食增多。继以前方化裁治疗 14 剂诸症皆除。

按语 萎缩性胃炎是一种多致病因素性疾病及癌前病变，常表现为上腹部隐痛、胀满、嗳气，食欲不振，消瘦，可出现胃溃疡、胃出血、贫血等并发症。本案萎缩性胃炎以胃脘灼热、似饥非饥、似痛非痛为主症，属祖国医学"嘈杂"范畴。《景岳全书·嘈杂》："嘈杂一症，或作或止，其为病也，则腹中空空，若无一物，似饥非饥，似辣非辣，似痛非痛，而胸膈懊憹，莫可名状，或得食而暂止，或食已而复嘈，或兼恶心，而渐见胃脘作痛。"该患者平素易怒，肝郁则气滞，气滞则气血不行，停留于胃中，则嘈杂难受；若久郁化火，灼伤经脉，则亦表现为胃中嘈杂灼热，舌质红而干，脉弦滑均为肝郁化热、胃阴亏虚之证。以芍药甘草汤酸甘化阴，且有柔肝缓急止痛之功；生地、石斛、麦冬、天花粉滋养胃阴，少佐公丁香以芳香醒脾胃，使其滋而不腻；用后胃嘈杂、灼热疼痛均好，又加川朴、枳壳、陈皮理气和胃导滞以除胀增进食欲，继续调治而愈。张琪教授认为治疗萎缩性胃炎，要善于循序渐进，症状消失后，还应坚持服药，直到胃镜（或病理）检查恢复正常，否则病尚未痊，每易复发。

当归四逆汤

【出处】《伤寒论》第 351 条："手足厥寒，脉细欲绝者，当归四逆汤主之。"

【组成】 当归三两、桂枝三两（去皮）、芍药三两、细辛三两、甘草二两（炙）、通草二两、大枣二十五枚（擘）。

【功效】 温经散寒，养血通脉。

【方义】 本方以桂枝汤去生姜、倍大枣，加当归、通草、细辛组成。方中当归甘温，归经入肝，补血和血，为温补肝经要药；桂枝辛温，温经通脉，以祛经脉中客留之寒邪而畅通血行，两味共用为君。以白芍、细辛为臣，白芍养血合营，与当归相合、补益营血，与桂枝相伍、内和气血；细辛辛温，外温经脉，内温脏腑，通达表里，以散寒邪，可助桂枝温经散寒。通草为佐，以通经脉。大枣、甘草益气健脾，调和诸药。重用大枣，既助归、芍补血，又防桂、辛之燥烈太过，免伤阴血，是以为使。诸药配伍，温而不燥，补而不滞，共奏温经散寒、养血通脉之功。

【原治】 血虚寒厥证。

【辨证要点】 肝血不足、血虚寒厥之证：手足厥寒，口不渴，或腰、股、腿、足、肩臂疼痛，舌淡苔白，脉沉细或细而欲绝。

1. 手足厥寒证

病案 吴某，男，60岁，2000年8月初诊。

病史：患者8年前开始出现双足寒冷，逐渐加重，近年自觉寒冷如踏冰雪，经多家西医院检查未明确诊断，故慕名求治于张琪教授。

初诊 患者自觉两足冷甚，如踏冰雪，虽盛夏亦觉寒冷，舌淡苔白，脉细。

辨证分析：此为肝经虚寒，寒凝血脉，不能温养四末。治以温经散寒，养血通脉。予当归四逆汤去通草，加益气活血药。

方药：当归20g 白芍20g 桂枝15g 细辛7g 黄芪30g 丹参20g 石斛15g 王不留行30g 鸡血藤30g 甘草15g。水煎，日1剂，分2次服。

二诊 2001年1月。连服上方50余剂，已无寒冷感觉，数年治疗不效之症，服本方而愈。

按语 当归四逆汤为《伤寒论》厥阴篇"手足厥寒，脉细欲绝"之主方。历代有些注家认为"本证之手足厥寒当用姜附，不宜再用桂枝汤（原方中包括桂枝汤缺姜），既名四逆，必须用姜附，不然即不成为四逆了"，殊不知本证之手足厥寒病机与少阴病不同。少阴病之四逆乃心肾阳气衰微而呈现手足厥逆，常伴有下利清谷、恶寒蜷卧、脉微欲绝、阴寒盛阳气衰等证候，宜用四逆汤类温肾助阳以驱阴寒为正治，如四逆汤、通脉四逆汤、白通汤、干姜附子汤、茯苓四逆汤等。即王太仆所谓："益火之元，以消阴翳。"本证则不然，乃属足厥阴肝经虚寒之证，肝藏血，血虚寒凝不能充达于四末，故手足厥寒、脉细欲绝。《伤寒论》厥阴篇中记载多种厥证，本证之厥，为厥阴之正证，其他厥证（除蛔厥）于厥阴篇者乃借宾定主之谓，以提示与本证之厥鉴别。汪诏庵谓："四逆之名多矣，而有因寒因热之不同，此则风寒中血脉而逆。"周扬俊说："四逆汤全从回阳起见，四逆散全从和解表里起见，当归四逆全从养血通脉起见。"周氏列举三证四逆之不同，颇为中肯。本证之脉细欲绝与脉微尚有区别，脉细为荣气内束，细而欲绝形容应指不见、绝而不至之谓。张琪教授临证时常用此方取其温经之功，加黄芪、王不留行、丹参、石斛加强其益气活络通血脉之功效，治疗手足厥寒之证甚多，颇有良效。张琪教授在此方基础上自拟活络通脉饮，方药组成：当归20g、赤芍15g、桂枝15g、细辛10g、甘草10g、王不留行30g、鸡血藤30g、黄芪30g、丹参20g、石斛15g、穿山甲15g。除手足厥寒外，对末梢神经炎、雷诺综合征、下肢静脉炎等症见四肢麻木、寒凉、脉微细、舌润口和者亦有效。

2. 筋挛

病案 徐某，女，42岁，1990年3月初诊。

主诉：周身拘急1年，加重伴肌肉疼痛2个月。

病史：患者素体虚弱，1年前无明显诱因出现周身拘急，初为阵发性，尚可正常工作，近2个月，周身拘急频繁发作，伴肌肉疼痛，在西医院行各种检查均无结果，故来张琪教授门诊求治。张琪教授初按痹症辨证，用祛风除寒之剂治疗，无明显效果，故再详审病机，重新立法用药。

初诊 周身拘急、疼痛难忍、畏寒、四肢厥冷，面色青暗，舌润脉沉细。

辨证分析：当属肝经虚寒、不得温煦、筋脉失荣之证。治以温经散寒荣筋。投以当归四逆汤加益气活血通络药。

方药：当归20g 赤芍15g 桂枝15g 细辛10g 木通15g 王不留行30g 鸡血藤30g 黄芪30g 石斛15g 生姜15g 大枣5枚 甘草10g。水煎，日1剂，分2次服。

二诊 连服上方20余剂，痛大减，无拘急感，嗣经本方化裁治疗2个月而愈。

按语 筋挛即筋瘛，指肢体筋脉挛急抽瘛。挛为曲而不伸之状，常与拘、急并称。《内经》

言"挛皆属肝，肝主筋故也。"《素问·经脉别论》谓："食气入胃，散精于肝，淫气于筋。"肝之气血亏虚，筋膜失养，则筋力不健、运动不利。肝主藏血，血虚有寒则不能营筋，出现筋脉拘急、周身痛楚等症。肝为刚脏，《内经》谓为将军之官，体阴而用阳，以实证热证居多，但亦有肝经虚寒证，前者为常，后者乃变，当归四逆汤证即为后者之适应证。本案即是如此，由于血虚寒凝，故用当归补血行血。桂枝辛温，温通血脉，与芍药、甘草、红枣合用调和荣卫，以解散外邪。辅以细辛以散血分之寒邪。汉代通草即今之木通，在方中通血脉利关节，加石斛、黄芪、王不留行、鸡血藤益气活血通络。诸药配伍，寒去脉通，筋有所养，挛急自除。

张琪教授强调应用本方时，不能局限于"手足厥寒，脉细欲绝"。凡属于厥阴肝经虚寒，血虚阳气衰，如头昏痛、头晕、面色青暗、手足厥冷、倦怠乏力、少气懒言、畏寒喜暖、少寐多梦、肢体拘急身痛、舌淡嫩、脉沉细弦弱，只要掌握非肝阳亢逆、肝经实热证，即可用之。现代用以治疗寒疝腹痛、虚寒下利、久疟、巅顶头痛、痹症、血痹、肢端冷痛、脱疽、冻疮等，其病机皆属于厥阴肝经血虚寒凝所致，用本方可收异病同治之效。张琪教授用此方甚多，只要掌握上述病机，常收桴鼓之效。

3. 虚痹

病案 张某，女，48岁，2012年5月30日初诊。

主诉：手足凉、麻木3个月。

病史：患者诊断为2型糖尿病1年余，自行运动加控制饮食，未服用药物治疗，血糖控制尚可。3个月前出现手足麻木、发凉，用改善微循环药物治疗后无明显缓解，故求治于张琪教授。

初诊 手足凉、麻，右侧为重，偶觉头皮麻木，胸闷，小腹痛，腰凉，舌体大，舌尖红，苔白，脉沉。

辨证分析：此为阳气虚血络痹阻之虚痹。治以温阳益气活络。予以当归四逆汤加减。

方药：当归20g 桂枝15g 白芍15g 细辛5g 王不留行30g 全蝎10g 丹参20g 黄芪30g 僵蚕15g 天麻15g 桃仁15g 红花15g 地龙15g 赤芍15g 钩藤15g 甘草15g 川芎15g 荆芥15g 白芷15g。水煎，日1剂，分2次服。

二诊 2012年6月13日。服上方14剂，手足变温，手麻如虫行感，头皮麻，胸闷减轻，头汗出，口干，舌体大，舌红苔滑润。继以前方化裁。

方药：当归20g 桂枝15g 白芍15g 细辛5g 全蝎10g 王不留行30g 丹参20g 黄芪30g 僵蚕15g 天麻15g 钩藤15g 白芷15g 桃仁15g 红花15g 柴胡15g 川芎15g 甘草15g。水煎，日1剂，分2次服。

三诊 2012年6月27日。服上方14剂，手麻明显减轻，头皮麻亦减轻，亦无胸闷感，舌尖红中有白苔，脉滑。化验：空腹血糖5.7mmol/L。

方药：当归20g 桂枝15g 白芍15g 细辛5g 全蝎10g 王不留行30g 丹参20g 黄芪30g 僵蚕15g 天麻15g 钩藤15g 白芷15g 桃仁15g 红花15g 柴胡15g 川芎15g 何首乌20g 穿山龙15g 地龙15g 甘草15g。水煎，日1剂，分2次服。

按语 本案患者以四肢凉、麻为主症，属中医学"痹证"范畴。痹，即痹阻不通，以肢体关节及肌肉酸痛、麻木、重着、屈伸不利为主要表现。其主要病机是气血痹阻不通，筋脉关节失于濡养所致，临床上有渐进性或反复发作性的特点。其病因分为外感和正虚，正虚即阴阳气血津精之不足。因正气不足发为痹证者为"虚痹"。若阳虚则寒邪内生，血得寒则凝，而致经络痹阻。本案除四肢凉麻外，偶觉头皮麻，小腹痛，腰凉，偶见胸闷气憋，舌胖苔白脉沉，属阳气虚血络痹阻之证，当以温阳益气、活络通畅血行之法治疗。方选《伤寒论》当归四逆汤，取其温阳通脉之意，方中当归补血行血；桂枝、细辛为温阳通络之佳品，以治四肢厥冷；黄芪益气；王不留行、桃仁、红花、赤芍、丹参、全蝎等加重活血通络之功；又因患者头皮麻又用钩藤、天麻、白芷、荆芥、川芎上行头部以祛风通络。经三次复诊其病皆除而愈。

4. 血痹（下肢动脉硬化闭塞症）

病案 姜某，男，46岁，2009年7月8日初诊。

主诉：双足疼痛、凉、麻木2年，加重1个月。

病史：患者2年前受凉后出现双足疼痛，伴足凉、麻木，在哈尔滨医科大学附属第二医院诊断为下肢动脉硬化闭塞症，经治疗无效，遂求治于张琪教授。

初诊 症见双足疼痛、凉、麻木，时小腿抽搐，下肢无力，舌淡红，苔薄。双下肢彩色多普勒示：双下肢动脉内壁增厚、表面粗糙，右侧腘动脉硬化斑块形成，左侧足背动脉舒张期反向血流消失。

辨证分析：此为血虚寒凝经脉之血痹。治以温经散寒，益气活血通络。方予当归四逆汤合黄芪桂枝五物汤加减。

方药：当归20g 白芍20g 桂枝15g 细辛5g 黄芪30g 太子参20g 生姜15g 川芎15g 桃仁15g 王不留行30g 牛膝20g 鸡血藤30g 地龙15g 穿山龙20g 木瓜15g 石斛20g 川断15g 杜仲15g。水煎，日1剂，分2次服。

二诊 2009年7月22日。服上方14剂，双足痛、凉、麻木及腿软减轻，小腿仍时有抽搐，舌质淡，脉细弱。继以上方加水蛭10g、白芍改为30g缓急止痛治疗。

方药：当归20g 白芍30g 桂枝15g 细辛5g 黄芪30g 太子参20g 生姜15g 川芎15g 桃仁15g 王不留行30g 牛膝20g 鸡血藤30g 地龙15g 穿山龙20g 木瓜15g 石斛20g 川断15g 杜仲15g 水蛭10g。水煎，日1剂，分2次服。

三诊 2009年8月19日。服上方28剂，双足痛、凉、麻木及抽搐全无，舌润，脉滑较前有力。多普勒彩超示：双下肢动脉内壁略粗糙，余正常，临床治愈。

按语 此病案属血痹案。血痹一病，首载于《灵枢·九针论》"邪入于阴，则为血痹"。《诸病源候论》卷一："血痹者，由体虚邪入于阴经故也。血为阴，邪入于血而痹，故为血痹也。"本案患者因受凉而发病，寒凝血瘀，血脉不通，不通则痛，日久气阳两虚，出现双足疼痛、凉、麻木等症，结合舌、脉分析，属足厥阴肝经虚寒证。宜用当归四逆汤与黄芪桂枝五物温经散寒，益气活血通络，方中加王不留行、鸡血藤、桃仁、红花、川芎、地龙、穿山龙等加大活血化瘀通络之功；更辅以杜仲、川断、木瓜、石斛、牛膝以益肝肾强筋骨；地龙长于通行经络，用于多种原因引起的经络阻滞、血脉不畅；水蛭，俗名蚂蟥，具有破血、逐瘀、通经之功，《神农本草经》"主逐恶血、瘀血……破血瘕积聚，无子，利水道"。现代药理研究表明，水蛭具有抗血凝、溶栓作用。诸药合用，温经散寒、益气活血通络、缓急止痛而愈。

5. 寒痹（雷诺综合征）

病案 蔡某，男，64岁，1984年11月8日初诊。

主诉：双足寒冷2年。

病史：患者2年前出现双足寒冷感，逐渐加重，冬季虽在室内15～20℃亦必须穿皮毛鞋，经各医院会诊，诊断为雷诺综合征，历经中西药治疗罔效，故求治于张琪教授。

初诊 两脚寒冷感，甚则寒冷如冰，色紫，夜间尤甚，不能入睡，舌润，脉沉。

辨证分析：此为血虚营运不周所致，足厥阴血虚寒凝之证。治以温经养血。宜当归四逆汤与顾步汤化裁。

方药：当归25g　桂枝20g　白芍15g　细辛5g　甘草15g　木通15g　红枣5枚　黄芪50g　丹参20g　石斛20g　红花15g　鸡血藤50g。水煎，日1剂，分2次服。

二诊　1984年11月18日。服上方10剂，脚冷稍好，余症同前。继以前方加桃仁15g。

方药：当归25g　桂枝20g　白芍15g　细辛5g　甘草15g　木通15g　红枣5枚　黄芪50g　丹参20g　石斛20g　红花15g　鸡血藤50g　桃仁15g。水煎，日1剂，分2次服。

三诊　1984年11月29日。服上方10剂，脚冷有明显好转，皮肤紫色转淡，夜间能入睡。原方继服。

方药：当归25g　桂枝20g　白芍15g　细辛5g　甘草15g　木通15g　红枣5枚　黄芪50g　丹参20g　石斛20g　红花15g　鸡血藤50g　桃仁15g。水煎，日1剂，分2次服。

四诊　1985年1月14日。服上方40余剂，脚已不凉，色转红润，温暖有热感，自述为近年来罕见之现象，脉转沉滑。嘱继用上方10剂以善后。

按语　本案经沈阳、哈尔滨各医院诊断为雷诺综合征，两脚寒冷如冰，色紫青，脉沉舌润，辨证为厥阴血虚寒凝之证，用当归四逆汤合顾步汤治疗。后者见于《外科真铨》，为治脱疽之方。本病无热毒之象故于原方中减去清热解毒之金银花、蒲公英、地丁、菊花，加入丹参、红花、鸡血藤与黄芪、当归合用，旨在益气活血，俾气旺血行营运通调，则两足由寒转温，连服本方近50剂而痊愈。

本病及脱疽属于周围血管疾病，临床表现皆为手足厥冷、脉沉细或沉微等，一般认为属于四逆喜用附子、干姜辛热之剂，以回阳救逆之不唯不效，反而灼伤阴液，不可不慎。前贤云："四逆汤全从回阳起见；当归四逆全从养血通脉起见。不入辛热之味者恐灼阴也，厥阴职司藏血，不养血则脉不起。少阴重在真阳，阳不回则邪不退。"观前贤论述结合临床观察，可知本方重温通血脉，调和营卫，"未有营卫不和而脉道能通者"与少阴之四逆脉微细属真阳衰者显然不能同日而语。

6. 肌痹

病案　罗某，女，48岁，2012年12月19日初诊。

病史：该患者既往慢性肾小球肾炎病史，在张琪教授门诊治疗肾病病情稳定，近日出现双下肢及手指麻木。

初诊　双下肢麻木、左腿明显，手指麻木明显，手足凉，后背乏力，眠差，不定时烘热、汗出，停经1年余，舌红苔薄少，脉涩。

辨证分析：此为气虚血瘀、络脉痹阻。当治以益气通阳活血。方用当归四逆汤加减。

方药：黄芪50g　当归20g　赤芍20g　细辛5g　通草10g　桂枝15g　甘草15g　地龙15g　桃仁15g　红花15g　川芎15g　全虫10g　王不留行30g　鸡血藤30g　穿山龙30g　青风藤20g　丹参20g。水煎，日1剂，分2次服。

二诊　2013年2月26日。服上方7剂，患者下肢麻木减轻，后背沉乏力，月经已行，面热、手足凉，舌红无苔脉短。继以前方治疗。

方药：当归20g　桂枝15g　赤芍20g　细辛5g　通草10g　黄芪50g　桃仁20g　红花15g　地龙15g　全虫10g　王不留行30g　丹参20g　鸡血藤30g　穿山龙30g　青风藤20g　川芎15g　生姜15g　大枣5枚。水煎，日1剂，分2次服。

按语　当归四逆汤治疗"手足厥寒，脉细欲绝者"，病机为血虚寒凝血脉致厥。此患者主证为两组，一是，肢麻、手足凉、经闭、脉涩，此为血虚寒凝致络脉痹阻、卫阳不得荣运而致；二是，不定时烘热、汗出、经停，此为营卫不和致使。故张琪教授以当归四逆汤为基础方以养血通阳，其中有桂枝汤和营卫之意，更以黄芪益气之源，活血之桃红、川芎、丹参之助，加地龙、全虫、王不留行、鸡血藤、穿山龙、青风藤以通络搜剔，使气血相生，脉络通畅，则病可失矣。

当归四逆加吴茱萸生姜汤

【出处】《伤寒论》第351条："手足厥寒，脉细欲绝者，当归四逆汤主之。"

第352条："若其人内有久寒者，宜当归四逆加吴茱萸生姜汤。"

【组成】当归三两、芍药三两、甘草二两（炙）、通草二两、桂枝三两（去皮）、细辛三两、生姜半斤（切）、吴茱萸二升、大枣二十五枚（擘）。上九味，以水六升，清酒六升合，煮取五升，去滓，温分五服。

【功效】养血通络，散寒降逆。

【方义】方用当归、芍药之润以滋之；甘草、大枣之甘以养之；桂枝、细辛之温以行之；而尤藉通草之入经通脉，以续其绝而止其厥。加吴茱萸、生姜之辛以散之，温中降逆，而尤借清酒之濡经浃脉，活血散其久忧之寒也。

【原治】血虚寒厥证兼久病寒邪。

【辨证要点】血虚寒凝兼寒邪在胃之证：手足厥逆，舌淡苔白，脉细欲绝，或兼见头顶痛、腹痛、干呕、吐涎。

1. 手足厥寒证

病案 刘某，男，45岁，2006年11月22日初诊。

主诉：双足寒冷20余年，双下肢寒冷3年、加重1个月。

病史：患者双足寒冷20余年，逐渐加重，近3年冷至腿臀，盖被亦不缓解。做双下肢彩超示双足背动脉内膜改变、管腔轻度狭窄、血流量减少。

初诊 双下肢寒冷、疼痛，双足麻木，活动后好转，静坐则加重，肤色正常，手凉，行久则骨痛，舌淡紫苔白，脉细。

辨证分析：此为血虚寒凝之手足厥寒证。应治以温经散寒，养血通脉。予当归四逆加吴茱萸生姜汤加活血通络药。

方药：当归20g 桂枝20g 细辛7g 甘草15g 木通15g 王不留行30g 刘寄奴20g 丹参20g 川芎15g 黄芪30g 吴茱萸10g 生姜15g 地龙15g 穿山龙30g 赤芍15g 红花15g 白芍15g 制附子15g 麦芽30g 陈皮15g 神曲15g。水煎，日1剂，分2次服。

二诊 2006年12月13日。服上方21剂，寒冷大减，双足麻木亦减轻，手转暖，舌质淡苔薄白。继以前方化裁治疗。

方药：当归20g 桂枝20g 细辛7g 甘草15g 木通15g 王不留行30g 刘寄奴20g 丹参20g 川芎15g 黄芪30g 吴茱萸10g 生姜15g 地龙15g 穿山龙30g 赤芍15g 红花15g 白芍15g 制附子15g 麦芽30g 陈皮15g 神曲15g。水煎，日1剂，分2次服。

三诊 2007年1月3日。服上方21剂，患者自述双下肢寒冷明显减轻，虽平时仍觉双下肢凉、冒风，但盖被后有温暖感，疼痛未作，双足麻木感已无，舌质红苔薄白。继以前方附子减至10g化裁治疗。

方药：当归20g 桂枝20g 细辛7g 甘草15g 木通15g 王不留行30g 刘寄奴20g 丹参20g 川芎15g 黄芪30g 吴茱萸10g 生姜15g 地龙15g 穿山龙30g 赤芍15g 红花15g 白

芍 15g　制附子 10g　麦芽 30g　陈皮 15g　神曲 15g。水煎，日 1 剂，分 2 次服。

四诊　2007 年 2 月 2 日。服上方 28 剂，双下肢寒冷、麻木、疼痛皆除，复查双下肢彩超示双足背动脉血流量较前增加。

按语　当归四逆汤与当归四逆加吴茱萸生姜汤方中皆有当归、芍药、炙甘草、通草、桂枝、细辛、大枣，均有温经散寒、养血通脉之功，皆可治疗足厥阴肝经虚寒之"手足厥寒，脉细欲绝"者，但仲景特别指出"若其人内有久寒者，宜当归四逆加吴茱萸生姜汤"。意即足厥阴肝经虚寒证若素有久寒者，应当加吴茱萸、生姜，取两者之辛以散寒，加入清酒煎药，尤藉清酒之濡经决脉，以散其久忧之寒。张琪教授强调此久寒乃厥阴肝血虚寒，非少阴心肾阳气衰微而致，切不可用附子、干姜等助阳之剂，否则灼伤阴液、肝血愈虚、寒凝益甚。吴茱萸、生姜为吴茱萸汤之主药，既能温肝散寒、又能降逆止呕，因此，本方对手足厥寒，兼见头顶痛，干呕、吐涎者效果较当归四逆汤更佳。本案患者双足寒冷病史数十年，"内有久寒"，症见双下肢寒冷、疼痛，双足麻木。此为肝经虚寒，不能养血营筋，血得寒则凝，活动后气血运行则好转，静止气血瘀滞则加重，故加王不留行、刘寄奴、丹参、川芎、地龙、山龙、赤芍、红花活血通络，黄芪益气温阳助行血，又佐以麦芽、陈皮、神曲健运脾胃助药物吸收。

2. 血痹

病案　林某，男，48 岁，1980 年 6 月 9 日初诊。

病史：患者于 3 个月前出现头胀痛，心烦，胸憋闷少气，手足厥冷，口唇麻，全身麻，有恐惧感。心电图示 ST-T 改变，供血不全。西医诊断为脑基底动脉和冠状动脉供血不全，经治疗胸闷、少气等症状有明显好转，但出现全身走窜拘急难忍，自汗、手足厥冷，于祖国医药研究所住院治疗，始按痹证投以祛风活络之剂治疗无效，请张琪教授会诊。

初诊　全身拘急窜痛、手足厥寒，自汗，舌润滑，脉象沉迟而无力。

辨证分析：此属足厥阴肝经虚寒证。治以温经散寒。宜用当归四逆汤加吴茱萸生姜汤化裁。

方药：当归 20g　桂枝 15g　白芍 15g　细辛 5g　甘草 15g　红枣 5 枚　生姜 10g　党参 15g　半夏 15g　小麦 50g　木通 15g　吴茱萸 15g。水煎，日 1 剂，分 2 次服。

二诊　1980 年 6 月 15 日。服上方 6 剂，全身走窜拘急减轻，手足厥冷亦轻。按原方继服。

处方：当归 20g　桂枝 15g　白芍 15g　细辛 5g　甘草 15g　红枣 5 枚　生姜 10g　党参 15g　半夏 15g　小麦 50g　木通 15g　吴茱萸 15g。水煎，日 1 剂，分 2 次服。

三诊　1980 年 8 月 13 日。服上方 20 剂，全身窜痛拘急、自汗等症全部消除，心电图亦有明显改善，目前仍有时头晕多梦，肢麻手微冷，舌紫薄苔，脉象缓。仍用上方加减主治。

处方：当归 20g　桂枝 15g　白芍 20g　细辛 5g　甘草 10g　红枣 5 枚　小麦 50g　丹参 20g　鸡血藤 50g　红花 15g　川芎 15g　党参 15g　生姜 15g。水煎，日 1 剂，分 2 次服。

四诊　1980 年 8 月 25 日。服上方 12 剂，诸症消失，每天坚持锻炼，无不适之感。继续调治痊愈后出院。

按语　本案患者以全身拘急为主症，伴有手足厥寒、自汗，结合舌、脉分析，应属足厥阴肝经虚寒所致"血痹"病。《内经》谓肝藏血，主筋，肝经虚寒则不足以温煦养血营筋，故全身拘急窜痛；自汗，乃属营卫不和所致，犹桂枝汤证之自汗也；肝寒血虚不能充达于四末，因而手足厥冷、脉沉而迟；肝藏魂，肝血虚失舍，则多梦纷纭。本案始用当归四逆加吴茱萸生姜汤温经养血祛寒，加小麦养心安神，服药后全身窜痛拘急、自汗皆收显效，心电图亦有明显改善，但仍头晕、多梦、肢麻手微冷，继用原方，温经散寒有余、活血之力则嫌不足，故后方加入丹参、鸡血藤、红花、川芎等行血活血之品，以竟全功。

3. 眩晕（梅尼埃病）

病案 冯某，女，40 岁，1985 年 1 月 16 日初诊。

主诉：眩晕 2 年余。

病史：该患者素体消瘦，2 年前开始出现眩晕，终日昏眩，时轻时重，不能工作，经某医院诊断为梅尼埃病，久治无效，故来张琪教授门诊求治。

初诊 面色青暗不泽，全身乏力难支，精神委靡不振，脉象沉细，手足厥冷，舌滑润。

辨证分析：此足厥阴肝经营血虚寒之证。治以温经散寒。宜当归四逆汤加吴茱萸生姜汤化裁治疗。

方药：当归 20g 桂枝 15g 白芍 15g 细辛 5g 甘草 10g 木通 10g 红枣 8 枚 生姜 10g 吴茱萸 15g 党参 15g 黄芪 30g。水煎，日 1 剂，分 2 次服。

二诊 1985 年 1 月 23 日。服上方 6 剂，自觉全身较前有力，精神稍振，眩晕亦减轻，自述用此药后全身舒适，效不更方。

方药：当归 20g 桂枝 15g 白芍 15g 细辛 5g 甘草 10g 木通 10g 红枣 8 枚 生姜 10g 吴茱萸 15g 党参 15g 黄芪 30g。水煎，日 1 剂，分 2 次服。

三诊 1985 年 2 月 13 日。服上方 14 剂，眩晕大减，全身有力，精神振奋，唯有时睡眠欠佳，多梦。宜原方加酸枣仁安神。

方药：当归 20g 桂枝 15g 白芍 15g 细辛 5g 甘草 10g 木通 10g 红枣 8 枚 生姜 10g 吴茱萸 15g 党参 15g 黄芪 30g 酸枣仁 20g。水煎，日 1 剂，分 2 次服。

四诊 1985 年 2 月 27 日。服药 14 剂，眩晕愈，睡眠佳，已上班工作。

按语 梅尼埃病即美尼尔氏综合征，是一种特发性内耳疾病，其典型表现为眩晕、耳聋、耳鸣及耳内闷胀感。根据其症状属于祖国医学之"眩晕"。眩是眼花，晕是头晕，两者常同时并见，故统称为"眩晕"。轻者闭目即止，重者如坐车船，旋转不定，不能站立，或伴有恶心、呕吐、汗出、甚则昏倒等症状。《内经》谓："诸风掉眩，皆属于肝。"诚以肝为刚脏，内寄相火，风火亢逆上犯巅顶发为眩晕，属热证者居多。但肝藏血，肝阳不足，血虚不能上荣亦可发生眩晕，本案即属后者，肝血虚阳气式微无以温煦，木失荣而风内动，故终日眩晕不已，除眩晕主症外面色青暗、精神不振、手脚厥冷、脉象沉细等，皆属肝阳式微营血不足所见证候。用当归四逆汤加吴茱萸生姜汤化裁，温肝、散寒、养血，又增入黄芪以益气，积年沉疴得以解除。

第十四节　赤石脂汤类

桃　花　汤

【出处】《伤寒论》第 306 条："少阴病，下利便脓血者，桃花汤主之。"

第 307 条："少阴病，二三日至四五日，腹痛，小便不利，下利不止，便脓血者，桃花汤主之。"

【组成】赤石脂一斤（一半全用，一半筛末）、干姜一两、粳米一斤。

【功效】温中涩肠止痢。

【方义】方中重用赤石脂温涩固脱、收敛止血为君药，尤妙在以赤石脂一半全用入煎，取其温涩之气；一半筛末冲服，令其留着于肠中，则收涩之力更强。臣以干姜大辛大热，温中散寒，君臣相配，温中涩肠，止血止痢功效更强。佐以糯米，养胃和中，助赤石脂、干姜以固肠胃，三药合用，具有温中涩肠止痢之功。

【原治】虚寒痢。

【辨证要点】虚寒血痢证：久痢便脓血，色暗不鲜，腹痛喜温喜按，舌淡苔白，脉迟弱或微细。

1. 滑泄（痢疾）

病案 何某，女，72 岁，1945 年 4 月初诊。

病史：患者患痢疾，大便每日数十次，便脓血，经中西医诊治皆无效，在西医院住院抢救，医院通知病危，准备后事。家属心有不甘，请张琪教授往诊。

初诊 症见呻吟床第，声音极微，精神困惫已极，腹痛喜按，下痢脓血夹杂，色暗不鲜，舌润苔滑，脉虚软。

辨证分析：此虚寒下利也。病虽重，尚可治，予桃花汤原方。

方药：赤石脂 30g 干姜 10g 粳米 30g。水煎，立即灌服。

二诊 服 1 剂而下痢大减，每 1～2 小时泻下 1 次，精神稍复，呻吟声音渐响。前方继服。

方药：赤石脂 30g 干姜 10g 粳米 30g。水煎，日 1 剂，分 2 次服。

三诊 服 3 剂，下痢渐止，便无脓血，便质稍稀。后以扶正健脾治疗而愈。

按语 桃花汤为治虚寒下利便脓血之主方。主治虚寒痢，症见久痢不止，便脓血，色暗不鲜，日久不愈，小便不利，腹疼喜温喜按，舌淡苔白，脉迟弱或微细。少阴阳衰，络脉不固，统摄无权，大肠滑脱则久痢不愈、便下脓血、色暗不鲜；阳虚寒凝，气滞不通则腹疼绵绵、喜温喜按；下利过多，损伤津液，则小便不利；舌淡苔白，脉迟弱或微细，为虚寒之象。本方证病机为少阴阳衰，阴寒内盛，寒湿阻滞，肠络受伤。应治以温中涩肠止痢。桃花汤之主药为赤石脂，李时珍谓此药"补心血，生肌肉，厚肠胃，除水湿及脱缸，治冷痢腹痛下白冻如鱼脑"等，《神农本草经》谓此药"主泄痢，肠澼脓血"。《名医别录》认为其能"疗腹疼肠澼，下痢赤白"，尤妙在以赤石脂一半筛末冲服，令其留在肠中，则固涩之功更佳。张琪教授常用此方加味治疗因泄久脾衰日久不止之滑泄，而见泄泻不禁、日夜无度、饮食减少、腹痛肠鸣等症。取其有收敛固脱之功。张琪教授临证应用时于桃花汤去粳米，加诃子、罂粟壳收敛固脱，加术、苓、芍和肝理脾。久泻虽虚，但多夹湿热，治法当以涩为主，复加黄连以除湿热，木香以化滞，此乃虚中夹痰之治也。桃花汤加味处方如下：赤石脂 25g（布包），炮姜 10g，诃子肉 20g，罂粟壳 10g，广木香 7.5g，川连 10g，白术 20g，茯苓 20g。

2. 暑泻（结肠炎）

病案 蔡某，男，59 岁，1978 年 8 月 18 日初诊。

病史：既往结肠炎病史，大便每日 1～2 次。近日气候炎热，每日腹泻 10 余次，求治于张琪教授，来诊时症见便质溏而夹黏秽，伴腹痛不舒，全身倦怠，食纳日减，尿黄，舌苔白腻，舌质红，脉濡稍数。张琪教授分析时值长夏暑湿之令，脾胃中州失运而致暑泻。宜以清暑利湿止泻法治之，予以三物香薷饮治疗，服药 10 剂后，暑湿已退，舌苔已化，食纳大增，精神转佳，诸症好转，但仍腹泻不止。

初诊 患者仍腹泻，大便每日 4～5 次，便质溏薄，尿色淡黄，舌质淡，苔薄白，脉沉。

辨证分析：此患者素有结肠炎，病乃新感引动宿疾而戚，新邪除而宿疾不瘳，故投以理脾抑肝法，予以桃花汤、诃子散加味治疗。

方药：白术20g　炮姜10g　白芍20g　防风7.5g　茯苓20g　诃子20g　乌梅15g　川连10g　甘草10g。水煎，日1剂，分2次服。

二诊　1978年8月21日。服上方3剂，大便次数稍减、仍每日3~4次，便质转好、稍夹黏液。辨证分析：泄泻如此顽固当属下元滑脱夹有湿热，宜温涩固脱，佐以苦寒清热法。

处方：诃子20g　炮姜10g　罂粟壳15g　陈皮15g　赤石脂25g（布包）　白术20g　川连10g　甘草10g。水煎，日1剂，分2次服。

三诊　1978年8月24日。服上方3剂，大便日2次，便质稍溏，腹部舒适，精神及体力皆好转，脉象沉滑，舌苔薄润。效不更方，上方继用。

处方：诃子20g　炮姜10g　罂粟壳15g　陈皮15g　赤石脂25g（布包）　白术20g　川连10g　甘草10g。水煎，日1剂，分2次服。

四诊　1978年8月24日。服上方5剂后，大便恢复如初、每日1~2次，便质成形，余症皆除。

按语　本案暑湿兼久泻，新感夹宿疾，先以三物香薷饮，清暑利湿初见成效，继以桃花汤、诃子散化裁以温涩固脱而收功。顽固之久泻除脾阳虚不固、下元滑脱外，因病程日久，又兼感外邪，常夹有湿热，大便溏薄中夹有黏液秽浊，仅用温中涩肠易关门留寇，而致缠绵难愈，此乃虚中夹实之证。故应在温涩固脱基础上，佐以苦寒清热法，加黄连清热利湿之品，则湿热去、下元固，此乃活用桃花汤辨证论治之真义。

3. 滑泄（泄泻）

病案1　延某，男，19岁，1978年8月20日初诊。

病史：患者1年前无明显诱因出现腹泻，每日3~4次，便质溏薄，在北京某医院经X线钡餐检查，未发现异常，多处求诊，服健脾胃升清阳、温中止泻之药皆罔效，久治不愈，慕名来哈尔滨求治于张琪教授。

初诊　症见腹泻，每日3~4次，便质溏薄，伴腹痛肠鸣，喜热喜按，周身乏力，倦怠，面色萎黄，体质消瘦，舌淡嫩，脉沉弱。

辨证分析：考虑患者既往用健脾胃升清阳、温中止泻药物无效。此属下焦滑脱之滑泄证。予以桃花杨加温中故涩之剂。

方药：赤石脂25g（布包）　炮姜10g　诃子肉20g　罂粟壳10g　广木香7.5g　川连10g　白术20g　茯苓20g。水煎，日1剂，分2次服。

二诊　1978年8月28日。服上方8剂，腹部未痛，精力稍复，大便日3次，但量见少转干，脉渐起，此乃佳兆。继续予以上方加减。

处方：赤石脂25g（布包）　炮姜10g　诃子肉20g　罂粟壳10g　川连10g　广木香7.5g　陈皮15g　白芍20g　茯苓20g　白术20g。水煎，日1剂，分2次服。

三诊　1978年9月12日。服上方14剂，大便每天只1次，便质不稀、成条状，精神体力皆明显改善。但昨日偶食凉物，大便又稀、仍日1次，腹未痛。继予上方增减治疗。

处方：赤石脂25g（布包）　炮姜15g　诃子肉20g　罂粟壳15g　川连10g　茯苓20g　白术20g　白芍20g　乌梅15g　广木香7.5g　甘草10g。水煎，日1剂，分2次服。

四诊　1978年10月4日。连服上方10剂，大便日行1次转正常，诸恙悉除，从此痊愈。

病案2　孙某，男，61岁，1984年6月15日初诊。

病史：既往乙肝病史，经检查确诊为早期肝硬化。4年前开始出现消化不良，继而泄泻，逐渐加重，每日腹泻4~5次，经中西药治疗皆未收效，转来张琪教授门诊求治。

初诊 症见腹泻，每日腹泻4~5次，清便，纳食减少，体质消瘦，面色晦暗无华，舌红少津，脉象沉弱。

辨证分析：综合病史证候分析，当属日久之滑泄，其原总由脾虚肠寒，食少纳呆，久泻不禁，致仓廪匮乏，生化无源，病情较重。先以桃花汤与诃子散二方化裁以固肠止脱。

方药：赤石脂50g 炮姜10g 诃子20g 米壳15g 山药20g 白术20g 川连10g 甘草15g。水煎，日1剂，分2次服。

二诊 1984年6月22日。服上方3剂，下泻次数减少，但继服之则又泄泻如故。张琪教授仔细思考，初服3剂似有效，涩肠止泻之法，不容置疑，而继服则无效，乃药轻病重之故。因予以伏龙肝为主合桃花汤、诃子散二方化裁。

方药：伏龙肝100g 赤石脂50g 炮姜10g 诃子20g 米壳15g 山药20g 白术20g 川连10g 甘草15g。水煎，日1剂，分2次服。

三诊 1984年6月25日。服上方药12剂，泄泻减为每日2次，大便转成条状。药既对症，嘱其继服上方药。

方药：伏龙肝100g 赤石脂50g 炮姜10g 诃子20g 米壳15g 山药20g 白术20g 川连10g 甘草15g。水煎，日1剂，分2次服。

四诊 1984年7月5日。又连用药10剂，大便转为每日1次，便质稍溏，食纳亦增，体重增加3kg。除早期肝硬化病外，余皆痊愈，嘱其注意戒食生冷油腻之物，以利脾运化功能之恢复。

按语 滑泄多因泄久脾衰，症见泄泻不禁，日夜无度，饮食减少，腹痛肠鸣等，治宜固涩止脱敛肠之剂。张琪教授常用桃花汤加味治疗颇效。成无己注："少阴病下利便脓血者，下焦不约而里寒也，与桃花汤固下散寒。"可见桃花汤为治虚寒下利便脓血之主方。

此两案均为久治不愈之滑泻。病案1患者腹泻、便质清稀，且喜温喜按，此乃虚寒证，但服用健脾胃升清阳、温中止泻等中药，均无显效，当在温脾的基础上加以涩肠固脱法，故投以桃花汤去粳米，加诃子、粟壳收敛回脱之品；患者伴腹痛，故加白芍和肝理脾；患者久泻致生化无源，故见面色萎黄，体质消瘦，乏力，故加白术、茯苓健脾助运化；久泻虽虚，但多夹湿热，治法当以涩为主，复加黄连以除湿热，木香以化滞，此乃虚中夹瘀之治也。病案2为顽固滑泻，久用桃花汤、诃子散收涩而不能止其泻，究其原因，久泻阳虚，肠中沉寒固冷，积久不化故也。伏龙肝为土灶中经柴草熏烧之焦土，性温，入脾胃经，能除寒燥湿而复脾阳，为温中燥湿之佳品，治腹痛、腹泻、便血、崩漏等病，张琪教授取其温中固涩之功，二诊中加入本品重用100g，短期内即见转机。其取效之关键，一是选准药味，二在重用药量，若用伏龙肝15g、30g，此等沉寒积冷之疾，轻描淡写，则无济于事耳。

第十五节 四逆汤类

真 武 汤

【出处】《伤寒论》第82条："太阳病发汗，汗出不解，其人仍发热，心下悸，头眩，身𥄎动，振振欲擗地者，真武汤主之。"

第316条："少阴病，二三日不已，至四五日，腹痛，小便不利，四肢沉重疼痛，自下利者，此为有水气。其人或咳，或小便不利，或下利，或呕者，真武汤主之。"

【组成】茯苓三两、芍药三两、白术二两、生姜三两（切）、附子一枚（炮去皮，破八片）。

【功效】温阳利水。

【方义】方中以大辛大热的附子为君药，温肾助阳，以化气行水，兼暖脾土，以温运水湿。臣以茯苓、白术健脾利湿、淡渗利水，使水气从小便而出。佐以生姜之温散，既助附子以温阳祛寒，又伍茯苓、白术以散水湿；其用白芍者，乃一药三用，一者利小便以行水气，一者柔肝以止腹痛，一者敛阴舒筋以止筋惕肉瞤。"釜底加薪"使散者散、利者利、健者健，已停湿邪得以排出。诸药配伍，温脾肾，利水湿，共奏温阳利水之效。

【原治】阳虚水泛。

【辨证要点】脾肾阳虚，水气内停证：小便不利，肢体沉重或浮肿，畏寒，眩晕，心悸、喘促，苔白，脉沉。

1. 水肿（甲状腺功能减退症）

病案1 李某，女，20岁，2000年2月16日初诊。

病史：患者半年前无明显诱因出现颜面及四肢浮肿，为黏液性水肿，在西医院诊断为甲状腺功能减退症，终日委靡欲睡，辍学在家，服用甲状腺素片治疗无明显效果，故求治于张琪教授。

初诊 颜面及四肢浮肿，精神委靡，终日嗜卧，目不欲睁，畏寒，心悸，头眩，舌润，脉象沉迟。血压：90/55mmHg。

辨证分析：此属脾肾阳衰，水湿内停证。治以温阳利水。方用真武汤加人参、桂枝温阳益气利水。

方药：茯苓15g　芍药15g　生姜15g　白术10g　制附子20g　人参15g　甘草10g。水煎，日1剂，分2次服。

二诊 2000年2月24日。服上方8剂，颜面浮肿大消，四肢仍有轻度浮肿，精神大振，心悸、头眩皆好转。继以上方加桂枝治疗。

方药：茯苓15g　芍药15g　生姜15g　白术10g　制附子20g　人参15g　桂枝15g　甘草10g。水煎，日1剂，分2次服。

三诊 2000年3月3日。服上方7剂，浮肿消，诸症大好，畏寒轻。继以上方调治1月余完全治愈，回校继续学业。

病案2 李某，女，32岁，2012年9月24日初诊。

主诉：周身浮肿1年余。

病史：该患者1年前无明显诱因出现周身浮肿，在哈尔滨医科大学附属第一医院查甲状腺功能示，游离三碘甲状腺氨基酸（FT_3）0.68pmol/L、游离甲状腺素（FT_4）3.4pmol/L、促甲状腺激素（TSH）38.7pmol/L，诊断为甲状腺功能减退症，用中西药治疗，效果不佳，故来张琪教授门诊求治。

初诊 周身浮肿、酸楚沉重，神疲乏力，嗜睡，眩晕，手足凉，舌淡，苔滑润，脉沉迟。

辨证分析：此为脾肾阳虚，水湿内停，发为水肿。治以温阳利水。方用真武汤加味。

方药：附子15g　红参15g　茯苓20g　白术20g　白芍20g　桂枝15g　甘草15g　生姜15g　大枣5枚。水煎，日1剂，早晚分服。

二诊 2012年10月8日。服上方14剂，浮肿明显减退，身体较以前轻松，其余症状均明显好转。上方加防己20g、车前子15g续服。

方药：附子15g　红参15g　茯苓20g　白术20g　防己20g　车前子15g　白芍20g　桂枝15g　甘草15g　生姜15g　大枣5枚。水煎，日1剂，早晚分服。

三诊　2012 年 10 月 22 日。服上方 14 剂，浮肿全消，症状基本痊愈，复查甲状腺功能示，FT$_3$ 1.2pmol/L、FT$_4$ 7.4pmol/L、TSH 10.9pmol/L。续服上方 14 剂巩固疗效。

按语　甲状腺功能减退症（简称甲减），是由于甲状腺激素合成及分泌减少，或其生理效应不足所致机体代谢降低的一种疾病。临床表现为面色苍白，眼睑和颊部虚肿，非凹陷性水肿，表情淡漠，记忆力减退，智力低下，嗜睡，反应迟钝，多虑，心悸、头晕、头痛等。上两则病案症见黏液性水肿、畏寒肢冷，符合阴水病，因肾阳衰微不能化水，故水湿泛滥，皆用过中西药利水之剂，毫无效果。脾肾阳虚，运化失司，水湿内停。水湿泛滥肌肤，则身体沉重、浮肿，湿邪阻遏阳气、清阳不升则见眩晕，阳虚不能温煦，故见畏寒肢冷，湿困脾阳则神疲乏力、嗜睡。阳不化水为本病主要病机，治疗当以温阳化水为要，应注意阴水迁延，不易速愈，治疗时不能为求速效而滥用攻逐之品，切忌见水治水，而过用利水之法。方用真武汤加桂枝、人参治疗，方中附子辛热、温肾壮阳，茯苓淡渗利水，生姜温胃散寒，白术健脾燥湿，加入桂枝以助气化，病案 1 加人参、病案 2 加红参取益气助利水之功，用本方化裁后温肾阳则水得化、小便利、水肿消、而精神振。张琪教授以真武汤加党参、桂枝化裁治疗甲状腺机能低下之全身黏液性水肿，症见头眩嗜睡，精神委靡不振，肢体酸痛，畏寒，手足厥冷，气短心悸，舌润，脉象沉弱或沉迟，属脾肾阳衰者，其效甚佳。

2. 水肿（肾病综合征）

病案　申某，男，14 岁，2001 年 4 月 6 日初诊。

主诉：周身浮肿伴腹胀满、尿少 2 个月。

病史：该患者既往肾病综合征病史 3 年，曾用泼尼松治疗病情缓解，2 个月前感冒后又出现周身浮肿，伴腹胀满、尿少，尿蛋白（3+），血浆白蛋白 26g/L，诊断为肾病综合征，在黑龙江省中医研究院肾病科住院，经治疗感冒已愈，但周身浮肿不消，故来张琪教授门诊求治。

初诊　周身浮肿，腹胀满，尿少，尿量每日 200ml，手足厥冷，畏寒，下肢尤甚，面色㿠白，大便溏，舌体胖嫩，舌质紫，苔滑润，脉沉。

辨证分析：此为脾肾阳虚夹有瘀血之阴水。应治以温补脾肾，活血利水。方用真武汤合生脉散加味。

方药：制附子 20g（先煎）　白术 20g　茯苓 25g　白芍 15g　干晒参 15g　五味子 10g　麦门冬 15g　生姜 10g　益母草 30g　红花 15g　桃仁 15g　泽泻 20g　甘草 15g。水煎服。日 1 剂，分 2 次服。

二诊　2001 年 4 月 20 日。服上方 14 剂，24 小时尿量由每日 200ml 增加至 2500ml，浮肿消退，倦怠，乏力，尿蛋白（3+）。治以益气健脾升阳除湿。方用升阳益胃汤化裁调治 2 个月，尿蛋白减至（±），血浆白蛋白升至 36g/L，从而获得缓解出院。

按语　水肿是全身气化功能障碍的一种表现，与肺、脾、肾、三焦各脏腑密切相关。《景岳全书》云："凡水肿等证，乃肺脾肾三脏相干之病。盖水为至阴，其本在肾；水化于气，其标在肺；水唯畏土，其制在脾。"据症状表现不同而分为阳水、阴水二类。《丹溪心法·水肿》云："若遍身肿，不烦渴，大便溏，不涩赤，此属阴水。"阴水为水肿之属虚证者，《类证治裁·肿胀》云："因肺脾肾虚致水溢者，为阴水。"阴水常见于肾病综合征、慢性肾小球肾炎，临床以水肿为主症，症见周身水肿，腰以下肿甚，按之凹陷，不易恢复，或水肿时重时轻，反复不愈，尿少腰痛，畏寒肢冷，神倦，脘腹肿满，便溏，面色㿠白，舌体胖嫩，舌质淡，苔白滑，脉沉细；或伴口唇发绀，面色晦暗，舌质紫有瘀斑，脉沉涩。治宜温肾化水。

本病案辨证为脾肾阳虚夹有血瘀之证，由于脾肾阳虚无力温运水湿形成"阴水"。治疗当以温肾健脾、利水活血之剂，方用真武汤与生脉散加味治疗。方中附子为温助肾阳之品，干晒参、白术、茯苓、甘草益气健脾，白芍药、五味子、麦门冬敛阴滋阴；附子、干晒参、白术均为温热燥药，故用敛阴滋阴之剂相辅顾护阴液，防其热燥耗阴；高度水肿循环受阻，用益母草活血利水，桃仁、红花活血散瘀，与温阳药合用以改善血行及肢体末端循环。益母草有活血利水之功需重用方效，张琪教授常用30～50g，且属于轻剂多用对胃肠无任何不良反应。二诊水肿消退后，仍有蛋白尿、血浆白蛋白低，表现体重倦怠、乏力等脾胃虚弱、清阳不升、湿邪留恋之证，故治以补气健脾胃、升阳除湿之升阳益胃汤；用后尿蛋白减少，血浆白蛋白上升。张琪教授强调慢性肾脏病辨证属脾肾阳虚者用此方确有良效，但大多数患者经过中西药治疗病机寒热错杂，纯属脾肾阳虚者只是少数，脾肾阳虚证中常伴见口苦咽干、咽痛，尿黄，舌苔黄腻或厚腻等湿热内蕴证候，故需精细辨证根据虚实寒热夹杂情况采用寒温并用、清补兼施法。

3. 水肿（慢性肾衰竭）

病案 赵某，男，46岁，2012年5月2日初诊。

病史：该患者既往慢性肾小球肾炎病史10余年，3年前出现肾功能改变，血肌酐224μmol/L，彩超示双肾萎缩，诊断为慢性肾衰竭，经住院治疗后病情缓解，血肌酐维持在200μmol/L以下；1周前外感后出现眼睑及双下肢浮肿，伴尿量减少。肾功能肌酐432μmol/L，尿酸67μmol/L；电解质血磷2.11；血常规血红蛋白91g/L。

初诊 双下肢浮肿，晨起眼睑肿，恶心，畏寒，腰背痛，小便量少，舌嫩滑润，脉沉。

辨证分析：此为脾肾阳虚，湿浊内蕴之证。应治以温脾肾，化湿浊，活血利水。方予真武汤加活血化浊药。

方药：茯苓30g 白术20g 制附子15g 白芍15g 生姜15g 桃仁20g 丹参20g 赤芍20g 红花15g 党参20g 黄芪30g 仙灵脾20g 巴戟天15g 菟丝子20g 大黄10g 草果仁15g 砂仁15g 紫苏15g 当归20g 甘草15g。水煎，日1剂，分2次服。

二诊 2012年5月23日。服上方21剂，双下肢浮肿消失，无恶心，畏寒大减，腰背痛好转，小便量增多，每日2000ml以上，但觉乏力，纳食尚可。肾功能肌酐379μmol/L，尿酸621μmol/L；血常规血红蛋白93g/L。继以参芪地黄汤加温肾活血化浊药物调治。

按语 慢性肾衰竭是指由各种原发性或继发性肾小球疾病导致的慢性进行性肾实质损害，致使肾脏明显萎缩，不能维持基本功能，临床出现以代谢产物潴留，水、电解质、酸碱平衡失调，全身各系统受累为主要表现的临床综合征。根据其临床表现可属于"癃闭"、"关格"、"虚劳"、"水肿"、"呕吐"、"眩晕"、"腰痛"等病的范畴。其病机属于脾肾两虚为本，湿浊氮质代谢产物潴留为标。慢性肾衰竭日久脾肾两虚，阴损及阳，脾肾阳虚，脾失运化，肾失气化，水湿内停，蕴而化热成浊，症见腰以下肿甚，畏寒肢冷，神疲气怯，面色㿠白，腰脊酸重，舌胖色淡苔白，脉沉细弱，张琪教授常用真武汤加活血药化裁治疗，每取佳效。本案患者根据主症辨为脾肾阳虚、湿浊内蕴之"水肿"，张琪教授辨证与辨病相结合，在用真武汤温阳利水的基础上，结合活血化瘀贯穿慢性肾衰竭治疗始终的原则，加入活血化瘀之桃仁、丹参、赤芍、红花，化湿浊之草果仁、紫苏，加大黄活血泄浊，仙灵脾、巴戟天温肾阳。附子具有回阳救逆、温补脾肾、散寒止痛之功，通过附子的回阳作用，改善血液循环功能，从而消除水肿，恢复肾脏功能。但附子有毒不宜生用，其有效成分乌头碱宜久煎，据药理实验表明，煮沸时间越久，毒性越弱，但作用不减，一般先煮1小时，再入他药为佳。二诊患者浮肿消、恶心止、畏寒轻，继以健脾温肾扶正结合活血化浊祛邪治疗以善后。

4. 胸痹（冠心病、心力衰竭）

病案　田某，男，73岁，2000年10月27日初诊。

病史：既往冠心病史30年，心力衰竭病史5年。2周前因情志刺激出现胸闷、气短、不能平卧，伴双下肢浮肿；查体心率115次/min，肝大、位于右锁骨中线5cm；心电图示前壁广泛心肌缺血。西医诊断为冠心病、心力衰竭Ⅱ度，经强心利尿扩血管治疗无明显效果，故慕名求治于张琪教授。

初诊　患者自觉胸闷，心悸气短，不能平卧，尿少，一昼夜尿量350ml，口唇、颜面发绀，双下肢浮肿、按之没指，舌质红紫而有瘀点瘀斑，舌苔白厚腻，脉沉浮。

辨证分析：此为心阳虚衰、水气凌心、血脉瘀阻之胸痹。治以利水化瘀，益气温阳。方用真武汤化裁。

方药：附子20g（先煎）　白术25g　赤芍25g　茯苓25g　泽泻25g　葶苈子25g　白茅根50g　红花20g　当归30g　怀牛膝25g　猪苓25g　丹参20g　大黄10g　郁李仁15g　黑白丑各15g　大枣10枚。水煎，日1剂，分2次服。

二诊　2000年11月3日。服上方7剂，心悸气短明显减轻，可平卧，口唇颜面发绀明显减轻，尿量增加，一昼夜约650ml，双下水肿消退明显，舌质紫有瘀点瘀斑，苔白，脉沉。前方去黑白二丑，加车前子、五加皮。

方药：附子20g（先煎）　白术25g　赤芍25g　茯苓25g　泽泻25g　葶苈子25g　白茅根50g　红花20g　当归30g　怀牛膝25g　猪苓25g　丹参20g　大黄10g　郁李仁15g　车前子20g　五加皮20g　大枣10枚。水煎，日1剂，分2次服。

三诊　2000年12月9日。服上方35剂，浮肿完全消失，体力明显增加，活动后仍觉心悸气短，偶有发绀，舌质紫而少苔，有瘀点瘀斑，脉沉弦。继服21剂，状态如常人，好转出院，随访年余，状态稳定。

按语　心力衰竭是各种心脏结构或功能性疾病导致心室充盈及（或）射血能力受损而引起的一组综合征。几乎所有类型的心脏、大血管疾病均可引起心力衰竭。有基础心脏病的患者，其心力衰竭症状往往由一些增加心脏负荷的因素所诱发，如感染、过度体力劳累或情绪激动等。按部位分型左心衰竭、右心衰竭、全心衰竭。其主要症状可见呼吸困难、咳嗽、乏力、水肿、尿少、心悸等。张琪教授临证治疗冠心病所致心力衰竭时，若症见面色苍白，心悸气短，咳声不扬，渴不欲饮，四肢欠温，便溏溺短，下肢浮肿，腹胀，舌体胖嫩，舌紫暗，唇甲青紫发绀，脉沉细或沉涩结代，证属肾阳不足、水饮凌心者，常用真武汤加活血利水药化裁治疗，方药组成：附子20g（先煎）、茯苓20g、白术15g、白芍15g、生姜10g、丹参20g、泽兰叶30g、桃仁15g、益母草30g。

本案为冠状动脉粥样硬化性心脏病所致、由情志刺激诱发之全心衰竭，症见胸闷，心悸气短，不能平卧，尿少，口唇、颜面紫绀，双下肢浮肿、按之没指，舌质红紫而有瘀点瘀斑，舌苔白厚腻，脉沉浮。辨证为肾阳不足，水饮凌心，血脉瘀阻。该患者年高体虚，久病迁延，导致脏腑虚衰，变证百出，解决心力衰竭为第一要务。方用真武汤益气温阳利水，因兼有血瘀之象，血不利则为水，故加活血化瘀之红花、丹参，加葶苈子泻肺平喘，黑白丑利尿消肿，牛膝引水下行；二诊用药后浮肿大减，为防二丑久用峻下伤正，改用利水而不伤正之车前子、五加皮。

5. 心咳（肺源性心脏病、心力衰竭）

病案　郝某，男，67岁，1997年4月初诊。

病史：既往肺源性心脏病史，近日出现咳嗽气喘不能平卧，在某医院诊断为心力衰竭，经住院治疗给予强心利尿剂后，症状缓解不明显，故请张琪教授会诊。

初诊 咳嗽气喘不能平卧，端坐呼吸，畏寒肢冷，胸闷气憋，痰清稀无力咳出，尿少，双下肢浮肿，唇紫发绀，舌紫润，脉沉涩时有结象。

辨证分析：此为心气与心阳衰微，血运受阻证。治以益气温阳为主，辅以活血之剂。方用真武汤加生脉饮化裁。

方药：附子15g　茯苓20g　白术15g　白芍15g　生姜15g　五味子15g　人参15g　麦冬10g 桃仁15g　红花10g　丹参15g　葶苈子15g。水煎，日1剂，分2次服。

二诊 服上方6剂，诸症减轻能平卧，连续用此方调治共服20余剂，病情缓解。出院后又来门诊调治月余而安。

按语 《素问·咳论篇》谓"心咳之状，咳则心痛，喉中介介如梗状"。病机多属心气不足，心阳衰微，血运受阻。症见咳嗽无力声低，痰出不易，或咯出痰中夹有粉红色血液，气喘憋闷不得卧，胸痛，唇紫发绀，尿少浮肿，脉涩或结代。多见于肺源性心脏病（简称肺心病）心力衰竭（简称心衰）之候，治疗用张琪教授自拟加味真武汤，药物组成：附子15g、茯苓20g、白术15g、白芍15g、生姜15g、五味子15g、人参15g、麦冬10g、桃仁15g、红花10g、丹参15g、葶苈子15g。如肺心病、心衰兼有感染，面色晦暗，口唇青紫，颈部静脉怒张，张口抬肩不得卧，喉中痰鸣，咳吐稠痰，足踝浮肿，舌体胖淡，腰以下冷，此为肾阳衰、水气凌心射肺伴痰热壅滞，宜加紫菀、葶苈子、鱼腥草、杏仁清热化痰利气，并与生脉饮合用，温清并用，正邪兼顾，刚柔相济，效果尤佳。因真武汤温肾助阳，火旺土健水得归壑，凌心射肺诸症自除。阳衰则血行瘀滞，加丹参、桃仁、泽兰叶以活血祛瘀；痰热壅滞，加紫菀、鱼腥草、杏仁、葶苈子以清热化痰泄浊，则肺气得以肃降，此标本兼顾之法。生脉饮与参附同用温阳益气，麦冬、五味子益阴敛阳，刚柔相济，可防燥热伤阴之弊。

6. 心水（风湿性心脏病、心力衰竭）

病案 于某，女，51岁，1985年4月2日初诊。

主诉：周身重度浮肿，呼吸困难伴咳嗽1个月。

病史：既往风湿性心脏病联合瓣膜病病史10余年，近3年反复发生心力衰竭，开始用强心药可控制，近半年用强心药无效，心衰日渐加重，近1个月出现周身重度浮肿，呼吸困难，伴咳嗽，慕名求治于张琪教授。

初诊 周身重度浮肿，呼吸困难、不能平卧，咳嗽、咳吐白色泡沫痰、有时咯血，食少、食入则脘腹胀满，口唇发绀，尿少，24h尿量200ml，四肢发凉，舌质紫暗，滑润无苔，脉涩结代。查体：颈静脉怒张，肝脏于右肋下可触及四横指，移动性浊音（3+）。

辨证分析：此为脾肾阳虚，心阳不振证。应治以温阳化气。方用真武汤加减治疗。

方药：茯苓25g　白术15g　附子15g　党参25g　赤芍20g　川芎15g　红花15g　当归20g 丹参20g　茅根30g　葶苈子30g　甘草10g。水煎，日1剂，早晚分服。

二诊 1985年4月8日。服上方6剂，患者自诉服药2剂时病情尚无变化，服第3剂后小便开始增多，现浮肿渐退，全身微觉有力，精神好转，食纳稍增加，未咯血，仍不能平卧，仍浮肿，右季肋部胀痛，舌质口唇仍紫暗，脉象沉微（未见结代）。综合分析为脾肾阳气稍复，心阳略振，肺气郁滞稍舒，再用前方增减治疗。

方药：茯苓30g　白术20g　附子15g　党参30g　麦冬15g　五味子15g　葶苈子30g　赤芍20g　红花15g　丹参20g　生姜15g　红枣6枚　甘草15g。水煎，日1剂，早晚分服。

三诊 1985年4月13日。服上方6剂。病情明显好转，尿量增多至24h 3000ml，浮肿全消，

全身较前有力，食欲增加，每日能进食 6 两，口唇及末梢发绀基本消失，右季肋胀痛减轻，肝脏可触及肋下二横指，脉沉舌紫，但仍不能平卧，卧时呼吸困难，咳嗽，此心脾阳气已初见振奋可喜之兆。嘱继服上方。

方药：茯苓 30g　白术 20g　附子 15g　党参 30g　麦冬 15g　五味子 15g　葶苈子 30g　赤芍 20g　红花 15g　丹参 20g　生姜 15g　红枣 6 枚　甘草 15g。水煎，日 1 剂，早晚分服。

四诊　1985 年 4 月 24 日。服上方 9 剂，右季肋部已不痛，肝脏可触及肋下一横指，口唇及四肢末端发绀已消失，颈静脉已无明显怒张，能在室内活动，已能平卧，脉象沉、时有结象，此乃心脾肾阳气有渐复之机。仍宗前方增减治疗。

方药：茯苓 35g　白术 20g　附子 15g　党参 30g　葶苈子 30g　五味子 15g　赤芍 20g　红花 15g　丹参 20g　甘草 10g　杏仁 15g　远志 20g　生地 20g　红枣 6 枚。水煎，日 1 剂，分 2 次服。

五诊　1985 年 5 月 6 日。服上方 12 剂，精神饮食及发绀均进一步好转，夜间能平卧，但有阵发性咳嗽，舌红润不紫，脉象沉，于上方加款冬花 15g、紫菀 15g 以利肺化痰止咳。

方药：茯苓 35g　白术 20g　附子 15g　党参 30g　葶苈子 30g　五味子 15g　赤芍 20g　红花 15g　丹参 20g　甘草 10g　杏仁 15g　远志 20g　生地 20g　款冬花 15g　紫菀 15g　红枣 6 枚。水煎，日 1 剂，分 2 次服。

六诊　1985 年 5 月 15 日。服上方 9 剂，咳嗽、咳痰亦止，一系列症状均缓解，能在室内活动散步，病情缓解。嘱继用前方数剂以巩固疗效，嘱其防止过劳感冒。

按语　张琪教授以真武汤治风湿性心脏病（简称风心病）、心力衰竭甚多，临床表现为心悸气短，呼吸困难不能平卧，下肢浮肿，小便少，腹胀，指甲青紫，两颧暗红，畏寒肢冷，脉沉涩或沉结。辨证为心阳衰微、气虚血瘀，予真武汤合生脉饮，加红花、桃仁、丹参活血之品，大多奏效。此类患者长期应用毛花苷 C、地高辛等洋地黄类药物，虽能纠正心衰，亦有无效者，但对改善症状不如真武汤显著，且长期服用易出现洋地黄中毒症状。真武汤用后患者体力增加，精神旺盛，此为西药所望尘莫及。附子之用量可根据病之轻重，一般以 3～6 钱为宜，注意须先煎半小时以上，以减其毒性，如服药后小便仍少者，可加泽泻、猪苓、桂枝等温阳利水之品。本病案为风湿性心脏病联合瓣膜病、充血性心力衰竭，临床出现高度浮肿、末端循环衰竭等证候，中医辨证为脾肾阳虚、心气不足、水气上凌之证，以真武汤温补脾肾之阳气，合生脉饮益气养心，葶苈子泻肺平喘而强心，当归、川芎、红花、丹参活血改善血之运行，经二诊以后明显见好，连续用药 30 余剂，水肿全消，纠正了心衰，病情得到缓解。据近代药理实验表明葶苈子，主要成分含强心苷类，葶苈子醇提取物有强心作用，可增强衰竭心脏的排血量，由于心肌收缩力加强，循环改善，肾脏血流增加而利尿，与《神农本草经》所谓泻肺平喘、利水消肿之功相符合。张琪教授用于风心病、心衰水肿皆有效，用量宜大，方能达到此强心利尿的作用，张琪教授一般用至 20～30g，临床经验以喘息不得卧者用之为佳，因其直入肺经，以蓄水在肺者为宜，否则利尿效果不甚明显。

7. 眩晕

病案　梁某，女，37 岁，2007 年 5 月 19 日初诊。

主诉：眩晕 5 年。

病史：患者 5 年前无明显诱因出现眩晕，时欲仆倒，血压正常，在西医院查颅脑 CT 及脑血流图未发现异常，曾服用氟桂利嗪、静脉滴注天麻素及改善脑供血等药物均无明显效果，服用天麻钩藤饮等中药亦无明显效果，患者十分痛苦，慕名求治于张琪教授。

初诊　眩晕，恶心，足软，行路欲仆，四肢不温，面色㿠白，舌嫩苔白润，脉沉有力。

辨证分析：此为脾肾阳虚，水饮上泛之证。治以温阳化饮。投以真武汤加半夏治之。

方药：茯苓 15g　白芍 15g　生姜 15g　白术 20g　制附子 10g　半夏 15g。水煎，日 1 剂，分 2 次服。

二诊　2007 年 5 月 26 日。连服上方 14 剂，眩晕大减，偶有恶心，面色转淡红，手足转温。继以上方治疗 21 剂痊愈。

按语　眩晕是以头昏目花，甚则眼前发黑，感到自身或外物旋转，站立困难，时时欲倒为主要临床表现的病证。其发病轻者仅感头昏，视物两目昏花，行走时头重足轻或倾斜，闭目片刻每可缓解；重者则如坐舟车，视物晃动或旋转不止，恶心呕吐，甚则不能坐立，必须闭目静卧。眩晕辨证，应重在辨证候虚实和标本主次。凡病程短，病势急，呈发作性，易因情志郁怒而诱发，发时伴恶心、呕吐痰涎，形体壮实者，属于实证；若病程较长，病势缓而反复发作或持续不解，遇劳即发或加重，伴有全身虚弱见症者，多属虚证。本病多属本虚标实之证。本虚以气血两虚、肾精不足为主。标实有风阳、痰火、痰浊、痰湿、痰饮之分。

本案患者眩晕日久，反复发作，发作时欲仆地，伴恶心，四肢不温，面色㿠白，舌滑润，脉沉，辨证属本虚标实，本虚为脾肾阳虚，标实为水饮上泛。曾用清肝息风潜阳中药治疗未效，张琪教授思及《伤寒论》有"心下悸，头眩，身瞤动，振振欲擗地"本患者欲仆，实振振欲擗地也，此为阳虚不能温化水饮，当以温药和之，阳气旺则水自化，遂用真武汤温阳化饮、加半夏燥湿化痰治疗而取效。张琪教授常以本方化裁治疗眩晕，属于阳虚水泛，症见畏寒肢冷、面色苍白、手足厥冷、下肢浮肿、眩晕欲倒、或头痛恶心呕吐、精神委靡、面目浮肿、舌淡嫩滑润、舌体胖大、脉象沉迟细弱者，每每取效。

8. 气逆

病案　邵某，男，30 岁，1994 年 3 月 7 日初诊。

主诉：自觉有气从小腹上冲、呃逆 2 个月。

病史：患者 2 个月前无明显诱因自觉有气从小腹上冲，伴呃逆，在西医院系统检查后未发现器质性病变，故来门诊求治于张琪教授。

初诊　自觉有气从小腹上冲，呃逆，吐泡沫状液体，头眩晕，畏寒，时遗精面色㿠白，体质消瘦，四肢乏力，形寒肢冷，少腹凉，脉沉弱，舌白滑。

辨证分析：为肝热脾寒，寒热错杂之证。宜温脾清胃，行气降逆。用乌梅丸改汤加枳实、厚朴。

方药：乌梅 20g　细辛 5g　桂枝 15g　人参 15g　附子片 10g　川椒 10g　干姜 10g　川连 10g　当归 15g　枳实 15g　厚朴 15g。水煎，日 1 剂，分 2 次服。

二诊　1994 年 3 月 13 日。服上方 6 剂，全身稍有力，但仍气上冲，呃逆吐泡沫状液不减，静则稍安，活动加重，头眩晕不能久视，健忘多梦，性交后疲惫不堪，舌白润，脉象沉无力。辨证分析此属命火式微，肾精亏不固，脾土虚运化无力，水饮上泛兼冲气上逆证。宜温培脾肾，镇潜摄纳。方用真武汤加重镇降逆药。

方药：茯苓 30g　桂枝 20g　白术 20g　附子 15g　干姜 10g　红参 15g　吴茱萸 10g　半夏 15g　龙骨 20g　牡蛎 20g　生赭石 30g　沉香 10g　甘草 15g。水煎，日 1 剂，分 2 次服。

三诊　1994 年 3 月 23 日。服上方 10 剂，少腹有温暖感，气上冲、吐泡沫状液体减轻，精神好，全身较前有力，畏寒仍有但亦减，头眩亦好转，然仍不能久视，不耐劳，性交后腰酸疲乏难堪，阴囊湿冷，脉沉弱，舌白苔。此脾肾阳气渐复，但肾精匮乏，宜前方加补肾固精之品。

方药：茯苓 30g　桂枝 20g　白术 20g　甘草 15g　红参 15g　附子片 15g　五味子 15g　吴茱萸

10g　半夏15g　熟地20g　半夏15g　菟丝子15g　芦巴子15g　龙骨20g　牡蛎20g　代赭石30g。水煎，日1剂，分2次服。

四诊　1994年4月28日。服上方30剂，全身有力，精神大好，上冲吐涎沫、畏寒等俱除，饮食睡眠俱佳，性生活亦恢复如常，从而痊愈。

按语　"先天之本在肾，后天之本在脾"，两者为机体生机之动力，尤以其阳气在人体十分重要，《素问·生气天真论》谓"阳气者，若天与日，失其所则折寿而不彰，故天运当以日光明"。肾如薪火，脾如鼎釜，脾的运化功能必得肾阳的温煦蒸化，才能化生精微；而肾精必须依赖脾运化精微的滋养，才能不致匮绝，如此生生不息维持着正常的生理功能，保证机体充满生机的活力。反之，脾肾阳虚失去温煦滋养作用，则一系列阴寒之证丛生，如肾虚水泛证等。张琪教授临证观察，有脾肾阳虚冲气上冲、水饮上泛证，单用真武汤不效，必用温培脾肾、镇潜摄纳法方能收效。

本案除温肾健脾化饮外，兼逆气上冲，后者属于冲脉为病。冲脉起于气冲穴，与足少阴肾经相并，挟脐旁上行至胸中，为十二经气血聚会之要冲，由于肾阳式微失于固摄，故表现为气上冲心。本方用代赭石、龙骨、牡蛎与培补脾肾配伍，一则补肾摄纳，一则镇冲潜阳，故冲气上逆能随之奏效，张琪教授用重镇潜阳之代赭石与附子诸补肾药合用，乃引龙入海之意。再有本案二方加用熟地、山茱萸、菟丝子补肾阴之品，以患者时有遗精、性交后疲惫不支则系肾精亦匮乏，在助肾阳时又必须滋补肾阴，阳生阴长相互协调以助其生机。可见拟方遣药贵在辨证准确，有针对性，方能达到治愈之目的。

附 子 汤

【出处】《伤寒论》第304条"少阴病，得之一二日，口中和，其背恶寒者，当灸之，附子汤主之。"

第305条："少阴病，身体痛，手足寒，骨节痛，脉沉者，附子汤主之。"

【组成】附子二枚（炮，去皮，破八片）、茯苓三两、人参二两、白术四两、芍药三两。

【功效】温经助阳，祛寒除湿。

【方义】方中重用炮附子温经祛寒镇痛；与人参相伍，以温补元阳；与茯苓、白术相伍健脾以除寒湿；佐芍药和营血，通血痹，可加强止痛效果，同时，伍于一派刚燥药物之中，既可收刚柔相济之效，且可引阳药入阴。诸药合用，共奏温经助阳、祛寒除湿之功。

【原治】阳虚寒湿证。

【辨证要点】脾肾阳虚，寒湿内阻之证：身体骨节疼痛，恶寒肢冷，舌苔白滑，脉沉无力。

1. 心水（风湿性心脏病 心力衰竭）

病案　李某，女，47岁，1997年3月17日初诊。

病史：既往风湿性心脏病、二尖瓣狭窄病史20年，近2年多次发生心力衰竭，平素经常口服地高辛维持。近1周感冒后又出现心悸气短，呼吸困难不能平卧，使用强心利尿剂无效，故求治于张琪教授。

初诊　心悸气短，呼吸困难不能平卧，双下肢浮肿，尿少，腹胀，指甲青紫，两颧紫暗，畏寒肢冷，口唇发绀，脉涩有结象。

辨证分析：为心气阳两虚，气虚血瘀，虚中夹瘀之证。治以益气扶阳，佐以活血化瘀。投附子汤加减。

方药：红参 15g　附子 10g　茯苓 20g　白术 15g　赤芍 15g　桂枝 15g　生姜 10g　泽泻 20g　红花 15g　桃仁 15g　甘草 15g。水煎，日 1 剂，分 2 次服。

二诊　1997 年 3 月 23 日。服上方 6 剂，全身较前有力，心悸、呼吸困难及发绀症状均已好转，但尿量仍少，腹胀，双下肢浮肿，畏寒肢冷。仍以前方加重温阳利水之力。

方药：红参 15g　附子 15g　茯苓 20g　白术 15g　赤芍 15g　桂枝 15g　生姜 10g　泽泻 20g　红花 15g　桃仁 15g　甘草 15g　猪苓 15g　车前子 15g（另）。水煎，日 1 剂，分 2 次服。

三诊　1997 年 3 月 29 日。服上方 6 剂，初服 3 剂后，尿量增多，心悸气短明显好转，现已能平卧入睡，发绀症状消失，双下肢仍有轻度浮肿。效不更方。

方药：红参 15g　附子 15g　茯苓 20g　白术 15g　赤芍 15g　桂枝 15g　生姜 10g　泽泻 20g　红花 15g　桃仁 15g　甘草 15g　猪苓 15g　车前子 15g（另）。水煎，日 1 剂，分 2 次服。

四诊　1997 年 4 月 5 日。服药 6 剂，心悸气短缓解，浮肿消失，从而缓解。

按语　心水是因心阳虚水气凌心所致的水肿病，为五脏水肿病之一。《金匮要略·水气病脉证并治》："心水者，其身重而少气，不得卧，烦而躁，其人阴肿。"指由于心病日久，心的阳气不足、虚弱无力，血液运行不利、迟缓，则可瘀阻于皮下、脏腑组织间而成为水肿。临床以喘息心悸、不能平卧、咳吐痰涎、水肿少尿为主要表现，与西医的慢性充血性心力衰竭相合。本案根据脉证辨为心气阳两虚、气虚血瘀之心水病。心阳虚与心气虚属同一范畴，一切见证同心气虚，但偏于阳虚，即除心悸、胸痛、气短外，多见形寒肢冷、手足不温、下肢浮肿、舌淡苔滑、脉沉迟，从临证来看，不少心力衰竭患者多属气阳两虚。凡心力衰竭脉象见沉细涩或疾数而散、舌紫口唇发绀，伴见心悸气短、形寒肢厥、自汗者，张琪教授喜用附子汤加丹参、桃仁、红花活血之品，屡用屡效。本案方中附子与红参合用，为治心气阳俱虚之要药，加入红花、桃仁、赤芍等活血之品以改善末梢循环之衰竭更为贴切。红参是人参的熟用品，其药性更温，更长于大补元气、复脉固脱、益气摄血功效。二诊尿量仍少，双下肢浮肿，畏寒肢冷，水饮仍不得温化，故加重温阳利水之力，附子增至 15g，加猪苓、车前子利水。

2. 喘证（慢性肾衰竭、心力衰竭）

病案　万某，男，54 岁，2008 年 8 月 25 日初诊。

主诉：胸闷气短、不能平卧 2 个月，加重 1 周。

病史：该患者既往 2 型糖尿病病史 20 年，糖尿病肾病病史 14 年，慢性肾衰竭病史 3 年，病情稳定，血肌酐控制在 400μmol/L。2 个月前感冒后出现胸闷气短，不能平卧，在当地医院用利尿剂、抗生素治疗后，无明显缓解，近 1 周上述症状明显加重，在黑龙江省中医研究院肾病科住院，化验血常规血红蛋白 64g/L，肾功能血肌酐 710μmol/L，诊断为慢性肾衰竭、心力衰竭，邀张琪教授会诊。

初诊　喘促不能平卧，胸闷气短，双下肢浮肿、足部明显，足冷，舌苔白润滑，脉沉。

辨证分析：此为心肾阳衰、水邪凌心、血络瘀阻、虚实夹杂之候。治以益气温阳、活血利水。方予附子汤加生脉饮化裁。

方药：制附子 15g　红参 15g　茯苓 50g　白术 30g　白芍 30g　生姜 15g　麦冬 15g　五味子 15g　葶苈子 20g　桃仁 15g　赤芍 20g　丹参 20g　川芎 15g　葛根 20g　车前子 40g　王不留行 20g　大黄 10g。水煎，日 1 剂，分 2 次服。

二诊　2008 年 9 月 1 日。服上方 7 剂，喘促及胸闷气短愈，夜间可以平卧，双下肢浮肿减轻，足部仍肿，但有温暖感，舌苔转薄白。复查血肌酐：589μmol/L。继以温肾活血化浊调治。

按语　心力衰竭为慢性肾衰竭的心血管并发症之一，由水钠潴留、高血压、尿毒症性心肌病等所致。因肾脏滤过功能减退，故利尿剂对慢性肾衰竭之水肿无明显效果。慢性肾衰竭、尤其是尿毒症合并心力衰竭者，以心肾阳衰、水邪凌心、血络瘀阻者多见，临床表现为心悸气短、手足厥冷、自汗乏力、小便不利、双下肢浮肿、呼吸困难不能平卧、舌紫滑润、口唇青紫、脉沉细涩。肾阳不足，气不化水则小便不利、手足厥冷，水溢于肌表则肢体浮肿；水邪上凌心阳，故心悸气短、不能平卧。宜益气温阳利水法，张琪教授以附子汤化裁自拟温阳益心饮治疗，药物组成：人参 15g、附子 15g、茯苓 20g、白术 15g、白芍 20g、桂枝 15g、生姜 15g、泽泻 20g、丹参 20g、红花 15g、葶苈子 20g、甘草 15g。本方温补心肾之阳，益气活血行水。方中益气之人参与附子合用温肾壮阳、益气养心，有益气滋阴强心之作用；辅以丹参、红花活血化瘀改善血液循环；加葶苈子者，因其具有强心利尿作用；还可加猪苓、车前子等，亦可与西药利尿剂合用，中西药合用发挥两者之长。本案以喘促、不能平卧为主症，属"喘证"范畴。喘分虚、实。本案为虚实夹杂之证。心肾气阳虚为本，水饮凌肺为标，用上方温阳益气化饮利水，加麦冬、五味子以护阴，合人参为生脉散，有益气滋阴强心之作用；活血既能增强利水之功，又能增加肾血流，改善肾功能；加王不留行利尿，辨证与辨病相结合，加大黄祛瘀泻浊，改善肾功能。

3. 水肿（甲状腺功能减退症）

病案 刘某，男，53岁，1997年4月5日初诊。

病史：该患者半年前无明显诱因出现下肢浮肿，伴周身肿胀，未予重视，逐渐加重，近日在西医院诊断为甲状腺功能减退症，建议服用左旋甲状腺素治疗，患者不愿服用西药，故来张琪教授门诊求治于中医治疗。

初诊 下肢浮肿，按之没指，周身肿胀，感觉迟钝，畏寒肢冷，倦怠嗜睡，表情木然。三碘甲状腺原氨酸（T_3）0.71pmol/L、甲状腺素（T_4）2.6pmol/L、TSH 49.6μU/ml，自诉生化检查示血脂高。

辨证分析：此为气阳两虚、血瘀之证。用温肾益气活血之法。以附子汤加减治疗。

方药：附子 15g 太子参 15g 茯苓 20g 白术 20g 干姜 10g 桃仁 20g 赤芍 20g 红花 15g 丹参 20g 坤草 30g 白芍 20g 三七 10g 丹皮 15g 麦冬 15g 五味子 15g 草决明 25g。水煎，日1剂，分2次服。

二诊 1997年4月19日。服药14剂，周身肿胀感消失，四肢转温，无恶寒，精神振作，黏液性水肿症状明显消减，复查甲状腺功能，T_3 5.1pmol/L、T_4 10.96pmol/L、TSH 12.2μU/L，甲状腺功能恢复。效不更方，续服而愈。

按语 甲状腺功能减退症（简称甲减）是甲状腺激素的合成分泌缺乏或作用不足或缺如，或甲状腺激素生理效应不好、生物效应不足所引起的临床综合征。成人型甲减起病隐匿，病情发展缓慢，可长达数年甚至十余年，才发生黏液性水肿，多以40~60岁的患者多见，男女患者之比约1：4.5，甲状腺功能检查血清 T_3、T_4 降低，TSH升高。本案患者浮肿为甲状腺功能低下所致的黏液性水肿，其特点为怕冷，精神委靡，表情淡漠，疲乏，嗜睡。成人甲减属于脏腑功能减退之病证，阳虚生内寒为其主要机制。实验表明中药温肾助阳之品能改善残存的甲状腺细胞功能，使其分泌激素量增加，张琪教授根据此患者的特点，谨守病证相通原则，用温肾益气活血之法，以附子汤加减治疗。方中重用炮附子温经壮阳；人参补益元气；茯苓、白术健脾化湿；干姜助附子壮阳、助人参益气；加桃仁、赤芍、红花、丹参活血；坤草既活血又利水；麦冬、五味子助人参益气强心。现代药理研究表明草决明有降血脂、降压的作用，张教授常用草决明配伍菊花、山楂降血脂效果明显，因患者血脂高，故加草决明。

4. 眩晕

病案 曹某，女，60 岁，1995 年 7 月 3 日初诊。

主诉：眩晕 3 年，加重 2 个月。

病史：患者 3 年前开始出现头晕，遇冷或阴雨天及作，发作时头晕目眩、行步不稳，西医诊断为脑动脉供血不全，用曲克芦丁等药治疗无效，近 2 个月来发作频繁，故来张琪教授门诊求治。

初诊 头眩，发作时恶心、行步不稳，两脚向外倾斜，身重酸痛，嗜睡，畏寒，足冷，大便溏，舌胖嫩滑润，脉沉迟。

辨证分析：此为阳虚饮停、寒湿内阻一证。治以温经助阳，化饮祛寒除湿。投以附子汤合肾著汤治疗。

方药：炮附子 20g　茯苓 20g　人参 15g　白术 15g　干姜 15g　芍药 15g。水煎，日 1 剂，分 2 次服。

二诊 1995 年 7 月 9 日。服上方 6 剂，眩晕大减，身重、嗜睡好转，畏寒愈，足转温，大便不溏。前方继服 2 周而愈。

按语 本案眩晕为本虚标实、虚实夹杂之证，眩晕伴见畏寒、足冷、嗜睡、大便溏、脉沉迟，故其本为肾阳不足，兼见恶心、舌胖嫩滑润，故标为水饮犯胃；又见身重酸痛，此为寒湿阻于经络之证。故本案病机为阳虚水饮上泛、寒湿内阻，应治以温阳化饮祛寒除湿，方用附子汤加肾著汤化裁。附子汤温经助阳，祛寒除湿。肾著汤由甘草、白术、干姜、茯苓组成，用于肾虚寒湿内著所致之身重、腰以下冷痛。在此与附子汤合用，取其温肾祛散寒湿之功。

第十六节　杂　方　类

厚朴生姜半夏甘草人参汤

【出处】《伤寒论》第 66 条："发汗后，腹胀满者，厚朴生姜半夏甘草人参汤主之。"

【组成】厚朴半斤（炙，去皮）、生姜半斤（切）、半夏半斤（洗）、甘草二两（炙）、人参一两。

【功效】温运健脾，宽中消满。

【方义】方用厚朴苦温、善消腹胀，生姜辛开理气，半夏开结燥湿，人参、甘草健脾培土以助运化。全方补而不腻，消而无伤，为消补兼施之剂。用药比例，厚朴、生姜、半夏之量大于人参、甘草，为消大于补，又含治标宜急、治本宜缓之义。

【原治】脾虚气滞之腹胀。

【辨证要点】脾阳不足、中虚气滞之证：腹胀满，呕逆，痞满不食。

1. 腹胀（胃肠神经症）

病案 张某，女，41 岁，1987 年 6 月初诊。

主诉：腹胀满半年，加重 1 个月。

病史：患者素体虚弱，半年前生气后出现腹部胀满、持续不除，经西医检查无器质性病变，诊断为胃肠神经症，虽用药治疗，但腹膨胀不除。近 1 个月腹胀加重，痛苦异常，故来求治于张琪教授。

初诊 腹部膨胀如鼓、按之濡，大便少，乏力，面色萎黄，舌质淡，脉沉。

方药：厚朴20g 生姜10g 半夏15g 甘草10g 人参15g。水煎，日1剂，分2次服。

二诊 服上方6剂，腹膨胀大消，大便顺畅，面色转红润。继以前方调治6剂，腹消如常人而愈。

按语 胃肠神经症又称胃肠道功能紊乱，是一组胃肠综合征的总称，精神因素为本病发生的主要诱因，如情绪紧张、焦虑等均可影响胃肠功能正常活动，进而引起胃肠道的功能障碍。临床表现为反酸、嗳气、厌食、恶心、呕吐、剑突下灼热感、食后饱胀、上腹不适或疼痛，每遇情绪变化则加重。本病虽不严重，但患者自觉症状痛苦，缠绵难愈，西药无特效药物，而中医辨证论治常可获得满意效果。本案胃肠神经症是以腹胀满为主证，属祖国医学"腹胀"范畴。腹胀临床辨证应分清虚热热实，本案腹部按之柔软，伴乏力、面黄、便少、舌质淡、脉沉，皆为脾虚之象，脾虚不能运化，气机停滞，发为腹胀，其根本在于脾虚，故本案应属本虚标实之证。方用厚朴生姜半夏甘草人参汤治疗。《伤寒论》原书谓本方治"汗后腹胀满"，历来注家皆谓治虚胀，但从药物结构上看，朴夏剂量大于参草，乃属虚中夹实之证，属脾虚气滞腹胀，为消补兼施之剂，且消多于补，使其补而不壅，消而无伤。《内经》云"脾欲缓，急食甘以缓之，用苦泄之"。本方用药之精义，在于用厚朴之苦以泻腹满，人参之甘以益脾胃，生姜、半夏之辛以散滞气也，脾气健运化有常则胀气除。本方若运用得当，其效果固不待言。

2. 腹胀（虚实夹杂）

病案 马某，女，47岁，1991年9月22日初诊。

主诉：腹胀满1年余，加重伴颜面浮肿20天。

病史：患者1年前出现腹胀满，食后益甚，伴气短，服用多潘立酮等促进胃肠动力药无效，服用中药行气药初服矢气增多，腹胀稍减，继之又腹胀如前，近20天腹胀加重，伴颜面浮肿，慕名求诊于张琪教授。

初诊 腹部胀满，颜面浮肿，气促，肢体沉重，二便尚正常，舌苔白腻，脉象弦而有力。

辨证分析：此为土虚木郁，湿邪壅聚一证。应治以理脾温运，疏郁泻满。宜厚朴生姜半夏甘草人参汤加海藻。

方药：海藻30g 川朴20g 半夏20g 生姜15g 党参20g 槟榔15g 木香7g 紫苏15g 枳壳15g。水煎，日1剂，分2次服。

二诊 1991年9月29日。服上方6剂，自述腹胀减去70%，药后矢气频频，腹部舒适，全身轻松，面部浮肿亦消，无气促，为一年来罕见之现象。嘱按原方不变。

方药：海藻30g 川朴20g 半夏20g 生姜15g 党参20g 槟榔15g 木香7g 紫苏15g 枳壳15g。水煎，日1剂，分2次服。

三诊 1991年10月15日。患者携朋友来门诊看病，述服上方6剂后腹胀满全消即停药，现已痊愈。

按语 本案之腹胀满乃因脾气虚无力运行而致气滞，故单纯行气药不能治本，需攻补兼施，健脾为本；脾虚失于运化，水湿内停，壅滞而为颜面水肿；水气互结，相互影响，加重气滞，需行气利水，方中重用海藻咸寒润下之品，软坚行水，水消则气顺，再佐以槟榔、木香、枳壳行气除胀，则腹胀皆消。张琪教授师古而不泥古，善用经方化裁，异病同治，于此方去甘草加入海藻，名藻朴合剂，用治虚实夹杂，实多于虚者。不仅适用于消化系统疾病之腹胀满，因海藻具有行气化瘀、逐水消肿之功，亦可用于肝硬化之腹水难消。肝硬化后期患者正气已虚，虚实夹杂，单纯攻邪易伤正气，应消补兼施。藻朴合剂药物组成为海藻40g，厚朴30g，黑白丑各30g，木香15g，槟榔 20g，生姜 25g，人参 15g，白术 20g，茯苓 30g，知母 20g，花粉 20g。方中加入峻下逐水之黑白丑及行气除胀之槟榔、木香，健脾之白术、茯苓，不仅行气除滞之力更强，扶正作用亦加强。此外，肾病综合征、慢性肾小球肾炎之浮肿、腹水表现为虚实夹杂者亦可应用此方。

乌 梅 丸

【出处】《伤寒论》第 338 条："伤寒脉微而厥，至七八日肤冷，其人躁无暂安时者，此为脏厥，非蚘厥也。蚘厥者，其人当吐蚘。令病者静，而复时烦者，此为脏寒。蚘上入其膈，故烦，须臾复止，得食而呕，又烦者，蚘闻食臭出，其人常自吐蚘。蚘厥者，乌梅丸主之。又主久利。"

【组成】乌梅三百枚、细辛六两、干姜十两、黄连十六两、当归四两、附子六两（炮，去皮）、蜀椒四两（出汗）、桂枝六两（去皮）、人参六两、黄柏六两。

【功效】温阳泻热、安蛔止痛。

【方义】方中以乌梅为君，蛔虫遇酸则伏，故以乌梅酸以伏之，连、柏苦寒以安蛔，桂、附、姜、椒、细辛以温中脏，人参、当归益气养血，共构成安蛔温脾益气血之方。乌梅丸亦寒温并用之方，既用椒桂姜附辛温以散寒，又用连柏苦寒以清热，君乌梅酸收化阴柔敛肝气之亢逆，辅以人参益气，当归养血，寒温并施，刚柔共用，以之灵活化裁，可治诸多寒热错杂之病。本方为厥阴病主方，足厥阴肝经为风木之脏，内寄相火，相火亢盛，疏泄失常，肝热上冲，如风之消物，于是有消渴气上冲心，循经上扰，所以心中疼热，嘈杂似饥。另外由于肝木乘脾，脾家虚寒不能运化，所以不欲食。现本证乃肝热脾寒，除用乌梅为君，酸以化阴，敛以收肝气亢逆外，又必须苦寒清热，辛温散寒以适应寒热错杂之病机。

【原治】蛔厥证。

【辨证要点】肝胃实热、脾肾虚寒、上热下寒证，症见：呕吐、烦热、口渴、腹痛、手足厥冷；久泻、久痢等。

1. 蛔厥（肠道蛔虫症）

病案 李某，男，8 岁，1985 年 5 月初诊。

主诉：阵发性上腹痛 2 天，加重 2 小时。

病史：患者 2 天前无明显诱因出现上腹剧烈疼痛、呈阵发性，2 小时前出现上腹绞痛，烦躁不宁，大汗淋漓，旋即吐出蛔虫 1 条，患者家属恐慌，速来张琪教授处就诊。

初诊 上腹剧痛，有包块突起，恶心吐清水，口干渴不欲饮，手足厥冷，舌苔白少津，脉浮。

辨证分析：此为脾胃不和，上热下寒之蛔厥。应治以清热温下驱蛔。方用乌梅丸改汤剂化裁治疗。

方药：乌梅 30g（醋浸） 桂枝 15g 细辛 7g 附子 15g 人参 15g 川椒 15g 干姜 10g 川连 10g 黄柏 10g 当归 15g 槟榔 30g 雷丸 15g 苦楝子 20g（碎）。水煎，日 1 剂，分 2 次服。

二诊 第 1 次药后 4 小时无反应，仍上腹突起包块，疼痛，呕吐。第 2 次药后 3 小时，疼痛大减，脉亦稍出，手足厥冷见温，但仍阵阵搅闹不宁，嘱按原方继服。连服 3 剂，诸症皆消，手足转温，脉沉舌润，症状缓解。后便下蛔虫 4 条而愈。

按语 肠道蛔虫症常引起反复发作的上腹部或脐周腹痛。由于虫体的刺激还可引起纳差、恶心、呕吐、腹泻、精神不安；若虫数较多，扭结成团阻塞肠腔，引起部分肠梗阻，患者有阵发性上腹痛，常为阵发性剧烈钻顶痛，甚则捧腹曲膝，辗转不安，或呻吟不止，手足厥冷，伴恶心、呕吐、腹壁软，可扪及大小不等粗麻绳样索状块物。如不及时治疗，可发展为完全性肠梗阻，严重者可出现休克，此为肠道蛔虫症严重的并发症之一。本案发作时腹痛、吐蛔、呕吐清水、手足厥冷，相当于祖国医学之"蛔厥证"，病机为脾胃不和、上热下寒。蛔虫喜温而恶寒，肠寒则不利于蛔虫生长，故移行于胃或钻入胆道。胃受虫扰，则烦闷呕吐，甚或呕出蛔虫；肠寒虫动，则腹痛时作，甚则四肢厥冷；亦可痛处有肿块聚起，上下往来活动；面色㿠白，或黄白相兼，或有虫斑；消瘦，呕吐清水或蛔虫等。乌梅丸为治疗此病的有效方剂。张琪教授在治疗蛔厥时在乌梅丸原方基础上略有增减：乌梅20g、附子7.5g、党参15g、桂枝10g、干姜7.5g、川椒7.5g、细辛5g、黄柏10g、黄连7.5g、槟榔20g。方中用黄连、黄柏苦寒清热，乌梅酸敛生津，附子、干姜、川椒、细辛、桂枝辛温，以温中驱寒。此方治疗肠道蛔虫疗效明显，如大便秘，可于方中加大黄，以助蛔虫从大便而出。若治以驱虫为主，宜本方加苦楝皮50g。

2. 久泻（过敏性结肠炎）

病案1 吴某，女，35岁，2007年7月就诊。

病史：腹满胀痛、泄泻1年余，经西医检查未见器质性病变，诊断为过敏性结肠炎，曾用中药百余剂治疗，无明显效果。慕名来张琪教授门诊求治。

初诊 症见腹痛、胀满、泄泻、每日3~4次，下泻溏薄夹黏液不爽，食纳不佳，日见消瘦；口干不欲饮，舌边红，苔白腻，脉弦。查体：腹部柔软，脐左下侧有压痛。

辨证分析：此为肝气犯胃，上热下寒证。不宜纯用温补，宜治以泻肝、和胃、理脾、温清并用。宜乌梅丸化裁。

方药：乌梅20g 桂枝15g 川椒10g 附子10g 炮姜10g 川连10g 川柏15g 白芍20g 当归15g 白头翁15g 广木香10g 槟榔15g 白术15g 茯苓15g。水煎，日1剂，分2次服。

二诊 服上方8剂，腹胀痛大减，大便成形、未见黏液、每日2~3次，食纳好转，全身有力。继以上方增减治疗。

方药：乌梅20g 肉桂7.5g 炮姜10g 附子7.5g 川连10g 川柏10g 白芍20g 广木香7.5g 白术15g 川楝子15g 甘草10g。水煎，日1剂，分2次服。

三诊 服上方20剂，每日大便1~2次、已成形不溏，腹胀痛消失。又继用上方9剂而愈。

病案2 王某，男，15岁，1992年2月2日初诊。

病史：腹泻2年余、下泻黏液不爽、每日3~4次，经中西药治疗均未效，经某医院检查未见器质性病变，肠有易激惹现象，诊断为过敏性结肠炎。因久治无效，患者异常消瘦，特慕名从深圳来哈尔滨求治。

初诊 下泻黏液不爽、每日3~4次，脐腹部不适、隐痛，腹胀满，食欲不佳，全身乏力，面色苍白，口干不欲饮，舌红少苔，脉弦缓。

辨证分析：此为足太阴脾经虚寒，足厥阴肝经气亢盛，形成上热下寒，寒热交错之证。宜抑肝温脾，温与清并举法。仿乌梅丸化裁。

方药：乌梅20g 细辛5g 桂枝15g 附子10g 川椒10g 干姜10g 川连10g 川柏10g 当归10g 木香7g 川朴15g 甘草10g 白芍15g 麦芽20g 白术15g。水煎，日1剂，分2次服。

二诊 1992年2月5日。服上方3剂后，下泻较前更甚、每日7~8次，腹部舒适未痛，其外祖父来电话询问，告以此乃寒气下行之故，乃佳兆，继续服药则泻止。前方继服。

方药：乌梅20g 细辛5g 桂枝15g 附子10g 川椒10g 干姜10g 川连10g 川柏10g 当归10g 木香7g 川朴15g 甘草10g 白芍15g 麦芽20g 白术15g。水煎，日1剂，分2次服。

三诊 1992 年 2 月 8 日。服上方 3 剂，果如张琪教授所言，大便每日 1 次、稍溏，腹部舒适、已无痛楚，食欲略增，舌红转润，乃津液上达之兆，脉象缓已无弦象。继以上方化裁以善其后。

方药：乌梅 20g 川连 10g 附子 10g 川椒 10g 桂枝 15g 干姜 10g 砂仁 10g 广木香 7g 川朴 10g 白术 15g 茯苓 15g 甘草 10g 白芍 20g 麦芽 20g 鸡内金 10g。水煎，日 1 剂，分 2 次服。

四诊 1992 年 2 月 15 日。服上方 7 剂，大便完全恢复正常，诸症皆除，从而痊愈。

按语 乌梅丸化裁治疗久泻久利，《伤寒论》原有明文。张琪教授临床应用治疗过敏性结肠炎腹痛、久泻久利等，效果较好。久泻系泄泻久久难愈，寒热错杂，时轻时重，下寒上热，格拒不和。临床症见，脐腹部隐痛绵绵无休止，下利白脓黏液，腹胀不适，食欲不振，身体消瘦，倦怠乏力，面色㿠白，口干不思饮，四肢不温，舌边红苔白腻，脉沉或兼沉缓。辨证为肝气犯胃、脾虚不运。肝气亢而上热，脾气虚而下寒，由于寒热错杂，故治以抑肝和胃温脾助肾阳，温清并用，调整其上热下寒之病机方能取效。乌梅丸治疗此类泄泻大多有效，但必须抓住其寒热夹杂之证候。如下泻夹有黏液、舌质红苔白腻为肝胃湿热，腹痛胀满则属脾胃虚寒。脏腑定位在肝、脾、胃，治疗须从此三脏腑入手。

张琪教授临证治疗时常用乌梅丸加味组方：乌梅 20g、细辛 5g、桂枝 15g、附子 10g、川椒 10g、干姜 10g、黄连 10g、黄柏 10g、木香 7g、当归 15g、白芍 15g、党参 15g、川朴 10g、白术 15g。本方重用乌梅，既能滋肝，又能泻肝，酸与甘合则泻阴，酸与苦合则泻热，是乌梅丸配伍意义的重要方面。另一方面辛与甘合能够温阳，辛与苦合又能通降，所以用于厥阴病阴阳两伤、木火内炽，最为允当。方中药物皆从脏腑入手，如乌梅、白芍平肝抑肝；黄连、黄柏苦寒清胃和胃；附子、干姜、桂枝、川椒、细辛温脾肾之阳；参、归益气补血而扶正；党参、白术健脾以助运化。本方于原方去人参，旨在防其补而生满，加木香、川朴化滞。诸药合之以治肝脾不和、上热下寒之久泻久利。上两例病案诊断为过敏性结肠炎，表现为久泻不愈，四诊合参，辨证属寒热交错、肝气亢而侮脾，用乌梅丸加味治疗取得良效。病案 2 服 3 剂后下泻次数增多，此乃寒气外泄之佳兆，有通因通用之意，继服，寒邪去则泻止。因久泻精微外泄，脾胃运化乏源，故体质消瘦，故加健胃化滞之品善后，使生化有源。

乌梅丸配伍用酸辛与苦降，辛开与温补，相辅相成以治寒热错杂之证。仲景对病机错综之证，必用错综之药，有针对性治疗而取效。凡是脾胃不和，寒热交错之证皆可用之。慢性胃肠炎、结肠炎症见脘痛胀满，恶心呕吐，口苦，咽干，腹胀痛，泻利，舌白黏腻，脉弦缓或沉迟者皆适用此法治疗。

3. 顽固呕吐（神经性呕吐）

病案 张某，女，51 岁，1986 年 2 月 21 日初诊。

病史：患者 3 个月前无明显诱因出现口渴多饮，饮入即吐，呕吐不止，由于长期呕吐不能进食，所吐之皆痰涎黏液，在西医院完善检查后，经会诊确诊为神经性呕吐。转入黑龙江省中医研究院住院，经用和胃降逆之剂无效，邀张琪教授为之会诊。

初诊 自觉有气从少腹上冲胸膺，胸中灼热，随之而呕吐，呕吐痰涎黏液，口干渴不欲饮，伴有恶寒、手足厥冷，体质异常消瘦，动作不支，舌苔白腻，脉象沉。血常规：血红蛋白 80g/L。

辨证分析：此为肝经热、脾虚寒、寒热错杂之证。宜温脾寒，清胃热，降逆止呕。予以乌梅丸原方以汤剂加半夏。

方药：乌梅 20g 细辛 5g 桂枝 15g 人参 15g 附子片 10g 川椒 10g 干姜 10g 川连 10g

黄柏10g 当归15g 半夏15g。水煎，日1剂，分2次服。

二诊 1986年2月24日。服上方5剂，初服药吐出两次，连服2剂后，上冲之力减弱未呕，继服3剂，能进少量饮食，未吐，精神略振，手足转温，仍小有恶寒，唯痰多稠黏，略呃即恶心，胃脘不适。此相火渐敛，肝气初平，已见效机。继以前方加瓜蒌仁20g、麦冬15g、茯苓15g以蠲除痰热。

方药：乌梅20g 细辛5g 桂枝15g 人参15g 附子片10g 川椒10g 干姜10g 川连10g 黄柏10g 当归15g 半夏15g 瓜蒌仁20g 麦冬15g 茯苓15g。水煎，日1剂，分2次服。

三诊 1986年3月1日。服上方4剂，未出现呕吐，手足已不厥冷，能进一般饮食，痰已少，胃脘已舒，精神转佳，体力略复，古苔白薄而润，脉象沉中有缓象。继续以和胃化痰调中之剂，调治而愈。

随访：1986年10月10日。其爱人来哈尔滨面述，其病经几个月调养已康复如初。

按语 此患者呕吐如此顽固，中西药治疗皆无一效，据其证候当属足厥阴肝经病。《伤寒论》"厥阴之为病，消渴，气上撞心，心中疼热，饥而不欲食，食则吐蛔"。本案虽非吐蛔，但其胸中疼热，气上冲心则毫无二致。肝为刚脏，内寄相火，相火挟肝气上冲是以气上撞心，心中疼且热，肝气上冲，气上逆不得下行，故呕吐不止；肝旺侮脾，脾虚寒是以四肢厥逆。近贤张锡纯谓："厥阴病多呕吐者，因其疏泄之力外无所泻，遂至蓄极而上冲胃口，此多呕吐之所以然也。"乌梅丸调肝乃调之疏泄，使之条达复于常，自不致蓄极而上冲；同时温脾肾，酸以敛之，苦以降之，辛以温之，酸敛辛开苦降，熔于一炉，此正相反相成配伍之妙。邹澍谓："夫肝属木，木得津润，遂畅茂条达，一身之壅塞皆除，其有不津，则气乱为逆，逆于肺则为上气，逆于胃则为烦满，治之以梅，亦直探其源耳。"邹氏论乌梅之与肝，颇为精湛。本案之呕吐，既属木失津润而横逆，又属脾肾虚寒乏温煦，以致升降失常。乌梅丸酸润苦降辛开，乃恢复其升降之常耳。

4. 腹痛

病案 宋某，女，54岁，1991年7月14日初诊。

主诉：腹部胀痛20天。

病史：既往体质较好，20天前进食生冷加之外感，则出现大便泄下，伴腹胀痛有发热感。经用抗生素效果不明显，故求治于张琪教授。

初诊 腹部胀痛热闷感，大便泻而不爽，目干多眵，胸闷痛，口苦咽干，舌质红苔白腻，脉滑。

辨证分析：此为厥阴风热腹痛。治宜清肝泻热，行气止痛。方予乌梅丸和白头翁汤化裁。

方药：白头翁20g 黄柏15g 黄连15g 乌梅20g 枳实15g 广木香10g 苍术15g 甘草15g 槟榔20g 白芍20g 蒲公英30g。水煎，日1剂，分2次服。

二诊 1991年7月21日。服上方7剂，腹胀痛减轻，但仍有热闷感，大便每日1次成形，目干口苦减轻。继上方进一步治疗。

方药：白头翁20g 黄柏15g 黄连15g 乌梅20g 枳实15g 广木香10g 苍术15g 甘草15g 槟榔20g 白芍20g 蒲公英30g。水煎，日1剂，分2次服。

三诊 1991年7月28日。服上方7剂，腹胀痛发热消失，大便日1次成形，目干口苦亦消失。但食油腻之品则大便次数增多，舌质红，苔薄白，脉滑。继以上方加白术15g、茯苓15g调治而愈。

方药：白头翁20g 黄柏15g 黄连15g 乌梅20g 枳实15g 广木香10g 苍术15g 甘草15g 槟榔20g 白芍20g 蒲公英30g 白术15g 茯苓15g。水煎，日1剂，分2次服。

按语 本案"腹痛"，辨为厥阴风热，疏泄失常，肝木乘脾所致。厥阴肝经为风木之脏，内寄相火，木能疏土，助脾运化。风热侵于厥阴，疏泄失常，可发生寒热虚实错杂的胃肠证候。此案主要表现为风热阻于肝络及肝木乘脾之候。治宜清肝泻热，行气健脾止痛。《伤寒论》乌梅丸为厥阴主方，非只为蛔厥之剂，"又主久利"，张琪教授临症常以乌梅丸化裁治疗寒热虚实夹杂的泄利等证。重用乌梅，敛阴滋肝，以抑肝气之亢；酸与苦合则泻热，故此案乌梅合黄连、黄柏、白头翁清肝泻热，佐以行气之品，旨在"通则不痛"；辅以白术、茯苓，旨在扶脾，扶正祛邪而获痊愈。

5. 泄泻（溃疡性结肠炎）

病案1 郑某，女，59岁，2010年8月13日初诊。

主诉：大便稀、脓血便5年余。

病史：既往溃疡性结肠炎病史5年余，肠镜示乙状结肠黏膜水肿糜烂，黏膜血管纹理不消、紊乱，充血、水肿，质地变脆易出血，数次来哈尔滨经各种中西药治疗方法均无效。

初诊 大便稀、日行2~3次，脓血便，有时便血，肛门坠痛，小腹痛，食纳不佳，消瘦，食后胃脘不适，舌质淡红，苔白薄腻，脉象弱。

辨证分析：此为肝旺脾虚、湿热伤络之泄泻。治以抑肝气，温脾阳，涩以固脱，清利湿热，凉血止血。方用乌梅丸与诃子散加减。

方药：乌梅15g 白芍20g 太子参10g 白术20g 山药20g 薏苡仁20g 炮姜10g 附子10g 肉桂10g 赤石脂15g 诃子20g 大腹皮15g 罂粟壳15g 木香10g 阿胶15g 侧柏叶15g 槐花10g 黄连10g 地榆20g 甘草15g。水煎，日1剂，分2次服。

二诊 2010年8月20日。服上方7剂，大便日行2次，无脓血，略稀，肛门下坠及腹痛均明显减轻。继服上方去槐花、地榆、侧柏叶。

方药：乌梅15g 白芍20g 太子参10g 白术20g 山药20g 薏苡仁20g 炮姜10g 附子10g 肉桂10g 赤石脂15g 诃子20g 大腹皮15g 罂粟壳15g 木香10g 阿胶15g 黄连10g 甘草15g。水煎，日1剂，分2次服。

三诊 2010年9月3日。服上方14剂，大便日行1次略稀，未见脓血，肛门已无下坠感，腹痛大轻，仍有小痛，周身较前有力，食纳仍少，舌淡红，脉沉稍有力。继服上方去罂粟壳。

方药：乌梅15g 白芍20g 太子参10g 白术20g 山药20g 薏苡仁20g 炮姜10g 附子10g 肉桂10g 赤石脂15g 诃子20g 大腹皮15g 木香10g 阿胶15g 黄连10g 甘草15g。水煎，日1剂，分2次服。

四诊 2010年10月22日。服上方28剂，在服药30余剂后曾做过1次肠镜检查，溃疡黏膜水肿已较前吸收2/3，大便日行1次，仍不成形，但无脓血，自述从服中药后，仅1次便血。3个月来未见脓血便，自觉腹中舒适，能进饮食，周身较有力，体重增加2kg，舌润，脉沉有力。从而配制丸药长期服用。建议再做肠镜观察疗效。

病案2 李某，男，53岁，1990年12月初诊。

病史：患者3年前进食凉菜并与人争吵后出现腹痛、腹泻伴大量黏液脓血便，肠镜检查示溃疡性结肠炎，经多方治疗无效，求治于张琪教授。

初诊 每日腹泻10余次，便下大量黏液脓血，厌食纳呆，倦怠乏力，畏寒喜暖，舌质紫，苔白厚，脉沉迟。肠镜检查示距肛门41cm以下结直肠黏膜弥漫充血水肿糜烂，浅溃疡形成，上覆黄白苔样物及黏液。

辨证分析：此为肝旺脾虚，湿瘀交阻一证。治以泻肝暖脾，清利湿热，活血止血。方用乌梅丸加活血药治疗。

药用：乌梅20g　当归15g　生晒参15g　山药15g　桃仁15g　丹皮15g　赤芍15g　附子10g　川椒10g　黄连10g　黄柏10g　桂枝10g　三七10g　干姜5g　细辛5g。水煎，日1剂，分2次服。

二诊　服上方14剂，腹泻次数明显减少、每日3~4次，偶有脓血便，身觉有力，舌质淡红，苔白，脉沉。继以前方去三七治疗。

药用：乌梅20g　当归15g　生晒参15g　山药15g　桃仁15g　丹皮15g　赤芍15g　附子10g　川椒10g　黄连10g　黄柏10g　桂枝10g　干姜5g　细辛5g。水煎，日1剂，分2次服。

三诊　服上方21剂，症状基本消失。为巩固疗效，再服28剂，诸症消失。2个月后肠镜复查病变处黏膜稍充血，血管纹理模糊，糜烂及浅溃疡消失，获临床治愈。

按语　溃疡性结肠炎是一种病因尚不十分清楚的结肠和直肠慢性非特异性炎症性疾病，病变局限于大肠黏膜及黏膜下层。病变多位于乙状结肠和直肠，也可延伸至降结肠，甚至整个结肠。病程漫长，常反复发作。本病见于任何年龄，但20~30岁最多见。症状以腹泻为主，排出含有血、脓和黏液的粪便，常伴有阵发性结肠痉挛性疼痛，伴里急后重，排便后可获缓解。轻型患者症状较轻微，每日腹泻不足5次。重型每日腹泻在5次以上，为水泻或血便，腹痛较重，有发热症状。因其主要症状为腹泻，相当于祖国医学"泄泻"范畴。病案1患者患溃疡性结肠炎5年余，数次来哈尔滨经各种中西药治疗方法均无效，患者体质消瘦、衰弱、食纳甚少，大便日数次，便脓血，腹痛。辨证与辨病结合，考虑病在肝、脾，肝气乘脾，脾虚运化失调，湿热内生伤及大肠血络，于是脓血便不愈，仿乌梅丸与诃子散之意，抑肝气之横逆，温健脾阳，以助脾之运化功能，辅以清利湿热止血，久利不止更须固涩止利，病机错综，处方用药亦必须与之相适应，方能废除陈病。此病经3个月此方治疗，终能获得临床治愈。病案2患者因食寒凉伤脾阳，加之与人争吵，肝气不舒，郁而化热，而致肝木克土，脾气更虚，运化失司，湿邪内郁化热，湿热瘀阻血络，故见脓血便，在乌梅丸基础上加活血化瘀之桃仁、红花、赤芍、三七活血止血而收效。

6. 便血

病案　安某，男，60岁，1999年3月10日初诊。

病史：患者便脓血伴口腔糜烂反复发作10年余，遍服中西药罔效，故求治于张琪教授。

初诊　口腔黏膜多处色红、糜烂疼痛，腹痛，便脓血、色紫暗，肛门坠痛，舌红、苔白腻，脉弦缓。肠镜示，直肠黏膜糜烂、直肠炎。

辨证分析：证属肝气犯胃、肝胃郁热、脾气虚寒之便血。治宜抑肝气之亢逆，温脾清胃，温清并用。拟乌梅丸化裁。

方药：乌梅20g　当归20g　白头翁20g　桂枝20g　白芍15g　陈皮15g　甘草15g　黄连10g　黄柏10g　干姜10g　砂仁10g　细辛5g。水煎，日1剂，分2次服。

二诊　1999年3月17日。服上方7剂，口疮及便血症状减轻，大便次数较多、下大量黏液，腹痛下坠大减，此湿热下行之佳兆，但防其泄泻过度有伤脾阳，予上方加附子、花椒各10g以温阳除湿。

方药：乌梅20g　当归20g　白头翁20g　桂枝20g　白芍15g　陈皮15g　甘草15g　黄连10g　黄柏10g　干姜10g　砂仁10g　细辛5g　附子10g　花椒10g。水煎，日1剂，分2次服。

三诊　1999年3月24日。服上方7剂，大便每日2次、成形，无脓血及黏液，仅口腔尚有1处糜烂未愈。继以前方化裁，续进7剂，口腔糜烂随之消除，症状完全消失而痊愈。

按语 本案病机为肝胃郁热、脾气虚寒、上热下寒之证。肝气亢而化上热，肝胃郁热上蒸发为口腔糜烂；脾气虚而生下寒，与肝胃郁热夹杂下利脓血。病变涉及肝脾胃，寒热错杂，故治疗较难。张琪教授根据肝气亢而上热，脾气虚而下寒，运用乌梅丸化裁，抑肝和胃理脾，调上热下寒之病机，取得良好疗效，此温清并用之妙。方中乌梅、白芍、白头翁平抑肝气之亢逆；黄连、黄柏苦寒清胃热；干姜、细辛、桂枝、附子、花椒温脾寒；砂仁、陈皮理脾和胃。肝气平，脾气温，胃气和，寒热平调则上热下寒之证自愈。

7. 呕吐（胃轻瘫综合征）

病案 赵某，女，45 岁，2006 年 11 月 6 日初诊。

病史：患者既往糖尿病病史 6 年，胃轻瘫综合征病史 3 年，慢性肾小球肾炎病史 10 年，在黑龙江省中医研究院肾病科住院，给予雷公藤多苷片治疗。服雷公藤多苷片后胃部不适，恶心呕吐，用西药止吐药无效，故请张琪教授会诊。

初诊 恶心、呕吐，心烦热，夜间甚，身不热，舌质红，脉沉弦。

辨证分析：此为肝气犯胃夹有血瘀一证。治以疏肝和胃，活血化瘀。予四逆散加活血药化裁。

方药：柴胡 20g 白芍 15g 枳实 15g 甘草 15g 半夏 20g 陈皮 15g 茯苓 15g 甘草 15g 竹茹 15g 连翘 20g 桃仁 20g 赤芍 20g 红花 15g 丹皮 15g 青皮 15g。水煎，日 1 剂，分 2 次服。

二诊 2006 年 11 月 13 日。服上方 7 剂，初服 2 剂恶心呕吐缓解，停药又吐，吐前胃热，吐涎沫，心烦热大好，大便质稀，饮食可，舌边缘紫，舌苔白，脉沉。辨证分析，活血见效，但其本为脾寒肝热，故治以温脾、疏肝、活血，方用乌梅丸加活血、止呕药。

方药：乌梅 15g 细辛 5g 桂枝 10g 川椒 10g 生姜 10g 半夏 20g 陈皮 15g 茯苓 15g 甘草 15g 竹茹 15g 枳实 15g 柴胡 20g 连翘 20g 桃仁 20g 赤芍 20g 红花 15g 丹皮 15g 青皮 15g 代赭石 30g 川连 15g。水煎，日 1 剂，分 2 次服。

三诊 2006 年 11 月 20 日。服上方 7 剂，患者呕吐止，吐涎沫明显减少，无心烦热，夜间睡眠佳。继续以前方化裁服用 7 剂诸症消除。

按语 胃轻瘫综合征是指以胃排空延缓为特征的临床症状群，多数患者表现为早饱、上腹饱胀、暖气、恶心、呕吐及体重减轻等，也可有腹泻、便秘等症状。雷公藤多苷片用于治疗类风湿关节炎、原发性肾小球肾病、肾病综合征、紫癜性及狼疮性肾炎，是肾内科的常用药，其主要的不良反应为胃肠反应。本案患者素有胃轻瘫病史，加之服用雷公藤多苷片后出现恶心、呕吐，因其初诊症见心烦热、身不热，张琪教授按灯笼热论治，辨为气郁日久、血行不畅，而成血瘀。治以疏肝清热止呕、活血化瘀，以四逆散为主方加减。患者初服之，心烦热大减，疏肝活血取效，但停药又吐，仔细问诊，患者吐涎沫多，且吐前胃热，大便质稀，脉沉。恍悟此为乌梅丸之上热下寒、寒热错杂证，故更以乌梅丸为主方，治以暖脾寒、清肝热，继续辅以活血，尤其加代赭石重镇降逆止呕，服用 7 剂呕吐即止。该患者性格内向，且患病不适、心烦躁，不喜表达，故叙述症状不甚全面，张琪教授强调，诊查不善言语的患者时问诊一定要详细，这样才不致漏掉主要症状。

白头翁汤

【出处】《伤寒论》第 371 条："热利下重者，白头翁汤主之。"
第 373 条："下利欲饮水者，以有热故也，白头翁汤主之。"

【组成】白头翁二两、黄柏三两、黄连三两、秦皮三两。

【功效】清热解毒，凉血止痢。

【方义】方用白头翁为君，归大肠与肝经，苦寒而入血分，清热解毒、凉血止痢。黄连苦寒，清热解毒、燥湿厚肠，为治痢要药；黄柏泻下焦湿热，两药共助君药清热解毒，尤能燥湿治痢，共为臣药。秦皮归大肠经，苦涩而寒，清肝凉血解毒，主热痢下重，为佐使药。四药合用，共奏清热解毒、凉血止痢之功。

【原治】厥阴热利（热毒血痢）。

【辨证要点】肝经湿热壅滞肠道之证，症见：腹痛，里急后重，肛门灼热，下痢脓血，赤多白少，渴欲饮水，舌红苔黄，脉弦数。

1. 腹痛下血（急性出血性坏死性肠炎）

病案 刘某，女，48 岁，1975 年 8 月 27 日初诊。

主诉：持续性腹痛伴腹泻、便血 5 天。

病史：该患者于 5 天前无明显诱因出现突然腹痛，脐周痛甚，呈持续性隐痛，阵发性加剧。伴腹泻、为暗红色血便、每日排 6～8 次，里急后重，恶心呕吐。急诊入某医院，面色灰白，四肢厥冷，血压下降。腹部 X 线检查可见空肠充满气体，肠蠕动减弱，肠壁张力增强。大便潜血检查为强阳性。诊断为急性出血性坏死性肠炎。继之出现高热神昏，经抗生素及抗休克抢救，血压上升，高热下降，但神志不清，泻下暗红色便、呕吐，20 天来粒米不进，特邀张琪教授会诊。

初诊 神志昏沉，腹满胀痛，上腹部拒按，阵发剧痛，大便不畅，泻下呈稀糊状、色暗红，不排气，呕吐，手足心热，体温 37.6℃，身体羸瘦，舌光红无苔，脉象弦滑稍数。

辨证分析：此为毒热内炽，郁滞不下，病情危笃，经与该院协商，停用西药。急以清热解毒，理气化滞法治疗。治以白头翁汤加减。

方药：白头翁 25g 金银花 30g 黄柏 15g 黄连 10g 贯众 30g 枳实 15g 木香 10g 槟榔片 20g 莱菔子 15g 甘草 10g。水煎，频频与之。

二诊 1975 年 9 月 1 日。服上方 3 剂，腹胀痛大减，用药当时能排气，药后又 4～6 天未大便，呕吐 2 次，手心热，体温 37.6℃，经灌肠排出少量大便呈条状，舌光红，脉象弦滑。宗前法治疗，于前方加大黄 7.5g、白芍 30g。

方药：白头翁 25g 金银花 30g 黄柏 15g 黄连 10g 贯众 30g 枳实 15g 木香 10g 槟榔片 20g 莱菔子 15g 甘草 10g 大黄 7.5g 白芍 30g。水煎，日 1 剂，分 2 次服。

三诊 1975 年 9 月 6 日。服上方 5 剂，大便日 1 次呈条状，腹痛大减，精神好转，每餐进食 2 两，体温 36.6℃，脐右下侧仍痛拒按，舌光红，脉象弦稍缓。此腑气通，毒热大减，宗前方增减。前方去大黄、白头翁、金银花，加炮姜 7.5g、桂枝 15g、麦冬 15g。

方药：川连 10g 黄柏 15g 黄连 10g 贯众 30g 金银花 30g 白芍 30g 枳实 15g 炮姜 7.5g 木香 10g 槟榔片 20g 桂枝 10g 麦冬 16g 甘草 10g。水煎，日 1 剂，分 2 次服。

四诊 1975 年 9 月 13 日。服上方 7 剂，脉微小，体温 36.1℃，大便通畅，食欲增，精神大好，每天能下地活动 2～3 次，腹无不适感，舌根出现薄苔。此胃气复之兆，处以开胃理气清热之剂善后。

方药：槟榔片 20g 木香 10g 麦芽 30g 神曲 15g 山楂 15g 川连 10g 白芍 30g 枳实 15g 莱菔子 15g 生姜 10g 甘草 10g。水煎，日 1 剂，分 2 次服。

五诊 服药至 10 月 28 日，一切已如常人，遂停药。随访半年，患者再无复发。

按语 本案为急性出血性坏死性肠炎，属急腹症之一。急腹症在中医临床辨证中，首先要分清虚实。虚指正气虚,实指邪气实,从大多数急腹症来看,里证、实证、热证较为多见,急腹症所累及的脏腑主要是:肝、胆、胃、脾、大小肠,大多数是在六腑。六腑的生理特点是:气机运行,泻而不藏,满而不实,动而不静,降而不升,以通为用,故"不通则痛"为急腹症的主要症状。所谓不通,一是气血瘀滞、经络阻塞;二是肠胃为有形实邪所阻塞,两者之间相互影响。故急腹症的主要病理为实热壅滞、气血瘀滞、肠胃阻塞。临床辨证时要注意分清正邪虚实,孰轻孰重。急腹症有所缓解后,实热已除,攻下药应及时停用,应按"急则治其标,缓则治其本"之旨,此时急症已有所消除,应注意治本。

本案急性出血性坏死性肠炎会诊时病情危笃,经某医院抢救休克虽已解除,但神志尚不太清、时明时昧,腹满胀痛不大便、无矢气,低热,呕吐不能进食,舌光红,脉弦滑而数。辨证为毒热炽盛、瘀滞不下、正虚邪实之证,始用清热解毒、理气化滞之剂,初步取效。但仍呕吐腹胀,不大便,腑气不通,毒热无出路,故二诊加入大黄以泄热通腑。三诊排气较多,未呕吐,已大便,此气体通下行,但因肠蠕动减弱,不能一味泻热,故四诊加入炮姜、桂枝辛开温通,促进肠蠕动。服药后大便得通,诸羔悉减。继用此方,大便通畅,毒热下行,病情转机。最后用辛开温通、清热导滞而竟全功。

2. 顽固泄泻(尿毒症结肠炎)

病案 刘某,男,27岁,1992年7月初诊。

病史:该患者既往慢性肾衰竭病史,现为尿毒症期,经治病情稳定。近日因饮食不当突然泄泻、一昼夜30余次,腹痛胀,泄利不止,初便血,继则黏液与血夹杂而下,诊断为尿毒症结肠炎,用中西止泻药俱无效,势甚危笃,故慕名求治于张琪教授。

初诊 腹泻、一昼夜30余次,腹痛胀,口干,气短乏力,面色晦暗,脉弱,舌白无津。

辨证分析:此为脾阳虚,肝经湿热壅滞肠道一证。治以温脾疏肝,清热解毒,凉血止痢。予白头翁汤加味。

处方:白头翁20g 川连10g 川柏10g 米壳10g 炮姜10g 白术15g 诃子15g 砂仁10g 甘草10g。水煎,日1剂,分2次服。

二诊 服上方3剂,腹泻减轻、每日10余次,腹痛胀皆减。继以上方治疗。

处方:白头翁20g 川连10g 川柏10g 米壳10g 炮姜10g 白术15g 诃子15g 砂仁10g 甘草10g。水煎,日1剂,分2次服。

三诊 服上方4剂,腹泻大减,每日2~3次。继续用上方调治而泄止,恢复正常。

按语 尿毒症结肠炎为尿毒症患者出现腹胀、顽固泄泻,下利多水样便,亦可混有黏液带血,每易导致脱水,使体内大量液体丢失,加速肾功能进一步恶化,故消除结肠炎,控制下泻为刻不容缓之图。但尿毒症结肠炎治疗颇为棘手,迄至目前尚无较好的药物治疗。张琪教授据临床观察认为此病在于肝脾两脏,肝主疏泄,肝气亢盛则木胜侮脾;而尿毒症病机又多属脾阳不振,水湿及水谷运化功能失常,为脾湿所困,加以肝气所乘,则腹胀泄泻不止。本案即属此病,治疗当从肝脾入手,方用白头翁汤去秦皮,白头翁味苦寒入肝、胃、大肠经,清肝热以治肝气之亢逆,连柏甘草协同以治热毒下利;白术健脾,炮姜、砂仁温脾醒脾以助运化功能;顽固泄泻不止,大肠已滑脱,故用米壳、诃子涩肠固脱。全方共奏清热解毒、温脾固摄之效。白头翁除清热解毒外,尚能凉血止血,有治热毒血痢之功,尿毒症结肠炎常泄泻与便血同时出现,此药既能清热解毒止泻,又能止血,故为治疗本病之首选药物。此病案泄泻异常顽固,曾用中西止泻药俱未见效,张琪教授应用此方服三剂而泻大减,继服四剂泄泻基本控制,连续调治而泄止。可见调理肝脾为治此类泄泻之有效法则。

吴茱萸汤

【出处】《伤寒论》第243条："食谷欲呕，属阳明也，吴茱萸汤主之。"

第309条："少阴病，吐利，手足逆冷，烦燥欲死者，吴茱萸汤主之。"

第378条："干呕吐涎沫，头痛者，吴茱萸汤主之。"

【组成】吴茱萸一升（洗）、人参三两、生姜六两（切）、大枣十二枚（擘）。

【功效】温中补虚，降逆止呕。

【方义】方中吴茱萸辛热，归肝肾脾胃，既可温胃止呕，又可温肝降逆，更可温肾以止吐利，一药而三病皆宜，故为君药。重用生姜温胃散寒、降逆止呕，为臣药。佐以人参健脾益气，以复中虚。大枣甘平，益气补脾，调和诸药，既可助人参以补虚，又可配生姜以调和脾胃，用之为使药。四药配伍，共奏温中补虚、消阴扶阳、降逆止呕之功，使阴寒去、逆气平，而诸症自除。

【原治】①阳明寒呕；②厥阴头痛；③少阴吐利。

【辨证要点】中焦虚寒、浊气上逆之证：口不渴、四肢欠温，呕吐或干呕吐涎沫，头顶痛，吞酸嘈杂，舌淡苔滑，脉细、迟或弦细。

1. 胃痛（慢性胃炎）

病案1 陈某，男，40岁，1982年3月15日初诊。

主诉：胃脘痛反复发作10余年，加重2周。

病史：该患者10余年前无明显诱因出现胃脘疼痛，在西医院诊断为慢性胃炎，用药后好转，此后时有发作。近2周，胃脘疼痛加重，伴呕吐清水，在西医院做胃镜示胃底黏膜水肿。服用西药治疗后胃痛缓解不明显，故求治于张琪教授。

初诊 症见胃脘隐痛，喜温喜按，呕吐清水，纳差，手足不温，舌滑润，脉沉弦。

辨证分析：属于胃中虚寒、浊阴上逆之证。治以温中补虚，降逆止呕。宜吴茱萸汤加味主治。

方药：吴茱萸15g 党参15g 红枣5枚 生姜15g 公丁香10g 半夏15g 甘草10g。水煎，日1剂，分2次服。

二诊 1982年3月22日。服上方6剂，胃脘已不痛，吐止，食欲增加，诸恙悉除。继以调理脾胃之剂以善其后。

病案2 许某，女，22岁，1973年1月10日初诊。

主诉：胃脘痛反复发作1个月。

病史：该患者平素饮食不节，1个月前进食冻梨后出现胃脘部疼痛，伴腹胀、呕吐，入院做X线钡透示肥厚性胃炎、胃下垂五横指，经予对症治疗后胃痛止。此后胃痛反复发作，食后尤甚，为求彻底治疗故来张琪教授门诊。

初诊 胃脘及胸胁、腹部胀满痛，呕逆，吐清涎，喜暖畏寒，舌淡滑润，脉沉迟。

辨证分析：此为厥阴寒邪犯胃、气郁不疏、中阳失运一证。宜以温中疏郁散寒法治疗。予吴茱萸汤加减主治。

方药：吴茱萸10g 公丁香10g 干姜10g 沉香10g 广木香7.5g 紫苏15g 白术15g 香附15g 延胡索15g 乌药15g 陈皮15g。水煎，日1剂，分2次服。

二诊 1973年1月20日。服上方10剂，胀满痛俱消失，诸症痊愈。

按语 吴茱萸汤三见于《伤寒论》。一见于阳明篇"食谷欲呕，属阳明也，吴茱萸汤主之"，此属胃气虚寒、浊阴上逆所致之呕逆。阳明病为胃家实，吴茱萸汤之所以列入阳明篇者，乃仲景昭示后人：胃家实之反面尚有胃家虚寒。一实一虚，一热一寒，令人当知辨证对照，临证不至于含混。张琪教授治疗慢性胃炎、胃肠官能症等病，见胃脘痛胀、吐清水或稀涎，或干呕，面色晦暗，脉沉迟或沉弦，手足冷，舌润口和等，此方用之颇效。吴茱萸、生姜辛开温中散寒、降逆下气，人参、大枣甘缓益气和中，适用于胃气虚寒、浊阴上逆之证。

2. 吐泻

病案 肖某，女，3 岁，1968 年 3 月 10 日初诊。

主诉：呕吐、泄泻 1 周。

病史：患儿 1 周前无明显诱因出现上吐下泻，连续不止，手脚逆冷，烦躁不安，腹阵痛。医院给予输液及镇吐止泻之剂，皆无效果，故邀张琪教授会诊。

初诊 面色苍白，眼不欲睁，每日腹泻 4～5 次，稀水样便，呕吐频频，不时躁动，手脚凉，舌润多津，脉沉迟。

辨证分析：此为寒邪侵犯脾胃，升降失司，欲作慢惊。宜温脾胃散寒邪。予吴茱萸汤加味。

方药：吴茱萸 7.5g　红参 10g　红枣 3 枚　生姜 10g　胡椒 10 粒（碎）　白术 7.5g　甘草 5g。水煎，日 1 剂，分 2 次服。

二诊 1968 年 3 月 12 日。服上方 1 剂，呕吐即止，腹泻减，每日 2～3 次。继以前方调治而愈。

按语 《伤寒论》中吴茱萸汤二见于少阴篇"少阴病，吐利，手足逆冷、烦躁欲死者，吴茱萸汤主之"。本条证虽类似少阴病，原文亦冠以少阴病，其实并非少阴病。吐利手足逆冷、烦躁欲死为少阴病之危证，但本条乃寒邪犯胃、中焦升降失常、浊阴上逆攻冲之证，证候与少阴病相同，故列入少阴篇，乃借宾定主之文，示人当知与少阴病鉴别。这种写法意在言外，学者不可不知。本条证候看似危笃，但实乃脾胃寒盛、阳气不能敷布，病在中焦未涉及少阴，故用吴茱萸汤温中散寒、降逆止呕即愈。如属少阴阳气已绝之危证，非吴茱萸汤所能疗治。张琪教授治疗小儿吐泻不止、手足冷常用本方而取效。《福幼编》有逐寒荡惊汤治疗慢惊风吐泻，以培补元气温运脾胃，方中用胡椒、炮姜、肉桂、丁香、灶心土。用胡椒者因其有辛散寒浊、止吐利之功，本案加胡椒即师此意。

3. 厥阴头痛

病案 1 宫某，女，7 岁，1971 年 2 月 24 日初诊。

主诉：头痛反复发作 2 月余。

病史：患儿 2 个月前无明显诱因出现头痛，时轻时重，发作时疼痛难忍，经某医院检查未发现异常，怀疑脑膜炎，拟做脑脊液穿刺，患儿畏惧不肯接受，遂来张琪教授门诊求治。

初诊 患儿面色青暗，头痛甚重，彻及巅顶，发作即干呕欲吐，吐出少量澄清痰沫，手足厥冷，舌润，脉象沉。

辨证分析：综合脉证属厥阴头痛。治以温脾散寒止痛，降逆止呕。以吴茱萸汤治疗。

方药：吴茱萸 15g　人参 10g　生姜 10g　红枣 3 枚　半夏 10g　陈皮 15g　甘草 5g。水煎，日 1 剂，分 2 次服。

二诊 1971 年 2 月 28 日。服上方 4 剂。初服 1 剂，头痛减轻；继服 2 剂，疼痛明显好转，干呕止，面色转润，但舌稍干，脉象沉，此厥阴寒邪渐退，但舌燥，防化热伤阴。宜前方少佐清热之品。

方药：吴茱萸 10g　人参 10g　生姜 10g　红枣 3 枚　川连 7.5g　麦冬 10g　天花粉 10g　半夏 10g　甘草 7.5g。水煎，日 1 剂，分 2 次服。

三诊　1971 年 3 月 5 日。服上方 3 剂，头痛一直未发作，面色红润，精神好转，舌润，脉象沉滑，随访已痊愈。

病案 2　修某，女，6 岁，1975 年 4 月 1 日初诊。

主诉：阵发性头痛 5 个月。

病史：患儿平素身体健康，5 个月前无明显诱因突然出现阵发性头痛，剧烈难忍，伴恶心欲吐。用西药治疗无效，曾用中药清热祛风及补肾之剂几十剂，疗效均不明显。故慕名求治于张琪教授。

初诊　反复发生阵发性头痛，发作时恶心欲吐，伴手足厥冷，面色青暗，舌苔滑润，脉象沉。

辨证分析：此为厥阴头痛，为寒邪侵犯肝经、循经上逆所致。宜治以温肝散寒降逆之剂。予吴茱萸汤化裁加减。

方药：吴茱萸 7.5g　党参 10g　红枣 3 枚　生姜 10g　半夏 10g　陈皮 10g　茯苓 10g　甘草 5g。水煎，日 1 剂，分 2 次服。

二诊　1975 年 4 月 25 日。服上方 9 剂，20 余日来头痛一直未发作，面色转润，手足转温，未出现恶心呕吐症状，精神亦较前恢复。自诉近 2 天头有些不适、但未疼痛，其母恐病情反复，故来复诊，舌仍润，脉沉稍滑。继以前方少佐清热药物。

方药：吴茱萸 5g　党参 10g　红枣 3 枚　生姜 10g　半夏 10g　陈皮 10g　茯苓 10g　龙胆草 7.5g　甘草 5g。水煎，日 1 剂，分 2 次服。

三诊　1975 年 5 月 3 日。服上方 6 剂，头痛一直未发作。

按语　吴茱萸汤在《伤寒论》中三见于厥阴篇，"干呕、吐涎沫，头痛者，吴茱萸汤主之"，本条为寒邪侵犯足厥阴肝经之证，厥阴之脉挟胃上巅，寒邪循经上犯故出现干呕、吐涎、头痛。与前两条临床表现虽然不尽相同，但阴寒内盛、浊阴上逆的病机是一致的，故均可用吴茱萸汤治疗。"肝为刚脏"，"体阴用阳"，肝病以热证居多，但亦有寒证者，肝经虚寒头痛临床上并不罕见。张琪教授临床用吴茱萸汤治疗此类顽固难愈头痛多例，辨证除原文所载症状外，常出现四肢厥冷、畏寒、面色青暗，舌滑润或胖大多津，脉沉弦或沉迟，头痛部位多局限于巅顶，亦有兼目眩及眩晕等，则因"肝开窍于目"，"诸风掉眩皆属于肝"之故。上两案即为厥阴头痛，用吴茱萸汤而见效。病案 1 二诊用温药后出现舌干，为防止化热伤阴，故加麦冬、天花粉反佐，前后仅服药 7 剂，病即痊愈。治疗头痛首当辨虚实，病案 2 之前曾按实证论治，用清热祛风剂无效；后按虚证论治，但有气虚、血虚、肾虚、脾虚、肝经虚寒之不同，若一概而论，亦难显效。张琪教授见其头痛发作时欲呕，手足厥冷，面色青暗，舌润脉沉，结合之前医家给予补肾之剂未效，分析此证为虚证头痛无疑，但非肾虚，而是肝经虚寒所致，予吴茱萸汤加燥湿化痰药而愈，后为防其复发，在前方基础上反佐龙胆草调治，用胆草之意实为恐温药伤阴。

4. 头痛（神经性头痛）

病案 1　王某，女，40 岁，1990 年 3 月 27 日初诊。

病史：该患者平素健康，2 个月前突然出现阵发性头痛，剧烈难忍，伴见恶心、呕吐，经某大医院头部 CT 检查未见异常，诊断为神经性头痛。曾用中西药多方治疗而无效，经人介绍而来张琪教授门诊求治。

初诊　症见阵发性头痛，以头顶为重，下连前额、目眩；发作时恶心、吐涎，手足厥冷，面

色晦暗，精神委靡，舌质淡，苔白润滑，脉沉。

辨证分析：此为厥阴头痛，为寒邪侵犯肝经、浊阴循经上逆所致。治以温经散寒，燥湿化痰。以吴茱萸汤加减。

方药：吴茱萸15g　党参15g　生姜15g　半夏15g　红枣5枚　白术15g　陈皮15g　胡椒10粒（碎）　藁本15g。水煎，日1剂，分2次服。

二诊　1990年3月30日。服上方3剂。初服1剂头痛即减轻，现干呕止，面色转润，手足转温，舌质略显红润、但稍干，脉沉。防化热伤阴，继以前方去胡椒治疗。

方药：吴茱萸15g　党参15g　生姜15g　半夏15g　红枣5枚　白术15g　陈皮15g　藁本15g。水煎，日1剂，分2次服。

三诊　1990年4月3日。服上方3剂，头痛止，面色转润，手足转温。继续调治而愈。

病案2　刘某，男，35岁，1994年12月16日初诊。

病史：既往头痛病史3年余，近1年发作频繁，以后头巅顶为重，兼见健忘、失眠多梦、心悸。颅脑CT扫描未见异常，诊断为血管神经性头痛，经中西医多方治疗均无效，慕名来张琪教授门诊求治。

初诊　头痛，以后头巅顶为重，健忘、失眠多梦、心悸，面色苍白，手足厥冷，舌淡，脉虚数。

辨证分析：证属足厥阴肝经血虚阳虚，寒邪循经上逆为主，兼有足少阴肾虚证。治以温肝散寒予吴茱萸汤与当归四逆汤化裁。

方药：吴茱萸15g　红参15g　白芍15g　川芎15g　桂枝15g　山茱萸15g　枸杞子15g　生姜15g　当归20g　熟地黄20g　细辛5g　甘草10g　大枣5枚。水煎，日1剂，分2次服。

二诊　1994年12月23日。服上方7剂，头痛明显减轻，睡眠安好，恶梦减少，但下午仍稍有头痛不适，手足厥冷减轻，脉稍有力，舌转淡红。继用上方加养心安神药治疗。

方药：吴茱萸20g　当归20g　白芍20g　熟地黄20g　红参15g　桂枝15g　川芎15g　山茱萸15g　枸杞子15g　生姜15g　甘草15g　黄芪25g　细辛5g　炒酸枣仁20g　茯神20g　大枣5枚。水煎，日1剂，分2次服。

三诊　1994年12月30日。服上方7剂，头痛未作，自觉轻松，能从事一般劳动，睡眠佳，手足转温，心悸、短气均除，面色转润，舌淡红，脉有力。继服上方调治，其后共服药40余剂，随访5年头痛未作。

按语　神经性头痛主要是指紧张性头痛、功能性头痛及血管神经性头痛，多由精神紧张、生气引起，大部分患者为两侧头痛，多为两颞侧、后枕部及头顶部或全头部。头痛性质为钝痛、胀痛、压迫感、麻木感和束带样紧箍感。采用西药治疗虽然见效快速，但是药物依赖性及不良反应比较大，因此多数患者倾向于中药治疗，避免了长期服用西药产生药物依赖和不良反应。

上两案西医诊断均为神经性头痛，曾用中西药治疗无效。病案1头痛发作时以头顶为重，下连前额、目眩，此为足厥阴肝经循行部位，伴见吐涎、面暗、手足厥冷，此为肝经虚寒、浊阴上泛所致，以吴茱萸汤为主方加胡椒温中散寒，藁本散寒止头痛，半夏、陈皮燥湿化痰；二诊因舌质稍干，防止温药化热伤阴，故去胡椒，前后仅服药6剂，头痛即止；病案2根据其发病时手足厥冷、面色苍白、后头巅顶痛甚、舌淡、脉虚数兼有心悸失眠等症，属厥阴头痛兼少阴肾虚之证。因足厥阴肝经循督脉会于头部巅顶，肝经血虚阳虚，不能上荣故头痛，予吴茱萸汤与当归四逆汤合用以温肝阳、养肝血；辅以熟地黄、山茱萸、枸杞子滋补肾阴，防刚燥之药伤阴液。前方以温肝阳为主，辅以滋肾阴之品使阴阳相济，后方加黄芪、炒酸枣仁、茯神益气、养血、宁神以治心悸、失眠、健忘，服药40余剂而愈。

5. 眩晕（梅尼埃病）

病案1　唐某，女，30岁，1982年9月4日初诊。

主诉：眩晕1年余。

病史：该患者1年前无明显诱因出现眩晕，如坐舟车，恶心欲吐。经某医院诊断为梅尼埃病，历经中西医治疗无效，反复发作，十分痛苦，慕名来张琪教授门诊求治。

初诊　头晕目眩，如立舟船之上，恶心欲吐，眼不欲睁，面色晦暗，手足厥冷，苔白，脉沉。

辨证分析：根据以上脉证，当属寒邪夹痰湿循足厥阴肝经上扰清阳。治以温肝散寒，化痰止呕。宜吴茱萸汤、二陈汤合而治之。

方药：吴茱萸10g　党参15g　生姜15g　红枣3枚　半夏15g　陈皮15g　茯苓15g　甘草10g。水煎，日1剂，分2次服。

二诊　1982年9月17日。服上方6剂，眩晕大减，已不呕吐，手足转温，面色转润，舌润，脉象沉。继宜前方去半夏主治。

方药：吴茱萸15g　党参15g　生姜15g　红枣3枚　陈皮15g　茯苓15g　甘草10g。水煎，日1剂，分2次服。

三诊　1982年9月15日。服上方7剂，眩晕未再发作。继以上方化裁调治未再复发。

病案2　何某，女，45岁，2007年11月14日初诊。

主诉：眩晕2年余。

病史：该患者2年前无明显诱因出现头晕目眩，时轻时重，影响正常工作，在西医院诊断为梅尼埃病，用曲克芦丁、辅酶A及祛风、补肾中药治疗效果均不明显。

初诊　见其头昏沉，目不欲睁，睁则眩晕，恶心、时欲呕吐，面色青暗不泽，畏寒肢厥，周身乏力，舌润滑，脉沉细无力。

辨证分析：属肝经寒邪上逆、阳气不振所致。应治以温肝脾，化痰湿。予吴茱萸汤合半夏白术天麻汤化裁治疗。

方药：吴茱萸15g　红参15g　半夏15g　白术15g　天麻15g　茯苓15g　陈皮15g　生姜15g　大枣5枚。水煎，日1剂，分2次服。

二诊　2007年11月21日。服上方7剂，见小效，觉全身有力，精力稍振，头昏沉大好，敢睁眼，恶心大减，四肢欠温，舌质淡红稍润，脉沉细但较前有力。继用上方加桂枝15g调治。

方药：吴茱萸15g　红参15g　半夏15g　白术15g　天麻15g　茯苓15g　陈皮15g　桂枝15g　生姜15g　大枣5枚。水煎，日1剂，分2次服。

三诊　2007年12月6日。服上方15剂，头清，眩晕未作，无恶心，力复，手足温，舌质淡红，脉沉缓。继以前方佐以养阴清热药化裁调治而愈。

按语　梅尼埃病即美尼尔综合征，是一种特发性内耳疾病，其典型表现为眩晕、耳聋、耳鸣及耳内闷胀感。眩晕的特点多为突然发作的旋转性眩晕。患者常感周围物体围绕自身沿一定的方向旋转，闭目时症状可减轻；常伴恶心、呕吐、面色苍白、出冷汗、血压下降等自主神经反射症状；持续时间多为数10分钟或数小时；头部的任何运动都可以使眩晕加重。本病可反复发作。由于梅尼埃病病因及发病机制不明，目前尚无使本病痊愈的治疗方法。

梅尼埃病根据其症状属于祖国医学之眩晕。眩是眼花，晕是头晕，两者常同时并见，故统称为"眩晕"。轻者闭目即止，重者如坐车船，旋转不定，不能站立，或伴有恶心、呕吐、汗出、甚则昏倒等症状。古代医家提出"无虚不能作眩"，"无痰不能作眩"，本病的发生，属于虚者居多。上两则病案从证脉分析，乃足厥阴肝经阳气不足、兼足太阴经寒湿内阻、寒邪与痰湿上犯清阳不升之证，表现为发作时眩晕如坐舟车、恶心欲吐、面色青暗不荣、舌色暗、苔白腻等一系列证候。组方均用《伤寒论》之吴茱萸汤，温肝经之阳，病案1合二陈汤、病案2合东垣"半夏白术天麻汤"温足少阴脾经之阳化痰湿，两方合用寒湿除则清阳升，浊阴降而眩晕自愈矣。

6. 吐涎沫

病案 高某，女，31岁，2011年8月17日初诊。

主诉：吐涎半年余。

病史：患者自半年前开始呕吐清水痰涎，逐渐加重，呕吐频繁，影响正常生活，经西医院系统检查未发现器质性病变，曾用化痰中药亦无显效，十分痛苦，今慕名求治于张琪教授。

初诊 呕吐清水痰涎，畏寒身痛，四肢冷甚、尿频、小便清长，舌苔白滑润，脉沉。

辨证分析：此为肝胃虚寒，浊阴上逆之证。治以温肝散寒化饮，降逆止呕。予以吴茱萸汤合二陈汤化裁。

方药：吴茱萸15g 太子参15g 生姜15g 半夏20g 陈皮15g 茯苓20g 公丁香10g 砂仁10g 石斛15g 竹茹15g 甘草15g。水煎，日1剂，分2次服。

二诊 2011年10月31日。服上方14剂，初服药3剂呕吐即止，继服吐涎沫逐渐减少，身痛愈，畏寒大减，四肢温，尿不频，舌质淡红，苔白不滑。继以上方加减调治7剂诸症皆除。

按语 吐涎沫即呕吐涎水清沫，本证多因水饮内阻所致。《医林绳墨》云："痰属湿，乃津液所化，行则为液，聚则为痰；流则为津，止则为涎。"痰涎与津液皆人体水谷之气而生。若脏腑（特别是脾肾）之阳气旺盛而运行不滞，则水谷之精微尽为人体所用，而为津为液为血为精；若脏腑阳气虚衰而运化迟滞，则阴液停聚而为饮为痰为水为涎。《张氏医通》云"盖脾为涎，脾虚不能约束津液，故涎沫自出"。此患者病史半年，且反复发作，并无表证可察，其症见呕吐物清稀涎沫、畏寒肢冷、小便清长，而无发热、口渴、烦躁、便秘、尿赤等热象，说明此证系纯寒而无热。由以上可知，该患者病机为脾胃虚寒，以致肝胃不和、肝气夹胃中寒浊之气上冲厥阴经脉而致。病机关键在于虚、寒、痰，因而应治以补虚、散寒、化痰。用吴茱萸汤合二陈汤温中散寒、降逆止呕，加公丁香、砂仁温胃散寒止呕，方中竹茹、石斛虽性寒，但与诸温阳药中配伍，取其止呕之功，而无伤阳之弊，且能佐制温药的燥热之性。

牡蛎泽泻散

【出处】《伤寒论》第395条："大病瘥后，从腰以下有水气者，牡蛎泽泻散主之。"

【组成】牡蛎（熬）、泽泻、蜀漆（暖水洗去腥）、葶苈子（熬）、商陆根（熬）、海藻（洗去咸）、瓜蒌根各等份。

【功效】清利湿热，散结逐饮。

【方义】方中牡蛎、海藻软坚行水；葶苈子、泽泻泻肺利水；蜀漆、商陆根逐水泻热；瓜蒌根生津止渴，与利水药合用，使水去而津不伤。诸药合用，共成逐水清热消肿之效。

【原治】水肿实证。

【辨证要点】湿热壅滞于下焦，气化失常，水湿泛滥之证：腰以下及膝胫足踝肿甚，腹胀满，阴囊肿大，小便不利，尿色黄赤，舌苔白腻或黄腻，脉沉滑有力。

1. 水肿（肾病综合征）

病案　吕某，男，28 岁，1989 年 4 月 12 日初诊。

主诉：反复浮肿 3 年，加重 2 周。

病史：既往肾病综合征 3 年，经泼尼松及免疫抑制剂治疗，浮肿时轻时重，尿蛋白始终不转阴，2 周前外感后浮肿加重，伴尿少，查体移动性浊音（++）；化验血浆蛋白低于正常值，总胆固醇升高；尿常规尿蛋白（3+），颗粒管型 3~5 个/HP。慕名求治于张琪教授。

初诊　腰以下肿甚，阴囊肿大，腹胀满，口黏而干，尿少色赤多泡沫，24h 尿量约 500ml。

辨证分析：此为湿热壅滞下焦。治以清热逐水。予以牡蛎泽泻散加味。

方药：牡蛎 20g　泽泻 20g　葶苈子 15g　商陆 15g　海藻 30g　天花粉 15g　常山 15g　车前子 15g　五加皮 15g　白花蛇舌草 30g。水煎，日 1 剂，分 2 次服。

二诊　1989 年 4 月 18 日。服上方 6 剂，尿量增多、24 小时约 1800ml，尿常规尿蛋白（2+）、颗粒管型 0~2 个/HP。继以前方去常山，加瞿麦、萹蓄化裁治疗。

方药：牡蛎 20g　泽泻 20g　葶苈子 15g　商陆 15g　海藻 30g　天花粉 15g　车前子 15g　五加皮 15g　白花蛇舌草 30g　瞿麦 20g　萹蓄 20g。水煎，日 1 剂，分 2 次服。

三诊　1989 年 4 月 24 日。服上方 6 剂，诸症明显好转，略有腰酸，下肢轻度浮肿，舌淡红略胖，苔薄白，脉沉滑。尿常规：尿蛋白（+），管型（-），改用补肾利湿法善后。予济生肾气丸化裁。

方药：牛膝 20g　车前子 20g　熟地 20g　山芋 20g　山药 20g　丹皮 15g　茯苓 20g　泽泻 15g　制附子 7g　肉桂 10g。水煎，日 1 剂，分 2 次服。

四诊　1989 年 5 月 14 日。服上方 20 剂，尿蛋白转为（-），浮肿全消而获愈，后随访一年未复发。

按语　本案患者患病两年一直治疗，曾用泼尼松等多种中西药物，皆未能控制病情。患者腰以下肿难消，且形体肥胖，已呈现药物性库欣综合征症状。张琪教授用牡蛎泽泻散加味治疗。牡蛎泽泻散是治疗伤寒病后、余邪未尽、湿热壅滞、膀胱气化不利所引起的病证，有清热逐水饮之功。张琪教授临证应用治疗肾病水肿时常以牡蛎泽泻散加清利下焦湿热之车前子、五加皮组成加味牡蛎泽泻饮，药物组成为牡蛎 20g、泽泻 20g、葶苈子 15g、商陆 15g、海藻 30g、天花粉 15g、常山 15g、车前子 15g、五加皮 15g。方中商陆用量虽大，却未见泻下及不良反应，且诸症及尿检明显好转，足以说明经方配伍之妙。此案肾病综合征虽非大病瘥后，但其反复发作、湿热壅滞于下为应用本方的依据。方中用牡蛎、泽泻、海藻清利湿热，尤其是海藻为治腹水之要药。常山、葶苈子、商陆攻逐水饮。尤以天花粉养阴清热，与牡蛎、泽泻配伍，既能益胃生津，防止商陆、常山攻逐过甚而伤津液；又能协助牡蛎软化水结，以奏利尿消肿之功。二诊尿量已明显增多，已见利水之功，故去性寒峻猛之常山，改用利尿通淋、药性平和之瞿麦、萹蓄。三诊肿已大消，以腰酸为主症，且舌略胖、下肢微肿，此为肾阳虚不能化气行水所致，故用济生肾气丸加减补肾利湿。

2. 水肿（慢性肾小球肾炎）

病案　吴某，男，37 岁，1981 年 2 月初诊。

主诉：间断性双下肢浮肿 8 年余，加重 1 个月。

病史：患者 8 年前无明显诱因出现双下肢浮肿，未予重视，休息后自行消退，此后浮肿每于劳累后出现，未系统诊治；3 年前，因双下肢浮肿持续不消在西医院化验尿常规尿蛋白（2+）、潜血（2+），诊断为慢性肾小球肾炎，口服中药治疗后浮肿减轻，尿蛋白（1+）；1个月前，外感后又出现双下肢浮肿，按之凹陷，伴尿量减少，化验尿常规尿蛋白（3+）、潜血（1+）、血浆白蛋白正常，用利尿剂及中药利水药后浮肿无明显减轻，故请张琪教授会诊。

初诊　腰以下肿甚，睾丸肿大如鹅卵，乏力，尿少色黄，尿量每日不足800ml，舌质红，苔黄腻，脉滑数。

辨证分析：此患者病久伤及脾脏，脾气亏虚，失于运化，湿邪内蕴化热，湿热壅滞下焦，水湿泛滥，发为水肿。应急则治其标。治以清利湿热散结逐饮，辅以健脾。以牡蛎泽泻散加味治疗。

方药：生牡蛎40g　海藻40g　泽泻30g　商陆15g　茯苓30g　桂枝15g　天花粉15g。水煎，日1剂，分2次服。

二诊　服上方7剂，睾丸肿大缩小，双下肢浮肿减轻，24h尿量增多至1000ml，大便每日3～4次、质稀。继以上方海藻、牡蛎减量，加白术15g治疗。

方药：生牡蛎20g　海藻30g　泽泻30g　茯苓30g　商陆15g　白术15g　桂枝15g　天花粉15g。水煎，日1剂，分2次服。

三诊　服上方10剂，24h尿量增多至2000ml，水肿全消、力复。继以健脾益气、清热利湿药调治善后。

按语　张琪教授认为慢性肾炎湿浊内停，郁久化热，湿热蕴结，留恋于下焦，每致膀胱气化失司，而见腰以下及膝、胫、足、踝皆肿，或阴囊肿大，小便短少而赤，手足烦热，舌红，苔白腻或黄腻，脉滑有力或滑数等症状，皆可用牡蛎泽泻散改为汤剂化裁治疗。本案患者久病素虚，脾气不足，湿邪留恋，蕴而化热，湿热相搏，壅于下焦，故腰以下肿甚、睾丸肿大如鹅卵。张琪教授思及海藻为治瘰之要药，能软坚散结，善治卵肿，又治腰以下水肿，故用至40g，牡蛎软坚散结利水，亦用至40g，此二味为主药；泽泻泻热利水渗湿；湿邪困脾，脾失运化，生化乏源，故见乏力，加茯苓健脾利湿，桂枝温阳化气利水，天花粉清热养阴、防利水药伤阴。二诊效不更方，大便次数增多、质稀，因恐峻下药伤正，故减海藻、牡蛎用量，加白术健脾。前后共服药不足20剂，浮肿全消，继以健脾扶正药物善后。

第五章　经方临床应用——《金匮要略》部分

瓜蒌瞿麦丸

【出处】《金匮要略·消渴小便不利淋病脉证并治第十三》："小便不利者，有水气，其人苦渴，瓜蒌瞿麦丸主之。"（十）

【组成】瓜蒌根二两、茯苓三两、薯蓣三两、附子一枚（炮）、瞿麦一两。上五味，末之，炼蜜丸梧子大，饮服三丸，日三服；不知，增至七八丸，以小便利、腹中温为知。

【功效】温肾利水，生津润燥。

【方义】方中炮附子温壮阳而暖水化气，所谓下积之冷非暖不消也；茯苓、山药补益脾土，输运水津于中；瞿麦、茯苓渗导水气于下；山药、瓜蒌根生津止渴于上，所谓上浮之焰非滋不息也，二味性寒，又可监制附子之燥热，以期助阳而不伤阴。综观本方，温阳不伤津，润燥不碍阳，淡渗不劫阴，具有温肾阳、利小便、生津止渴之功。

【原治】小便不利。

【辨证要点】上热下寒水停证：周身浮肿、尿少、腰酸痛、口干渴、咽干或痛、畏寒肢冷、四肢困重、大便不实、舌质红、苔白干、脉沉或滑等症。

1. 水肿（慢性肾小球肾炎）

病案1　张某，男，41岁，1991年2月初诊。

病史：既往慢性肾小球肾炎2年余，尿蛋白（1+），近1个月，出现眼睑及双下肢浮肿，尿少，口干渴，尿蛋白（3+），服八正散类则大便溏，口干渴益甚，皆无效。故来张琪教授门诊求治。

初诊　眼睑及双下肢浮肿，尿少，尿量每日不足1000ml，口干渴，胸中烦热，舌质红，脉滑。

辨证分析：因思此属肺热肾寒，上下寒热矛盾，肺热则失于清肃，无以通调水道，肾寒则开阖失司，小便不利，仿瓜蒌瞿麦丸清上温下法。

方药：瓜蒌根20g　瞿麦20g　附子15g　山药15g　茯苓15g　知母15g　川椒15g　茴香15g　麦冬15g　玉米须30g。水煎，日1剂，分2次服。

二诊　服上方12剂，尿量达每日2000ml，胸中烦热、口渴大减，水肿已消。继以上方化裁调治3月余，诸症悉除，尿蛋白由（3+）减至（1+），继续调治而缓解。

病案2　王某，男，30岁，1989年5月29日初诊。

病史：既往慢性肾小球肾炎病史2年余，尿蛋白（2+）～（4+）。曾用中西药治疗效果不明显。近日病情加重，患者出现浮肿、尿少，服泼尼松及利尿剂未见缓解，故来张琪教授门诊求治。

初诊　患者浮肿，尿少，尿量每24小时约400ml，腰酸乏力，下肢冷，口干，时有咽痛，舌红苔白，脉细而无力。尿常规：尿蛋白（4+）。

辨证分析：此为肺中燥热、肾阳虚而上热下寒、气化不利所致水肿。治以清肺温肾利湿法。方用瓜蒌瞿麦丸化裁。

方药：天花粉 20g　瞿麦 20g　附子 15g　山药 20g　茯苓 15g　泽泻 20g　熟地 20g　黄芪 30g　蒲公英 30g　甘草 15g。水煎，日 1 剂，分 2 次服。

二诊　1989 年 6 月 14 日。服上方 14 剂，尿量增加至每 24 小时 2000ml，浮肿全消，余症明显好转，略有乏力、纳差，舌淡红，脉滑，尿蛋白（2+）。遂改用健脾益气、清利湿热之剂调治而愈。

按语　慢性肾小球肾炎、肾病综合征等多病程长，缠绵难愈，或屡用肾上腺皮质激素，每见寒热错杂、水湿留恋、尿蛋白难消，常见上热下寒而表现周身浮肿、尿少、腰酸痛、口干渴、咽干或痛、畏寒肢冷、四肢困重、大便不实、舌质红、苔白干，脉沉或滑等症。若只温里则助热，纯清热则寒益增，必寒温并用方能切合病机。瓜蒌瞿麦丸由瓜蒌根、瞿麦、附子、山药、茯苓组成。有清上之燥热、温下之虚寒、助气化而利小便之功效。瓜蒌瞿麦丸用瓜蒌根（天花粉）清肺热生津，山药、茯苓健脾利湿，瞿麦通淋使水湿下行，附子温肾阳以助气化开阖之力。张琪教授常以此方化裁，治疗慢性肾病属上热下寒之病机者，确有较好疗效。

病案 1 始终着眼于上热下寒一对矛盾，用药使肺热得清，肾阳得充，恢复其通调开阖之功能，使小便利肿消，矛盾达到统一而愈。病案 2 患者既往所服方药皆益气解毒利湿之品，近百剂而无效，且对肾上腺皮质激素不甚敏感，虽屡用利尿剂，但浮肿不消或稍减而复作。综合脉证，张琪教授辨证认为应属肺热脾虚肾寒、寒热错杂之证，遂以瓜蒌瞿麦丸化裁加味改为花粉瞿麦汤施治。用天花粉、蒲公英清上热以使肺气下降、水道通调，附子温肾阳而助气化，熟地益肾温补而不燥，黄芪、山药、甘草补脾气助健运，茯苓、泽泻、瞿麦通淋使水湿下行。诸药合用，寒温并施，熔清上温下补中于一炉，使肺脾肾功能协调，故能在错综复杂的病机中而取效。

2. 水肿（肾病综合征）

病案　张某，男，48 岁，2002 年 10 月 9 日初诊。

主诉：反复浮肿半年余。

病史：肾病综合征病史半年余，曾用泼尼松、环磷酰胺及中药补脾肾药皆效果不显。

初诊　周身水肿，小便不利，口干咽痛，胸中烦热，手心热，腰痛畏寒，少腹痛喜按，大便溏，舌质红少津，脉滑。尿常规：尿蛋白（3+）～（4+），红细胞 5~7 个/HP；肾功能检查：血肌酐 259μmol/L，尿素氮 105mmol/L。

辨证分析：此为肺胃热、脾肾虚寒、上热下寒、寒热错杂证。治以清上温下利水。方用加味瓜蒌瞿麦汤。

方药：天花粉 20g　瞿麦 20g　附子 15g　山药 20g　泽泻 20g　茯苓 15g　麦冬 20g　知母 15g　桂枝 15g　黄芪 15g　甘草 10g　白术 20g　炮姜 15g。水煎，日 1 剂，分 2 次服。

二诊　2002 年 10 月 23 日。服上方 14 剂，口干、少腹痛及大便溏均好转。尿常规示：尿蛋白（3+），红细胞 0~1 个/HP。继服前药。

方药：天花粉 20g　瞿麦 20g　附子 15g　山药 20g　泽泻 20g　茯苓 15g　麦冬 20g　知母 15g　桂枝 15g　黄芪 15g　甘草 10g　白术 20g　炮姜 15g。水煎，日 1 剂，分 2 次服。

三诊　2002 年 11 月 7 日。服上方 14 剂，症状明显减轻，周身有力，五心烦热亦轻，舌见润。效不更方。

方药：天花粉 20g　瞿麦 20g　附子 15g　山药 20g　泽泻 20g　茯苓 15g　麦冬 20g　知母 15g　桂枝 15g　黄芪 15g　甘草 10g　白术 20g　炮姜 15g。水煎，日 1 剂，分 2 次服。

四诊　2003 年 1 月 7 日。服上方 60 剂，尿蛋白三次检查皆（-），尿红细胞（-）；肾功能：血肌酐 150μmol/L，尿素氮 9.56mmol/L。此后患者坚持服药以本方化裁。治疗 6 个月尿蛋白（-）～（±），血肌酐及尿素氮皆下降至正常值。

随访：5 年余未复发。

按语　本病案辨证为肺脾肾功能失调、肺热脾虚肾寒、上热下寒、寒热交错之证。临床表现为水肿，小便不利，口干咽痛，舌红少津，形寒肢冷，大便不实，腰膝酸痛。肺为水之上源，若肺热则失于清肃下行，一方面呈现咽干口渴舌赤少津，另一方面出现小便不利形成水肿；脾主运化水湿，为人体水液代谢之枢纽，若脾虚则运化功能受阻以使水湿不得运行而停蓄；肾司开阖，若肾阳虚则畏寒肢冷、开阖失司、小便不利。综上三脏寒热交错为病机之症结。用加味瓜蒌瞿麦汤清上温下利水治疗。在原方基础上加麦冬、知母以助天花粉清热生津之力，加泽泻以助茯苓利水祛湿，加桂枝助附子通阳化气以行水，加生芪、甘草补脾气助运化。诸药合用，寒温并施，熔清上温下补中于一炉，使肺脾肾功能协调。肺热清则清肃下行；脾气健则运化功能复常，水湿得以正常分布自无停蓄为患；肾阳充则恢复其开阖功能。用本方后症状明显改善，故效不更方，坚持调治而愈。

3. 寒淋（尿路感染）

病案　史某，女，56 岁，2006 年 11 月 8 日初诊。

病史：患者既往尿路感染病史 10 余年，每于受凉、劳累、着急上火即作。1 周前足底受凉后又出现尿痛、尿频。尿常规白细胞（3+），服用抗生素后尿白细胞减至（1+），但症状无明显缓解，故来张琪教授门诊求治。

初诊　尿痛、夜间尿道疼痛连及腹部，尿不净，口干，畏寒，小腹凉，阴部潮湿，后背沉，舌红苔黄，脉沉。尿常规：白细胞（1+）。

辨证分析：此为肾阳虚兼膀胱湿热之淋证（寒淋）。治以温肾阳为主，兼清下焦湿热。予以瓜蒌瞿麦丸化裁治疗。

方药：瞿麦 20g　萹蓄 20g　天花粉 20g　麦冬 20g　知母 15g　黄芪 30g　太子参 20g　石莲子 15g　地骨皮 15g　柴胡 15g　茯苓 15g　车前子 20g　茴香 20g　川椒 15g　威灵仙 15g　桂枝 15g　橘核 15g　乌药 15g　甘草 15g。水煎，日 1 剂，分 2 次服。

二诊　2006 年 11 月 22 日。服上方 14 剂，尿不净及阴部潮湿已愈，尿痛大减、偶于受凉后出现，夜间无腹痛，无口干，畏寒轻，小腹稍凉，后背微沉，舌淡红苔白，脉沉。复查尿常规：白细胞（-）。继以前方调治 2 个月而愈。

随访：1 年半未复发。

按语　劳淋患者湿热久羁伤阴，阴损及阳，加上长期过用苦寒克伐之品，导致肾阳亏虚，膀胱气化不利，阳气不能运化水湿，膀胱湿热未尽，故在淋证中伴有虚寒之象，每于受凉、劳累即作，症见小便频数、尿色清、尿有余沥、腰痛、四肢倦怠、舌质淡润、脉沉迟。张琪常将此类淋证辨为寒淋。治疗此类患者仅用清热解毒利湿药不仅无明显疗效，且常加重病情，故治疗时应以补肾温阳、固涩治本为主，佐以清热解毒、利湿通淋。本案患者症见尿不净、畏寒、小腹凉、阴部潮湿、脉沉等虚寒之象，故辨证属"寒淋"范畴，同时伴见尿痛、口干、舌红苔黄等湿热征象。故本案病机较为复杂，为肾阳亏虚兼有下焦湿热之寒热错杂证，故仿瓜蒌瞿麦丸寒热并治，温肾阳，清湿热。再加入茴香、川椒、威灵仙、桂枝、橘核、乌药等温肾散寒药之品，助附子温阳；其中威灵仙有散寒止痛之功，可治寒气从尿道上冲胃腹，为张琪教授治疗寒淋之要药。

甘麦大枣汤

【出处】《金匮要略·妇人杂病脉证并治第二十二》："妇人脏躁，喜悲伤欲哭，象如神灵所作，数欠伸，甘麦大枣汤主之。"（六）

【组成】甘草三两、小麦一升、大枣十枚。

【功效】养心安神，补脾和中。

【方义】方中小麦甘凉，养肝补心，除烦安神，为君药；甘草补养心气，和中缓急，为臣药；佐以大枣，益气和中，润燥缓急。三药合用，甘润平补，养心调肝，共奏养心安神、和中缓急之功。

【原治】脏躁。

【辨证要点】心脾两虚证：情志不宁，无故悲伤欲哭，情绪易于波动，频作欠伸，神疲乏力等。

1. 脏躁（抑郁症）

病案 梁某，女，42岁，1985年4月初诊。

病史：患者素来性格内向，后因工作不遂而致郁郁寡欢，无端哭泣，逐渐加重，终日悲伤、彻夜不眠，在西医院诊断为抑郁症，服用抗抑郁药及中药治疗罔效，故求治于张琪教授。

初诊 终日悲伤，无端哭泣，彻夜不得卧，惊悸胆怯，舌质淡红，脉细。

辨证分析：此为肝气虚而中气不足之脏躁。根据"肝苦急，急食甘以缓之"之意，予以甘麦大枣汤。

方药：甘草25g 红枣10枚 小麦50g 百合30g 酸枣仁30g。水煎，日1剂，分2次服。

二诊 服上方3剂，心情明显好转，能安睡3小时。效不更方，前方继服。

方药：甘草25g 红枣10枚 小麦50g 百合30g 酸枣仁30g。水煎，日1剂，分2次服。

三诊 服上方10余剂，已能安睡5小时，从而痊愈。

按语 脏躁，相当于现代医学的癔症，是神经症中的一种类型。常由于精神因素如激动、惊吓、委屈、悲伤等，而突然起病，出现各种躯体症状或精神障碍。本病多发于妇女，男性亦可得之。脏躁多属内伤虚证，当从五脏论治。本案临证表现为胆怯易惊、心悸心烦、悲伤欲哭等，辨证为肝气虚而中气不足，宜从肝论治，治以缓肝补中法。王旭高谓："肝气甚而中气虚，当缓肝，如炙甘草、白芍、大枣、橘饼、淮小麦。"张琪教授喜用甘麦大枣汤或小建中汤化裁。甘麦大枣汤虽药味少，功效似较平淡，然用之得法，恰中病情，每有桴鼓之效。凡糖、蜜、枣、桂圆、甘草之属，皆为甘缓之品。而缓药对肝的作用最强。尤其是肝气虚衰，肝用不足，升发疏泄不及而表现出悲伤欲哭、心情焦虑或有中气不足症状者，每以缓肝之品取效。然缓肝之品适用于肝气虚衰者，必有虚证表现，肝气实者切勿用之，免有助热化燥之弊。

2. 郁证（强迫症）

病案 刘某，男，19岁，1997年7月30日初诊。

主诉：偏执不能自拔，神情呆滞2个月。

病史：该患者2个月前因未如愿进入理想大学，郁闷忧思过度，出现偏执甚重，不能自拔，神情呆滞，表情淡漠，沉默不语，思维混乱，苦闷、失落感明显，对入学失去信心，经哈尔滨市专科医院诊断为强迫症，多处医，服中西药均未见效，经人介绍来门诊求治。

初诊 症见偏执其重，不能自拔，沉默不语，表情淡漠，神情呆滞，思维混乱，苦闷、失落，舌苔白厚，脉弦滑。

辨证分析：此乃心脾气虚、气滞血瘀痰郁，为虚中夹瘀之郁证。治以疏气活血，化痰开窍，益气阴，养心脾。予以甘麦大枣汤合百合地黄汤合越鞠丸化裁。

方药：甘草25g 小麦50g 红枣10枚 百合30g 生地20g 川芎15g 苍术15g 焦栀子15g 神曲15g 香附20g 郁金20g 石菖蒲15g 半夏15g 桃仁30g 柴胡20g 苏子15g。水煎，日1剂，分2次服。

二诊 1997年8月6日。服上方7剂，上述症状均存在，但皆稍轻，表情呆板稍好，尤以对话条理化有明显好转。仍用前方加胆南星15g治之。

方药：甘草25g 小麦50g 红枣10枚 百合30g 生地20g 胆南星15g 川芎15g 苍术15g 焦栀子15g 神曲15g 香附20g 郁金20g 石菖蒲15g 半夏15g 桃仁30g 柴胡20g 苏子15g。水煎，日1剂，分2次服。

三诊 1997年8月13日。服上方7剂，心烦乱、偏执、悲观失落感均大见好转，面带笑容，自觉信心恢复，可以上学。继以上方化裁。

方药：甘草30g 小麦50g 大枣10枚 生地20g 百合30g 胆南星15g 石菖蒲15g 郁金15g 桃仁30g 赤芍20g 半夏20g 山栀15g 香附20g 苏子20g 柴胡20g。水煎，日1剂，分2次服。

四诊 1997年8月20日。服上方7剂，患者自述诸症趋于消除，仍有轻微思维混乱，对入学有信心，于1997年9月1日携带1个月药在学校服之，以冀根除。

随访：患者在学校曾两次来信谓上述症状基本消除，据述开始几天上课不能投入，经过几天后渐能适应正常学习进度。1998年7月22日暑假来哈尔滨复诊，据称学习已适应，且成绩较好，病已痊愈。

按语 本病例中医诊断为郁证，西医诊断为强迫症，得之于所欲未遂，忧虑成疾。病因病机为忧思过度伤心脾，心脾气阴两虚；其次肝气失于条达，气机不畅导致气滞痰郁血瘀，为虚中夹瘀之证。治疗一方面疏气活血化痰，以条达肝气之郁；一方面又须补养心脾，宁神益志。前者用癫狂梦醒汤、越鞠丸化裁，后者用甘麦大枣汤、百合地黄汤以益心脾气阴。胆南星、石菖蒲、郁金开窍化痰，药味组成，针对病机有的放矢，药味多，配伍严谨不滥，为大方复方之特点。仅复诊3次，服药20余剂，强迫偏执诸症大见好转，从而树立了学习的信心，能按期入学，在学校继续服药，直至痊愈，可见中医药治疗之效。

3. 癫证（恐惧症）

病案 郑某，女，15岁，2013年7月29日初诊。

主诉：心烦易怒、喜哭、善惊1年余。

病史：患者因情绪刺激后出现心烦易怒、喜哭、善惊1年余，在某神志病医院诊断为恐惧症，曾服镇静药（具体药品不详）及住院治疗，均未见效，故求治于张琪教授。

初诊 心烦易怒，常欲哭泣，易惊恐，噩梦纷纭，常喃喃自语，月经量多，手心热，舌红，苔薄白，脉数。中医诊断为：癫证。

辨证分析：此为情志刺激，心阴受损，肝气失和所致。治以养心安神，疏肝解郁。予以甘麦大枣汤加味。

方药：甘草20g 小麦20g 大枣7枚 柏子仁20g 酸枣仁15g 百合15g 柴胡15g 黄芩15g 半夏15g 太子参15g 当归15g 生地20g 茯苓10g 丹皮15g 焦栀子15g。水煎，日1

剂，分2次服。

二诊　2013年8月5日。服上方7剂，惊恐症状如前，其余症状皆有明显好转。于前方中加入龙骨20g、牡蛎20g、珍珠母20g、代赭石20g继服。

方药：甘草20g　小麦20g　大枣7枚　柏子仁20g　酸枣仁15g　百合15g　柴胡15g　黄芩15g　半夏15g　太子参15g　当归15g　生地20g　茯苓10g　丹皮15g　焦栀子15g　龙骨20g　牡蛎20g　珍珠母20g　代赭石20g。水煎，日1剂，分2次服。

三诊　2013年8月19日。服上方14剂，惊恐症状大减，偶有心烦，能控制情绪不发怒，无欲哭感，月经量恢复正常，手心不热，舌质淡红，苔薄白，脉稍数。继以养心安神、疏肝解郁为主方调治，前后共2月余痊愈。

按语　本病多因忧思过度、心阴受损、肝气失和所致。心阴不足，心神失养，则精神恍惚、睡眠不安、心中烦乱；肝气失和，疏泄失常，则悲伤欲哭、不能自主、言行失常。治宜柔肝缓急、宁心安神之法，以使心神安宁、肝气调和。本病在甘麦大枣汤基础上加用养心安神药、镇静安神药和柔肝疏肝药，药力增强，疗效满意。《金匮要略论注》谓："此为夫人脏躁而出其方治也。麦者，肝之谷也，其色赤，得火色而入心；其气寒，乘水气而入肾；其味甘，具土味而归脾胃。又合之甘草、大枣之甘，妙能联上下水火之气而交会于中土也。"用后诸症皆有明显好转，唯惊恐不减，此乃心气不足、肝气上冲所致，故于二诊中加入代赭石、珍珠母、龙骨、牡蛎重镇安神、降上逆之肝气，惊恐大减。

百合地黄汤

【出处】《金匮要略·百合狐惑阴阳毒病脉证治第三》："百合病，不经吐、下、发汗，病形如初者，百合地黄汤主之。"（五）

【组成】百合七枚（擘）、生地黄汁一升。以水洗百合，渍一宿，当白沫出，去其水，更以泉水二升，煎取一升，去滓；内地黄汁，煎取一升五合，分温再服。中病，勿更服。大便当如漆。

【功效】滋阴清热。

【方义】本方以百合润肺清心、益气安神；生地黄汁滋肾水、益心阴兼清血热；泉水下热气、利小便，用以煎百合共成润养心肺、凉血清热之剂。

【原治】百合病。

【辨证要点】心肺阴虚内热证：神志不宁，心烦不寐，怔忡，自汗，口苦、小便赤、舌红，脉细数。

1. 不寐（失眠）

病案　王某，女，47岁，1986年3月28日初诊。

病史：患者心惊不眠1年余，常彻夜不能入眠，经用安神镇静之药皆未收效，故求治于张琪教授。

初诊　心烦多怒，自汗，手足灼热，大便秘结，脉弦数，舌红有薄苔。

辨证分析：此为劳心过度，心火亢盛，肾水不能上济，因热生痰，痰气凌心，是以心悸不寐。治以清心火，滋肾阴潜阳，化痰浊。方用百合地黄汤化裁。

方药：生地黄25g　玄参20g　麦冬20g　大黄10g　川连10g　黄芩15g　半夏15g　酸枣仁25g　代赭石30g　茯苓20g。水煎，日1剂，分2次服。

二诊　1986年4月12日。服上方14剂，夜能安卧，大便通畅。前方去大黄继服。

方药：生地黄25g 玄参20g 麦冬20g 川连10g 黄芩15g 半夏15g 酸枣仁25g 代赭石30g 茯苓20g。水煎，日1剂，分2次服。

三诊 1986年4月17日。服上方5剂，大便又秘而复不寐，夜间烦躁多汗。仍用前方复又加入大黄治之。

方药：生地黄25g 玄参20g 麦冬20g 大黄10g 川连10g 黄芩15g 半夏15g 酸枣仁25g 代赭石30g 茯苓20g。水煎，日1剂，分2次服。

四诊 1986年4月24日。服上方7剂，初服2剂大便即通，睡眠随之好转，现大便通畅，每夜能睡6小时以上。

按语 张琪教授常以百合地黄汤重用生地黄与甘麦大枣汤合用，治疗不寐属心阴虚者，症见神志不宁、心烦不寐、怔忡、自汗、舌红、脉细数等。若原方加龙骨、牡蛎以潜阳疗效亦佳；若夹痰浊，则用滋阴清热、潜阳化浊之法；如大便秘者可于方中加大黄，大便通利则睡眠随之好转，张琪教授曾用此法治愈极顽固之不寐证甚多。本案二诊去大黄后，复有便秘，不寐亦随之出现，再次加入大黄，大便和睡眠均有好转，可见大便通畅与否与此病关系极为密切，但生地黄等滋阴潜阳仍为主药，乃相辅相成之效。

2. 百合病

病案 卫某，女，37岁，1979年9月21日初诊。

主诉：幻听3年余，加重1年。

病史：该患者因爱人工作调动随迁外地，人生地疏与邻居不睦，情志抑郁日久而患此病。自3年前开始，自觉有人与之说话，开始声音小，继而声音渐大。近1年来逐渐加重，甚至在大街上车水马龙嘈杂声中，幻听之声亦不减弱，还自觉有人教以回答幻听之事，曾一度幻觉有人教以持刀刎颈，当即操刀，幸被家人发现将刀夺下而未肇事。经当地各医院精神科会诊，或谓神经症，或谓精神分裂症，皆未能最后确诊。虽服中西药多种，均未获效，故重返该地请张琪教授诊治。

初诊 症见神经呆滞，表情淡漠，沉默不语，伴头晕心悸，少寐、恶梦纷纭，易惊恐，舌尖赤，苔白而干，脉象浮滑。

辨证分析：此为阴虚于内，心肝失养；阳浮于外，神魂不藏之证。治以滋阴潜阳，敛神安魂。方用百合地黄汤合甘麦大枣汤伍以滋阴潜阳之品。

方药：百合50g 生地20g 生龙骨20g 生牡蛎50g 远志15g 麦冬15g 五味子15g 茯苓20g 陈皮15g 甘草10g 竹茹15g。水煎，日1剂，分2次服。

二诊 1979年10月4日。服上方10剂，精神状态转佳，痴呆之状有明显改善，有时眉宇之间微露笑容。幻觉幻听之事仍有，但已减少减轻，特别是已能控制自言自语回答幻听之事，为近2年来屡经治疗所未见到的效果。继以前方加减。

方药：百合50g 生地20g 生牡蛎50g 生龙骨20g 远志15g 麦冬15g 茯苓20g 合欢花30g 小麦50g 甘草15g 大枣6枚 五味子15g。水煎，日1剂，分2次服。

三诊 1979年10月16日。服上方10剂，精神状态进一步好转，时有笑容，睡眠时间明显增加，已能入睡5~6小时，恶梦减少，幻听大减，脉浮象已减，苔薄，舌面津液少布。继用前方治疗。

方药：百合50g 生地20g 生牡蛎50g 生龙骨20g 远志15g 麦冬15g 茯苓20g 合欢花30g 小麦50g 甘草15g 大枣6枚 五味子15g。水煎，日1剂，分2次服。

四诊 1979年10月30日。服上方10剂，精神恍惚明显减轻，睡眠佳，虽时有幻听，但声音已小，头晕、心悸、恐惧感均减，但心胸烦闷，脉已转沉。继以前方酌加理气之剂。

方药：百合50g　生地20g　生龙骨25g　生牡蛎20g　合欢花20g　甘草15g　小麦50g　大枣6枚　香附15g　柴胡15g　青皮15g　赤芍15g　陈皮15g。水煎，日1剂，分2次服。

五诊　1979年11月13日。服上方12剂，病情继续好转，精神状态已基本恢复正常，幻听虽偶尔出现，但亦极其轻微，仍心胸烦闷，脉沉。易法改用疏郁活血理气之剂。

方药：桃仁25g　香附15g　青皮15g　柴胡15g　半夏15g　木通15g　陈皮15g　大腹皮15g　赤芍20g　苏子15g　桑皮15g　甘草15g　小麦50g　大枣5枚。水煎，日1剂，分2次服。

六诊　1979年11月23日。服上方10剂后，幻觉幻听基本消失，精神已如常人，谈笑自如，睡眠正常，食纳大增，神色与前宛若两人。嘱停药观察。随访1年未见复发。

按语　《金匮要略》云："百合病者……意欲食，复不能食，常默然，欲卧不能卧，欲行不能行，饮食或有美时，或有不用闻食臭时，如寒无寒，如热无热，口苦，小便赤……如有神灵者，身形如和，其脉微数。"本案虽与《金匮要略》所言"百合病"典型症状不尽符合，但精神恍惚、神志不定的表现则完全一致，其病机相同，故仍诊断为百合病。根据《诸病源候论》及《医宗金鉴》记载，认为本病除起于伤寒大病之后外，也可由于平素多思寡断、神志不遂，或外界突然的或持久的精神刺激而致，本病案发于情志久郁之后，故与此说甚合。

《内经》有"五神脏"之说。心藏神、肝藏魂、肺藏魄、脾藏意、肾藏志，五神各安其所、各司其用则精神充沛、生机勃勃。若五脏阴阳失调，五神不藏或失其所用，则临床可见多种精神症状。据本案症特点及舌脉所见，辨证为阴虚阳浮，神魂不藏。《灵枢经》曰："心者，五脏六腑之大主也，精神之所舍也"，又曰"随神往来者谓之魂"。魂是比神层次低的精神活动。当心神失养，神失所用，失去对魂的主持，则可发生不能自主的行为和幻觉；神用不明则精神呆滞、表情淡漠如痴；肝魂不安，则少寐多梦、神志恍惚不定。此即张介宾所说："魂之为言，如梦寐恍惚，变幻游行之境皆是也。"故可认为阴虚阳浮，神魂游荡，悠悠忽忽而致幻觉幻听，乃为本案病机所在。治用百合地黄汤合龙骨、牡蛎以滋阴潜阳、收摄浮越之神魂；伍以甘麦大枣汤加味，以补益心气，助其神用而安魂，神魂归宅，阴阳相合，诸症大减；最后尚遗小有幻觉、心胸烦闷，此属气血凝滞于心窍，神气为之所阻，是以余症未能完全消除。本案前期属虚，故以滋阴潜阳益心气而收功；后期属实，易用《医林改错》癫狂梦醒汤以活血疏郁治之而愈。

3. 郁证（抑郁症）

病案　陈某，女，38岁，2012年9月3日初诊。

病史：患者平素思虑重，易惊恐，逐渐情绪低落，时有轻生念头，在西医院诊断为抑郁症，每天服抗抑郁药及地西泮治疗。

初诊　情绪低落，心慌，失眠，坐卧不安，后头部及手部麻木，胃中灼热，食欲不振，舌红，苔白滑，脉弦滑。中医诊断为郁证。

辨证分析：此为心神失养，痰蒙心窍所致。应治以养心安神，解郁化痰。方用百合地黄汤加疏郁化痰药治疗。

方药：百合20g　生地黄15g　柴胡20g　白芍15g　黄芩15g　石菖蒲15g　龙骨20g　牡蛎20g　代赭石30g　太子参20g　酸枣仁20g　柏子仁20g　甘草15g　麦冬15g　黄连15g　五味子15g。水煎，日1剂，分2次服。

二诊　2012年9月10日。服上方7剂，心情有所好转，心慌、失眠、坐卧不安、易惊恐均有不同程度缓解，后头部及手部麻木明显减轻，胃中灼热愈，食欲尚可，大便干，舌红，苔薄白，脉弦滑。继续治以养心安神，清热解郁，润肠通便。

方药：百合20g　生地黄15g　柴胡20g　石菖蒲15g　酸枣仁20g　甘草15g　黄连15g　茯苓

15g 远志 15g 香附 15g 赤芍 15g 火麻仁 20g 郁李仁 20g。水煎，日 1 剂，分 2 次服。

三诊 2012 年 9 月 17 日。服上方 7 剂，患者自觉心情较开始服药时舒畅，心慌、坐卧不安愈，睡眠欠佳，肌肤麻木感消失，食欲恢复如常人，二便正常，舌淡红，苔薄白，脉弦。治以清热养心安神，疏肝解郁。

方药：百合 20g 生地黄 15g 柴胡 20g 白芍 15g 石菖蒲 15g 龙骨 20g 牡蛎 20g 代赭石 30g 太子参 20g 酸枣仁 20g 柏子仁 20g 甘草 15g 远志 15g 茯神 20g 珍珠母 30g 黄芩 15g 郁金 15g。水煎，日 1 剂，分 2 次服。

按语 本病例中医诊断为郁证，西医诊断为抑郁症，得之于所欲未遂，忧虑成疾。病因病机为忧思过度伤及心脾，心脾气阴两虚；其火肝气失于条达，气机不畅导致气滞痰郁血瘀，为虚中夹瘀之证。治疗一方面疏气活血化痰，以条达肝气之郁；一方面又须补养心脾，宁神益志。用百合地黄汤加味以益心脾气阴，石菖蒲、郁金开窍化痰，药味组成针对病机有的放矢，药味多，配伍严谨不滥，为大方复方之特点。仅复诊 3 次，服药 20 余剂，诸症大见好转，可见中医药治疗之效。

黄芪桂枝五物汤

【出处】《金匮要略·血痹虚劳病脉证并治第六》："血痹阴阳俱微，寸口关上微，尺中小紧，外证身体不仁，如风痹状，黄芪桂枝五物汤主之。"（二）

【组成】黄芪三两、芍药三两、桂枝三两、生姜六两、大枣十二枚。

【功效】益气通经，和血通痹。

【方义】方中黄芪为君，甘温益气，补在表之卫气。桂枝散风寒而温经通痹，与黄芪配伍，益气温阳、和血通经。桂枝得黄芪益气而振奋卫阳；黄芪得桂枝，固表而不致留邪。芍药养血和营而通血痹，与桂枝合用，调营卫而和表里，两药为臣。生姜辛温，疏散风邪，以助桂枝之力；大枣甘温，养血益气，以资黄芪、芍药之功；与生姜为伍，又能和营卫，调诸药，以为佐使。方药五味，配伍精当，共奏益气温经、和血通痹之效。

【原治】血痹。

【辨证要点】气虚血滞、营卫不合之证：四肢麻木，或身体不仁，微恶风寒，舌淡，脉无力。

1. 胸痹（冠心病）

病案 1 李某，男，62 岁，1990 年 11 月初诊。

病史：该患者既往冠心病史 1 年余，近 2 个月病情加重，曾用双嘧达莫及中药瓜蒌薤白半夏汤及活血化痛之剂均无效，故求治于张琪教授。

初诊 症见心前区憋闷，心痛频繁发作，持续时间较长，严重时达 2~3 小时，面青晦暗，全身疲倦无力，心烦懒言，恶食少眠，舌紫暗，苔薄，脉弱而短促。心电图提示心肌缺血。

辨证分析：此为心气虚、瘀血阻络一证。治以益气为主，佐以活血化瘀。方用黄芪桂枝五物汤化裁。

方药：黄芪 40g 党参 35g 当归 20g 赤芍 20g 川芎 15g 红花 15g 丹参 15g 葛根 30g 麦冬 15g 五味子 15g。水煎，日 1 剂，分 2 次服。

二诊 服上方 50 余剂，心电图恢复正常，诸症痊愈。

病案 2 梁某，男，56 岁，2010 年 12 月 8 日初诊。

主诉：心悸、气短 5 年，加重伴胸闷 1 周。

病史：该患者 5 年前无明显诱因出现心悸、气短，心电图示，房性期前收缩、ST 段压低、T 波低平，诊断为冠心病、心律失常、房性期前收缩，服用美托洛尔及单硝酸异山梨酯治疗，病情稳定，但每于劳累易作。1 周前，外出受凉后上述症状加重，并出现胸闷憋气，心前区隐痛，用速效救心丸可缓解，患者为求中医治疗故来张琪教授门诊。

初诊　素体形寒，胸闷憋气，心前区隐痛，动则心悸气短，神疲乏力，食欲不振，舌质淡，苔薄白，脉细结代。

辨证分析：此为气虚血瘀，心脉痹阻一证。治以益气活血止痛。予以黄芪桂枝五物汤加减。

处方：黄芪 30g　桂枝 15g　白芍 15g　炙甘草 15g　生姜 15g　当归 20g　川芎 15g　人参 15g 五味子 5g　麦冬 15g　薤白 15g　附子 5g。水煎，日 1 剂，分 2 次服。

二诊　2010 年 12 月 22 日。服上方 7 剂，胸闷、心前区隐痛减轻，活动后心悸气短少，偶见脉结代。继以上方化裁。

处方：黄芪 30g　桂枝 15g　白芍 15g　炙甘草 15g　生姜 15g　当归 20g　川芎 15g　人参 15g 五味子 5g　麦冬 15g　薤白 15g　附子 5g。水煎，日 1 剂，分 2 次服。

三诊　2011 年 1 月 12 日。服上方 21 剂后，诸恙悉平，可进行轻度体力劳动。继以益气活血之剂以善后。

按语　上两则病案以胸闷心痛为主症，辨证属祖国医学"胸痹"范畴。胸痹指胸部闷痛，甚则胸痛彻背，气短喘息不得卧为主症的一种疾病。轻者仅感胸闷如窒、呼吸欠畅，重者则有胸痛，严重者心痛彻背、背痛彻心。其病理基础为胸阳不振、心脉痹阻。唐容川谓："血属阴，……气运之而行也。"血因气而瘀，气虚无力运血而致瘀血痹阻心脉。《灵枢·刺节真邪篇》谓"宗气不下，脉中之血，凝而留止"。张琪教授临证发现一部分冠心病心绞痛患者为本虚标实之证，心气虚为本，心血瘀阻为标。气虚无力推动血液运行，则血流不畅，不通则痛，活血化瘀虽能取效于一时，但持续用则伤及正气，全身乏力，虚象毕现。此类瘀血胸痹心痛，纯以活血化瘀治疗，则难以取效，必须益气为主，辅以活血通络，才能达到气旺血行、络通止痛之目的。常用人参、黄芪补气为主，加入活血之药，使气旺血行，则心绞痛可以缓解，相应的心电图亦有所改善。张琪教授自拟加味黄芪桂枝五物汤，组成如下：黄芪 50g、人参 15～20g（或党参 30g）、红花 15g、桃仁 15g、川芎 15g、葛根 20g、丹参 20g、麦冬 15g、五味子 15g。本方以黄芪、人参补气为主，以统血之运行，且人参有益气生津的作用，心绞痛频繁发作多出现口干舌燥、阴分不足之症，辅以麦冬、五味子为生脉饮共奏益气生津之效；桃仁、红花、川芎、丹参等皆活血之品，诸活血药配于益气药之中，以襄助气旺血行之作用。凡冠心病心绞痛症见胸闷胸痛，心悸气短，全身衰惫，精神不振，气力不支，动作喘息，舌质紫暗，脉象沉细或短弱者皆可用之。同时此方尚可通过加减应用于气虚血瘀而致的风湿系统疾病。病案 2 患者除心气虚、心脉痹阻外，又外感寒邪，血得寒则凝，加重血瘀，故在此方基础上加附子、薤白助桂枝温通心阳、散瘀活血止痛，诸症消除。

2. 血痹（脑梗后遗症）

病案　吴某，女，54 岁，2011 年 11 月 21 日初诊。

主诉：左手麻木，手指无力 2 个月。

病史：2 个月无明显诱因出现左手麻木，拇指、示指、中指无力，在医院查血压正常，高血脂，颅脑磁共振示腔隙性脑梗死。

初诊　左手麻木，拇指、示指、中指无力，左上肢、肩酸痛，乏力，口角流涎，阵发性眩晕，时自觉心前区不适，舌质紫，舌苔白干，脉弱。

辨证分析：此为气虚血瘀之血痹。治宜益气为主，辅以活血通络。方用黄芪桂枝五物加减。

方药：黄芪 50g　桂枝 15g　桃仁 15g　红花 15g　白芍 15g　全蝎 10g　细辛 5g　王不留行 30g　甘草 15g　通草 10g　僵蚕 15g　穿山甲 5g　鸡血藤 30g　青风藤 20g　地龙 15g　生姜 15g　大枣 3 枚。水煎，日 1 剂，分 2 次服。

二诊　2011 年 12 月 12 日，服上方 21 剂，左上肢麻木好转，手指无力、肩酸痛均明显好转，但下唇麻木，口角似有水液，下颌凉，健忘，舌淡红，苔白干。继以前方化裁治之。

方药：黄芪 50g　桂枝 15g　桃仁 15g　红花 15g　白芍 15g　全蝎 10g　细辛 5g　王不留行 30g　甘草 10g　通草 10g　僵蚕 15g　穿山甲 10g　鸡血藤 30g　青风藤 30g　地龙 15g　生姜 15g　大枣 3 枚　土鳖虫 10g　秦艽 15g　穿山龙 30g　半夏 15g。水煎，日 1 剂，分 2 次服。

三诊　2011 年 12 月 20 日，服上方 7 剂，左肩酸、手指尖麻木、流涎进一步好转，头昏沉好转，现右上肢痛，乏力，脉沉。继以前方益气活血法重用黄芪治之。

方药：赤芍 20g　川芎 20g　地龙 15g　当归 20g　桃仁 15g　红花 15g　桂枝 15g　王不留行 20g　细辛 5g　通草 15g　鸡血藤 30g　穿山龙 20g　全蝎 10g　土鳖虫 10g　生姜 15g　大枣 5 枚　秦艽 15g　防风 15g　甘草 15g　黄芪 100g。水煎，日 1 剂，分 2 次服。

按语　此证属于中医血痹，左侧上肢、肩酸痛无力，左手麻木及手指软无力，口角流涎，阵发眩晕，均为气虚无力运血、血行瘀滞、经脉不通所致。结合西医检查血脂高及磁共振示腔隙性脑梗死，不能排除中风先兆，舌质紫，脉象弱无力乃气虚，左侧络脉血行瘀阻。仿《金匮要略》中"黄芪桂枝五物"、《伤寒论》中"当归四逆汤"加全蝎、穿山甲、地龙、僵蚕、土鳖虫、王不留行、鸡血藤、穿山龙活血通络，秦艽、防风祛风通络，主药用黄芪补气与诸活络药相伍，使气旺血行。经 3 次复诊服药百余剂诸症大瘥而安。

3. 风痹

病案　罗某，女，46 岁，2006 年 9 月 13 日初诊。

病史：患者素体瘦弱，5 年前外感后出现畏寒、恶风、四肢酸痛，持续不缓解，在西医院查风湿因子及免疫指标均正常，服用抗风湿药及大量祛风除湿中药罔效，近半年又出现闭经，异常痛苦，故来张琪教授门诊求治。

初诊　症见四肢酸痛，畏寒，恶风，喜热饮，潮热汗出，腰痛，眼睑轻度浮肿，舌紫苔薄，有裂纹，脉沉涩。

辨证分析：此乃正虚感受风邪，气血不足，邪气留滞，血行受阻而致。治以益气活血止痛。予以黄芪桂枝五物汤加身痛逐瘀汤加减。

方药：黄芪 30g　桂枝 15g　赤芍 15g　生姜 15g　大枣 5 枚　牛膝 15g　地龙 15g　羌活 15g　秦艽 15g　香附 15g　当归 20g　川芎 15g　苍术 15g　川柏 10g　五灵脂 10g　桃仁 15g　没药 10g　红花 15g　甘草 15g。水煎，日 1 剂，分 2 次服。

二诊　2006 年 9 月 27 日。服上方 14 剂，畏寒、恶风均大减，受风后仍有四肢酸痛，但程度较前明显减轻，腰痛及潮热汗出愈，眼睑浮肿已消，服药后胃部不适，舌质淡紫，苔薄白，脉沉不涩。继续前方去五灵脂、没药，加砂仁 15g。

方药：黄芪 30g　桂枝 15g　赤芍 15g　生姜 15g　大枣 5 枚　牛膝 15g　地龙 15g　羌活 15g　秦艽 15g　香附 15g　当归 20g　川芎 15g　苍术 15g　川柏 10g　桃仁 15g　红花 15g　砂仁 15g　甘草 15g。水煎，日 1 剂，分 2 次服。

三诊　2006 年 10 月 11 日。服上方 14 剂，四肢酸痛及畏寒、恶风均愈，舌质转淡红，脉沉不涩。继以扶正为主，辅以活血通络调治而愈。

按语　风痹的病机为气虚不能周流于全身，则血亦随之而滞，"加被微风"只是一点点的外因。张琪教授治疗痹证尤其重视扶正祛邪这一治疗原则。黄芪桂枝五物汤是益气温通活血之方。原方主治血痹病，治疗中常加桃仁、红花、牛膝以益气和营为主，活血通络为辅，治疗气虚外邪侵袭效果尤佳。因"气为血之帅，气行则血行"，故重用黄芪补气，张琪教授常用至75g以上，气旺血行，方能取效。此方扶正为主，祛邪为辅，为张琪教授治疗气虚血瘀型痹症的常用方。

桂枝去芍药加麻黄细辛附子汤

【出处】《金匮要略·水气病脉证并治第十四》："气分，心下坚，大如盘，边如旋杯，水饮所作，桂枝去芍药加麻辛附子汤主之。"（三十一）

【组成】桂枝三两、生姜三两、甘草二两、大枣十二枚、麻黄二两、细辛二两、附子一枚（炮）。

【功效】温经通阳，宣散水饮。

【方义】方中麻黄入手太阴经宣肺利水，附子温肾阳以复其开合之功能，细辛入少阴温肾除水，三药共用可温发里阳；桂甘姜枣振奋卫阳；麻桂皆足太阳膀胱经之药，膀胱气化失司，得麻桂则小便通利。诸药相协，可以通彻表里使阳气通行，阴凝解散，水饮自消。本方关键在于麻黄、附子合用，一宣肺祛风邪，一温肾阳，为本方主药。张琪教授认为此方具有宣肺温脾助肾阳之功，乃肺脾肾三脏同治之方。

【原治】气分病。

【辨证要点】阳虚阴凝，水饮内停证：周身浮肿或头面及上半身肿甚，小便不利，畏寒肢冷，骨节疼痛，四肢麻木不仁，面色㿠白，腹满肠鸣，舌淡苔白，脉沉迟。

1. 风水 （血管神经性水肿）

病案 孙某，女，39 岁，2011 年 7 月 4 日初诊。

主诉：颜面及周身浮肿20年。

病史：患者20年前无明显诱因出现颜面及周身浮肿，每遇情志因素、劳累则肿甚。查甲状腺功能及尿常规正常。诊断为血管神经性水肿。既往子宫切除史3年。

初诊 症见颜面及周身浮肿，每遇情志因素、劳累则肿甚，乏力，头痛，双目胀痛，周身沉，腰痛，舌淡红滑润，脉浮。

辨证分析：此为风邪夹湿浸渍之风水。治以温阳利水，散风。方用桂枝去芍药加麻黄附子细辛汤加味。

方药：麻黄10g 桂枝15g 甘草15g 生姜15g 大枣3枚 细辛5g 附子10g 冬瓜皮30g 茯苓皮20g 防风10g 荆芥10g 薏苡仁20g 赤芍15g 坤草30g。水煎，日1剂，分2次服。

二诊 2011年8月1日。服上方20剂，周身浮肿尽消，头痛、目痛好转，遇风、情志因素仍加重，近日心前区不适，乏力，下肢沉，面有黑斑。病久服药后虽消，恐其再发，继以前方加活血之剂以资巩固。嘱患者少进冷食。

方药：麻黄10g 桂枝15g 甘草15g 生姜10g 大枣3枚 细辛5g 附子10g 冬瓜皮30g 茯苓皮30g 防风10g 荆芥10g 薏苡仁20g 赤芍20g 丹参20g 坤草30g 泽兰叶15g。水煎，日1剂，分2次服。

三诊 2011年8月22日。服上方21剂，诸症皆消，未再出现浮肿。

按语 此患者浮肿20年之久，以头面为甚，虽不重，但水浸留于肌肤、周身头面，目珠胀，腰部沉重不堪。经西医检查未获结果，非常痛苦，辨证属风水。风水属于水肿的一种，最早载于

《内经》。《素问·水热穴论》："勇而劳甚则肾汗出，肾汗出逢于风，内不得入于藏府，外不得越于皮肤，客于玄府，行于皮里，传为胕肿，本之于肾，名曰风水。"患者素有肾虚，感受风寒之邪，水液代谢失常而发病，日久不愈。予仲景之桂枝去芍药加麻黄附子细辛汤加味温阳利水、发散风邪，20 剂水肿皆消，诸症随之大减，继服前方加丹参、泽兰叶、赤芍、益母草活血之品，以巩固疗效。

2. 水肿（慢性肾小球肾炎）

病案　赵某，女，28 岁，2000 年 3 月 2 日初诊。

病史：患者 1 年前无明显诱因出现颜面及双下肢浮肿，尿蛋白（3+），血浆白蛋白正常，诊断为慢性肾小球肾炎，在当地反复住院治疗，浮肿始终不消失，时轻时重。尿蛋白（3+）～（4+），故特来黑龙江省中医研究院肾病科住院，求治于张琪教授。

初诊　症见头面及双下肢浮肿，尿少，腹胀满，食入益甚，面色无华，畏寒肢冷，舌润苔滑，脉沉。

辨证分析：此为阳虚而肺脾肾功能失调所致。治以宣肺温脾肾利水。方用桂枝去芍药加麻黄细辛附子汤。

方药：桂枝 15g　麻黄 15g　附子 15g　细辛 3g　生姜 15g　红枣 4 枚　甘草 10g。水煎，日 1 剂，分 2 次服。

二诊　2000 年 3 月 5 日。服上方 3 剂，颜面浮肿已消，双下肢仍有浮肿，仅食后腹胀，四肢畏寒大减，尿量明显增加，约每 24 小时 1500ml。原方继服。

方药：桂枝 15g　麻黄 15g　附子 15g　细辛 3g　生姜 15g　红枣 4 枚　甘草 10g。水煎，日 1 剂，分 2 次服。

三诊　2000 年 3 月 10 日。服上方 5 剂，尿量增至每 24 小时 3000ml。水肿全消，胀满大减，诸症均有好转，尿常规尿蛋白（2+）、余皆阴性。唯胃纳稍差，下肢无力，以手压之稍有指痕，腹部微有不适，乃脾虚运化不及之候，遂以健脾利湿法调治 20 余剂，诸症基本消失，尿蛋白（±）而病情缓解，后随访一直未复发。

按语　本案慢性肾小球肾炎浮肿，屡治不消。头面及全身肿甚，面色无华，畏寒肢冷，舌润苔滑，脉沉，具有一派阳虚寒象，此系阴水，故用桂枝去芍药加麻辛附子汤加味以肺脾肾三脏合治。方中用麻黄宣肺而通调水道，附子温肾以助气化开阖；细辛有助麻黄宣肺，佐附子温肾之功；桂枝、甘草、生姜、大枣温脾阳助运化。合而用之，阳气得复，肺脾肾功能协调，水湿自除。药后阳气渐复，水湿得化。不仅浮肿诸症减轻，且尿蛋白随之减少。后现脾虚征象明显，改用健脾利湿法收功。张琪教授用此方治疗慢性肾病时，如水肿重者，可加椒目入肺脾膀胱经，助行水消水之功；如水肿顽固，或反复发作者可加益母草活血利水；如高度水肿不得卧时，可于方中加入葶苈子、冬瓜皮、西瓜皮等以助其利水之功效；如水肿经治缓解而又过感染，伴有扁桃体肿大充血，水肿加重者，为邪热侵肺，宜加入麦门冬、黄芩、山豆根、知母等清咽利肺之品。

3. 水肿（肾病综合征）

病案　李某，男，3 岁，1993 年 10 月初诊。

病史：既往肾病综合征病史半年，用泼尼松治疗后病情缓解，但尿蛋白始终不转阴，近日感冒后病情复发，出现周身浮肿，尿蛋白（3+），故来张琪教授门诊治疗。

初诊　周身重度浮肿，小便不利，手足凉，便溏，腹胀，脉沉，舌润。尿常规：尿蛋白

（3+），颗粒管型 3～5 个/HP。

辨证分析：此为阳虚寒盛、水饮凝聚一证。治以宣肺温脾肾利水。方用桂枝去芍药加麻黄细辛附子汤。

方药：麻黄 5g　细辛 3g　生姜 7g　红枣 2 枚　甘草 5g　附子 10g　桂枝 10g　白术 10g　泽泻 10g　茯苓 10g。水煎，日 1 剂，分 2 次服。

二诊　服上方 5 剂，浮肿全消，24 小时尿量达 3000ml，尿蛋白（2+）。效不更方，继以前方调治。

方药：麻黄 5g　细辛 3g　生姜 7g　红枣 2 枚　甘草 5g　附子 10g　桂枝 10g　白术 10g　泽泻 10g　茯苓 10g。水煎，日 1 剂，分 2 次服。

三诊　服上方 3 剂，尿蛋白降至（1+），继续扶正健脾调治而愈。

按语　儿童肾病综合征具有对激素敏感，但撤减或停用激素易复发的特点。中药在减少肾病综合征复发，减少激素不良反应，尤其是治疗难治性肾病综合征有显著优势。本案为儿童难治性肾病综合征，长时间大剂量使用激素而不愈。此次复发为外感之后，表现为重度浮肿、便溏、手足凉等一派阳虚寒盛、水饮凝聚之象。桂枝去芍药加麻黄细辛附子汤具有宣肺温脾助肾阳之功，乃肺脾肾三脏同治之方。张琪教授总结多年治疗此类疾病经验，认为凡肾病综合征见高度浮肿、头面及上半身肿甚，小便不利，手足厥冷，面㿠畏寒，乏力便溏，舌淡嫩胖大，苔白滑，脉象沉弱，辨证属肺气不宣、脾肾阳虚者，用之均可奏效。此类肾病综合征水肿与蛋白尿密切相关，用此方使肺脾肾三脏阳气复、功能协调后，常常随着水肿之消减而尿蛋白明显减少或消失。

4. 皮水（甲状腺功能减退症）

病案　杨某，女，34 岁，2007 年 4 月 4 日初诊。

主诉：颜面及四肢肿胀 3 年，加重 1 个月。

病史：该患者 3 年前无明显诱因出现眼睑及四肢肿胀。查甲状腺功能示：T_3、T_4 降低，TSH 升高，诊断为甲状腺功能减退症，服用左甲状腺素每日 2 片治疗，浮肿减轻，后逐渐停用。1 个月前，颜面及四肢肿胀加重，查甲状腺功能示 TSH 升高，尿常规示红细胞及白细胞轻度升高。患者不想再服用左甲状腺素，故来张琪教授门诊寻求中医治疗。

初诊　双下肢浮肿，按之凹陷，双手肿胀，颜面浮肿，畏寒，时有下肢麻木感，尿黄，轻度腹泻，神疲，舌紫。

辨证分析：此为阳虚不能化气，水湿停于肌表之证。治以温经通阳，宣散水饮。方用桂枝去芍药加麻辛附子汤合五皮饮加减治疗。

方药：麻黄 15g　桂枝 15g　甘草 15g　生姜 15g　大枣 5 枚　细辛 5g　附子 10g　红花 15g　赤芍 15g　桃仁 15g　丹参 20g　茯苓 20g　赤小豆 30g　秦艽 15g　瞿麦 20g　萹蓄 20g　五加皮 20g　桑白皮 20g　大腹皮 15g。水煎，日 1 剂，分 2 次服。

二诊　2007 年 4 月 18 日。服上方 14 剂，双下肢及颜面浮肿均减轻、月经期加重，双手肿胀大减，无畏寒，大便日 1 次，便质成形，舌红苔薄白。继以前方化裁，去五加皮、桑白皮、大腹皮，加苍术、薏苡仁。

方药：麻黄 15g　桂枝 15g　赤芍 15g　甘草 15g　细辛 5g　附子 10g　生姜 15g　大枣 5 枚　桃仁 15g　丹参 20g　川芎 15g　红花 15g　茯苓 20g　车前子 20g　赤小豆 30g　连翘 20g　瞿麦 20g　萹蓄 20g　薏苡仁 30g　苍术 15g。水煎，日 1 剂，分 2 次服。

三诊　2007 年 5 月 7 日。服上方 21 剂，双下肢浮肿基本消失，颜面浮肿已消，时有晨起眼睑浮肿，双手无肿胀感，自觉活动轻松自如。复查甲状腺功能：TSH 较前明显下降，接近正常值。

继以上方加减调治 2 月余，浮肿全消，甲状腺功能 TSH 恢复正常。

按语　皮水是指水气泛溢皮肤而见水肿的病症。《诸病源候论·水肿病诸候》："肾虚则水妄行，流溢于皮肤，故令身体面目悉肿，按之没指而无汗也。腹如故而不满，亦不渴，四支重而不恶风是也。脉浮者，名曰皮水也。"其病位在皮肤、肌肉，与肺、脾相关。本案甲状腺功能减退症其临床表现为颜面及四肢肿胀，辨证属祖国医学"皮水"范畴。因脾阳虚，失于运化，水湿内停，肺失宣发，水道不通，水湿停于肌表，泛溢肌肤，发为水肿；阳虚不能卫外，故见畏寒；脾阳虚不能温煦，故见腹泻。治宜通阳、健脾、宣肺、利水。方用桂枝去芍药加麻黄细辛附子汤宣肺温脾助肾阳；五皮饮出自《证治准绳》，由陈皮、桑白皮、大腹皮、茯苓皮、生姜皮五种组成，具有行气化湿、利水消肿之功，本方用五加皮易陈皮，利水消肿更强；加茯苓、赤小豆健脾利湿；秦艽祛风除湿；尿黄为下焦湿热，故加瞿麦、萹蓄清利湿热通淋；加红花、赤芍、桃仁、丹参活血以助利水。用后颜面及四肢浮肿大减，故去五加皮、桑白皮、大腹皮祛邪之品，加扶正健脾之苍术、薏苡仁渗湿、燥湿，攻邪而不伤正。

防己茯苓汤

【出处】《金匮要略·水气病脉证并治第十四》："皮水为病，四肢肿，水气在皮肤中，四肢聂聂动者，防己茯苓汤主之。"（二十四）

【组成】防己三两、黄芪三两、桂枝三两、茯苓六两、甘草二两。

【功效】益气健脾，温阳利水。

【方义】方中防己、黄芪走表祛湿，使皮下之水从表而散，为行皮中水气主药；桂枝、茯苓通阳化水，使水气从小便而去；桂枝与黄芪相协，又能通阳行痹，鼓舞卫阳；甘草调和诸药，协黄芪以健脾，脾旺则可制水。

【原治】皮水。

【辨证要点】阳气不宣，水湿郁于肌表之证：四肢浮肿、按之没指，不恶风，身冷，舌淡苔白，脉沉。

1. 水肿（湿气在表）

病案　石某，男，62 岁，1995 年 7 月 1 日初诊。

主诉：周身浮肿伴头昏 10 年。

病史：患者自述常年在野外山谷海岸做勘探工作，经常落宿野外，以致周身浮肿，头昏沉，经广州、上海、北京各大医院系统检查无异常，病已 10 年，甚痛苦，有逐年加重趋向，此次慕名特从海南省来哈尔滨市求诊于张琪教授。

初诊　形体较丰，周身浮肿，头昏沉，四肢肿如绳缚，头皮以指压之有指痕，嗜睡，舌苔白腻，脉沉缓。

辨证分析：此为湿郁肌表之证，为风水及水气一类病。应治以温阳利水。方用防己茯苓汤化裁。

方药：桂枝 15g　茯苓 30g　防己 20g　黄芪 25g　冬瓜皮 30g　五加皮 20g　秦艽 15g　苍术 15g　薏苡仁 25g　附子 10g　赤芍 15g　益母草 30g　木瓜 15g　生姜 10g　甘草 10g。水煎，日 1 剂，分 2 次服。

二诊　1995 年 7 月 8 日。服上方 7 剂，浮肿消至 70%，全身轻松舒适，头昏已大减。继以上方不变。

方药：桂枝15g 茯苓30g 防己20g 黄芪25g 冬瓜皮30g 五加皮20g 秦艽15g 苍术15g 薏苡仁25g 附子10g 赤芍15g 益母草30g 木瓜15g 生姜10g 甘草10g。水煎，日1剂，分2次服。

三诊 1995年7月18日。服上方10余剂，四肢肿全消，自述为10年来未有之现象。嘱继服14剂以巩固疗效，从而痊愈。

按语 湿气在表之肿，亦即《金匮要略·痉湿暍病脉证并治》及《金匮要略·水气病脉证并治》中之风水、皮水病。此种水肿多因居住潮湿环境，或冒雨当风，亦有肥胖素体湿盛之质，内生湿邪与外感湿邪互相影响，以致在表之湿气不除，日久则有周身苦重难堪，头昏沉、头皮颜面肿，肿势虽不盛，但经久不除。因此治宜顾护卫气，温阳以除湿邪为关键。《灵枢·本脏》"卫气者，所以温分肉，充皮肤，肥腠理，司开阖者也……卫气和则分肉解利，皮肤调柔，腠理致密矣"。因卫气虚，失于防御功能，湿邪易郁于肌表不解，而出现一系列证候。本案即为此证，张琪教授在防己黄芪汤基础上加冬瓜皮、五加皮、秦艽驱肌表之风湿；苍术、薏苡仁健脾除湿；湿郁肌表尤须疏郁活血使风湿之邪外解，故用赤芍、益母草活血行水，服药不过20剂，水湿之邪皆透达而除。全方扶正温阳化湿，治湿郁肌表日久不愈者颇效，张琪教授亦常用此方加味治疗肾小球肾炎水湿在表头面肿胀者，其效亦佳。

2. 水肿（慢性肾小球肾炎）

病案 林某，女，35岁，2010年6月9日出诊。

病史：该患者既往慢性肾小球肾炎病史2年，尿蛋白（±）~（1+）。2周前外出劳累后，出现颜面及双下肢浮肿，伴尿少。查尿常规尿蛋白（3+），红细胞20~25个/HP，血浆白蛋白正常。为求中医治疗来张琪教授门诊就诊。

初诊 面目浮肿甚，双下肢轻度浮肿，头昏，乏力，身冷，舌质淡，舌体胖嫩有齿痕苔白，脉缓弱。

辨证分析：此属脾阳不振，土不制水一证。治宜培补中宫，渗泄水湿。方用加味防己茯苓汤。

处方：桂枝15g 茯苓15g 防己20g 黄芪25g 冬瓜皮30g 五加皮20g 苍术15g 薏苡仁25g 附子10g 赤芍15g 益母草30g 生姜10g 甘草10g。水煎，日1剂，分2次服。

二诊 2010年6月23日。服上方14剂，颜面浮肿大减，双下肢无浮肿，头昏、乏力均好转，身冷愈。尿常规：蛋白（1+），红细胞5~10个/HP。继以前方化裁治疗2周，尿蛋白转阴，尿红细胞3~5个/HP，诸症皆消。

按语 本案慢性肾小球肾炎平素病情稳定，此次因劳累出现周身浮肿，故属"水肿"范畴，浮肿以面目为重，伴乏力、身冷、舌质淡、舌体胖嫩有齿痕等脾阳虚之象，脾阳虚不能运化水湿，故水湿停于肌表头面，尿少；阳虚失于温煦，故见身冷；脾为湿困虚，无力运化水谷精微，四肢失养，故见乏力；脾虚清阳不升，故见头昏。当治以益气健脾、温阳利水，方用加味防己茯苓汤治疗。方中黄芪以益卫气，桂枝、附子、生姜辛温助阳气通阳，与黄芪配伍，奏益气温阳化湿之用；防己、冬瓜皮、五加皮驱肌表之风湿；苍术、薏苡仁健脾除湿；湿郁肌表尤须疏郁活血使风湿之邪外解，故用赤芍、益母草活血行水，水湿之邪自然可以透达而除。全方扶正温阳化湿，治湿郁肌表日久不愈者颇效，肾小球肾炎水湿在表头面肿胀者其效亦佳。

防己黄芪汤

【出处】《金匮要略·水气病脉证并治第十四》："风水，脉浮身重，汗出恶风者，防己黄芪

主之。腹痛加芍药。"（二十二）

【组成】防己一两、黄芪一两一分（去芦）、甘草半两（炒）、白术七钱半。上锉麻豆大，每抄五钱匕，生姜四片，大枣一枚，水盏半，煎八分，去滓温服，良久再服。服后当如虫行皮中，以腰下如冰，后坐被上，又以一被绕腰以下，温令微汗，瘥。

【功效】益气祛风，健脾利水。

【方义】方中以防己祛风行水；黄芪益气固表，且能行水消肿。两者配伍，祛风不伤表，固表不留邪，且又行水气，共为君药。臣以白术补气健脾祛湿，与黄芪为伍则益气固表之力增，与防己相配则祛湿行水之功倍。使以甘草，培土和中，调和药性。煎加姜、枣为佐，解表行水、调和营卫。诸药合用，共奏益气祛风、健脾利水之效。

【原治】风水、风湿属表虚证。

【辨证要点】表虚湿盛证：虚胖体质，尿少，头面四肢浮肿，乏力倦怠，多汗，身体困重，胸闷，关节作痛，舌淡苔白，脉浮。

1. 淋证（慢性尿路感染）

病案 李某，女，49 岁，2004 年 12 月 1 日初诊。

主诉：间断性尿少而频、下肢浮肿 10 余年，加重 2 个月。

病史：既往尿路感染病史 10 余年，发作时尿少而频，伴下肢浮肿，尿白细胞反复出现，未系统治疗，近 2 个月因受凉上述症状加重，故来张琪教授门诊求治。

初诊 症见尿少而频，颜面肿胀，下肢轻度浮肿，乏力，胸闷，腰酸痛，腿凉，膝软，时有摔倒，舌质红，少苔，脉沉。尿常规：尿蛋白（−）、潜血（±）、白细胞 15 ~ 20 个/HP、上皮细胞 10 ~ 15 个/HP；双肾彩超提示双肾未见异常；肾功能及血脂化验均正常。

辨证分析：此为脾胃气虚，湿阻血瘀之淋证。治以益气健脾，活血利水。方用防己黄芪汤加减。

方药：黄芪 30g　防己 20g　茯苓 30g　泽泻 30g　丹参 20g　坤草 30g　柴胡 20g　桂枝 15g　赤芍 15g　红花 15g　薏苡仁 30g　附子 15g　牛膝 15g　木瓜 15g　川断 15g　赤茯苓 20g　杜仲 15g　狗脊 15g　瞿麦 20g　萹蓄 20g　车前子 20g　甘草 15g。水煎，日 1 剂，分 2 次服。

二诊 2004 年 12 月 15 日。服上方 14 剂，尿少而频消失，双下肢及颜面浮肿明显消退，仍有胸闷、气短，舌淡红、苔薄白，脉沉。尿常规：潜血（±）、尿蛋白（−）、白细胞 0 ~ 1 个/HP、红细胞（−）、上皮细胞 8 ~ 10 个/HP。仍以防己黄芪汤加减。

方药：黄芪 40g　防己 15g　茯苓 20g　泽泻 20g　木瓜 15g　牛膝 15g　川断 15g　杜仲 15g　狗脊 15g　熟地黄 15g　党参 15g　坤草 30g　柴胡 15g　丹参 15g　川芎 15g　薏苡仁 30g　车前子 15g　附子 10g　桂枝 10g　甘草 15g。水煎，日 1 剂，分 2 次服。

三诊 2004 年 12 月 29 日。服上方 14 剂，浮肿胸闷消失，但膝关节酸软，舌红，苔薄白，脉滑。继服 14 剂后诸症消失，病情痊愈。

按语 患者素体脾胃虚弱，不能运化水湿，水湿郁久而化热，下注膀胱则尿少而频；水湿停留于头面四肢，则头面四肢浮肿；脾主四肢肌肉，脾虚则不能温煦则乏力；水湿侵袭人体筋骨关节阻滞经络则膝软活动不利、时有摔倒，水湿停留体内阻碍阳气运行，胸阳不振则胸闷；肾阳不足则腰酸痛腿凉；水湿阻碍气机运行，气滞则血瘀；舌体红、少苔、脉沉为脾胃气虚、湿阻血瘀之象。方中黄芪、茯苓益气健脾，同时亦有利水之功；防己性善下行，尤善祛下半身水湿停留；泽泻、薏苡仁、赤茯苓、萹蓄、瞿麦、车前子清热利湿通淋；附子、桂枝温补阳气以助运化水湿；丹参、坤草、赤芍、红花活血祛瘀，坤草同时又有利水之效；柴胡升举脾胃之清阳之气，使阳气得升、水湿得化；木瓜舒筋活络；牛膝活血祛瘀、强筋壮骨、利尿通淋；川断、杜仲、狗脊均可补益肝肾、强筋健骨；甘草调和诸药。二诊时患者尿少而频消失，浮肿消退，只遗有少许胸闷气短，说明湿邪减祛，脾胃之气未完全恢复，故加用熟地黄、党参以加强健脾益气之功；川芎辛散温通既活血又行气，与其他药物配伍共奏益气健脾、活血利水之功。故患者持续服用此方而痊愈。防己黄芪汤为治疗风水表虚之方，此处张琪教授用它治疗慢性尿路感染亦有效果，体现了异病同治的中医思想。

2. 水肿（肾病综合征）

病案 王某，男，18 岁，2012 年 2 月 15 日初诊。

病史：该患者既往肾病综合征病史 8 个月，使用泼尼松治疗后尿蛋白转阴，泼尼松规律减量。1 周前感冒后又出现周身浮肿，化验血浆白蛋白 23g/L、尿蛋白（3+），遂将泼尼松增至 10 片/d 口服。患者为寻求中西医结合治疗，故来张琪教授门诊求治。

初诊 形体肥胖，周身浮肿，尿量少，乏力，身体困重，胸闷，舌质红，苔白厚。查体：移动性浊音（++）。

辨证分析：此为脾虚湿盛之证。应治以益气健脾祛湿。方用防己黄芪汤加味。

方药：黄芪 50g 太子参 20g 防己 15g 赤小豆 30g 薏苡仁 30g 萆薢 20g 土茯苓 30g 泽泻 20g 山药 20g 枸杞 20g 菟丝子 15g 女贞子 20g 五倍子 15g 石莲子 20g 黄精 15g 玉竹 15g 甘草 15g。水煎，日 1 剂，分 2 次服。

二诊 2012 年 2 月 29 日。服上方 14 剂，浮肿大消，尿量增多，每 24 小时达 3000ml，乏力、身困重、胸闷皆好转，舌苔转薄。化验：血浆白蛋白 28g/L，尿蛋白（2+）。继以前方化裁治疗。

方药：黄芪 50g 太子参 20g 防己 15g 赤小豆 30g 薏苡仁 30g 萆薢 20g 土茯苓 30g 泽泻 20g 山药 20g 枸杞 20g 菟丝子 15g 女贞子 20g 五倍子 15g 石莲子 20g 黄精 15g 玉竹 15g 甘草 15g。水煎，日 1 剂，分 2 次服。

三诊 2012 年 3 月 14 日。服上方 14 剂，仅余眼睑轻度浮肿，腹水已消，化验：血浆白蛋白 34g/L，尿蛋白（1+）。继续治以健脾益气利湿调治。

按语 此案为肾病综合征复发。儿童及青少年肾病综合征对激素敏感，但具有易复发的特点，反复使用激素不仅不良反应大，且逐渐产生耐药性。中药不仅能减少激素毒性反应及不良反应，且能预防复发。该患者以水肿为主症，属中医"水肿"范畴。患者形体肥胖，易疲劳，此类患者素体脾胃虚弱，不能运化水湿。水湿停留于头面四肢，则头面四肢浮肿；脾主四肢肌肉，脾虚则不能温煦则乏力倦怠；水湿侵袭人体筋骨关节阻滞经络则身体困重；水湿停留体内阻碍阳气运行，胸阳不振则胸闷。方用防己黄芪汤治疗，方中黄芪、茯苓益气健脾，同时亦有利水之功，防己性善下行，尤善祛下半身水湿停留；赤小豆、泽泻、薏苡仁、土茯苓、萆薢清热利湿。张琪教授辨证与辨病相结合，参考尿常规尿蛋白阳性，因蛋白为体内精微物质，脾虚不能统摄、肾虚不能固涩，精微随尿外泄，发为蛋白尿，故方中加补肾固精之五倍子、石莲子、黄精等。

越 婢 汤

【出处】《金匮要略·水气病脉证并治第十四》："风水恶风，一身悉肿，脉浮不渴，续自汗出，无大热，越婢汤主之。"（二十三）

【方药组成】麻黄六两、石膏半斤、生姜三两、大枣十五枚、甘草二两。

【功效】宣肺解表，利水清热。

【方义】方中麻黄配生姜发汗散水，重用石膏之辛凉，清透肺卫之郁热；甘草、大枣和中益气，使邪去而不伤正。

【原治】风水夹热证。

【辨证要点】风热郁肺，水气不行之证：面目浮肿或周身浮肿，尿少黄赤，咽喉肿痛，恶寒发热头痛，咳嗽气喘，苔薄白，舌尖赤，脉滑或滑数。

1. 水肿（肾病综合征）

病案　张某，男，6 岁，1982 年 5 月 6 日初诊。

主诉：浮肿反复发作 1 年。

病史：该患者 1 年前无明显诱因出现周身浮肿，血浆白蛋白降低，尿蛋白（3+），在某医院诊断为肾病综合征，经治疗缓解。7 个月前复发，用红霉素、激素类药物病情再次缓解。3 周前又出现尿蛋白（2+）～（3+），1 周前浮肿加重，故求治于张琪教授。

初诊　周身高度浮肿，头面尤重，精神委靡，面色黄，气促，吐黏痰，不欲饮，小便甚少，舌红苔薄，脉滑。尿常规检查：尿蛋白（4+），颗粒管型 2～3 个/HP。

辨证分析：此为风热壅肺，湿邪困脾之水肿。治以宣肺，清热，利湿。方用加味越婢汤。

方药：麻黄 7.5g　苍术 10g　生石膏 50g　连翘 20g　滑石 20g　泽泻 15g　茯苓 15g　半夏 10g　生姜 10g　赤芍 10g。水煎，日 1 剂，分 2 次服。

二诊　1982 年 5 月 11 日。服上方 5 剂，头面部浮肿已消，双下肢浮肿亦大消，尿量大增。尿常规：尿蛋白（3+），颗粒管型（−）。前方继服。

方药：麻黄 7.5g　苍术 10g　生石膏 50g　连翘 20g　滑石 20g　泽泻 15g　茯苓 15g　半夏 10g　生姜 10g　赤芍 10g。水煎，日 1 剂，分 2 次服。

三诊　1982 年 5 月 17 日。服上方 6 剂，浮肿全消，小便畅通，不吐，精神略振，大便稍溏，手心热，舌尖紫，脉沉滑。此乃风热已散，脾湿未清，湿邪留恋，治以健脾清热利湿。

方药：茯苓 20g　白术 15g　泽泻 15g　滑石 20g　桂枝 15g　陈皮 15g　木香 7.5g　槟榔 15g　瞿麦 20g　萹蓄 20g　木通 10g　甘草 10g。水煎，日 1 剂，分 2 次服。

四诊　1982 年 6 月 2 日。服上方 14 剂，浮肿全消，连续 2 周复查尿常规均尿蛋白（−）。继续服上药巩固疗效。

按语　本证见周身高度浮肿，头面尤重，精神委靡，面色黄，气促，吐黏痰，不欲饮，小便甚少，舌红苔薄，脉滑。分析其病机为风热壅肺，湿邪困脾，方予越婢汤加味治疗，以宣肺清热利湿。肺为水之上源，肺气不宣则水道不利，故用麻黄以宣肺气而解表；杏仁降肺气；苍术燥湿，姜枣温脾除湿，湿气除则脾得健运；车前子、赤小豆利水；尤其重用石膏以清肺热，与麻黄合用一宣一清奏宣发肃降之效。张琪教授常用此方治疗肾病综合征、急性肾小球肾炎或慢性肾小球肾炎急性发作属风寒犯肺、肺气不宣、水气不行发为水肿者。二诊浮肿全消，小便畅通，不吐，精神略振，大便稍溏，此乃风热已散、脾湿未清。故以健脾利湿为调理原则，茯苓、白术健脾，泽泻、滑石、瞿麦、萹蓄清热利湿，陈皮、木香、槟榔行气以助利湿，取得良效。

2. 风水（急性肾小球肾炎）

病案　张某，男，24 岁，1995 年 8 月 17 日初诊。

主诉：咽痛 2 周，颜面及双下肢浮肿伴尿少 3 天。

病史：患者于 2 周前无明显诱因出现咽喉肿痛，自行口服青霉素治疗，咽痛好转。3 天前晨起突然出现颜面及双下肢浮肿，伴尿量减少，尿色深，查尿常规尿蛋白（3+）、潜血（3+）、红细胞 40～50 个/HP。诊断为急性肾小球肾炎。为求中医治疗，故来张琪教授门诊就诊。

初诊 眼睑及双下肢浮肿，尿少，尿色深，咽痛，头痛，舌尖边红赤，苔薄白，脉数。

辨证分析：此为风热犯肺之风水。治以疏风清热，宣肺利水。方用加味越婢汤。

处方：麻黄 15g 生石膏 20g 苍术 10g 杏仁 10g 甘草 10 g 生姜 15g 红枣 3 枚 西瓜皮 50g 赤小豆 50g 车前子 25g（布包） 山豆根 15g 白花蛇舌草 30g。水煎，日 1 剂，分 2 次服。

二诊 1995 年 8 月 24 日。服上方 7 剂，浮肿大减，尿量增多，咽痛愈，诸症皆减，唯感腹胀。尿常规：尿蛋白（2+）、潜血（2+），红细胞 10～15 个/HP，前方去山豆根、白花蛇舌草，加五加皮 15g、大腹皮 15g 继服。

处方：麻黄 15g 生石膏 15g 苍术 10g 杏仁 10g 甘草 10 g 生姜 15g 红枣 3 枚 西瓜皮 50g 赤小豆 50g 车前子 25g（布包） 五加皮 15g 大腹皮 15g。水煎，日 1 剂，分 2 次服。

三诊 1995 年 8 月 31 日。服上方 7 剂，患者水肿全消，腹胀除。尿常规：尿蛋白（1+），潜血（2+），红细胞 5 个/HP。舌质淡红，脉象沉缓。继以补肾健脾利湿之品以善后。

随访：1 个月后尿常规转阴。

按语 本案急性肾小球肾炎，起病急骤，恶风，咽痛，一身悉肿，属祖国医学"风水"范畴，由外感风热之邪犯肺所致。肺失宣肃，水道失于通调，水湿停聚，风水相搏发为本证。水道不利，故小便短少；风热上扰，故见咽痛、头痛；舌尖红、脉数均为风热侵袭之证。治当宣肺解表、利水清热。方用加味越婢汤，方中麻黄为君药宣肺气而解表，并配生姜，意在发泄肌表之水；杏仁降肺气；苍术燥湿；甘草佐之，使风水从毛孔中出；大枣滋脾，同生姜为使，既可调和营卫、不使其发散太过耗伤津液，又可温脾除湿、湿气除则脾得健运；西瓜皮、车前子、赤小豆调理脾肺，除湿利水消肿；尤重用石膏以清肺热，使肺气得以肃降，与麻黄合用一宣一清奏宣发肃降之效；山豆根、白花蛇舌草清热解毒治咽痛。诸药合用，共奏宣肺泻热、散水消肿之功，用后浮肿大消。因湿邪阻滞气机，见腹胀，故加五加皮、大腹皮行气利水。服药 14 剂，浮肿即消，尿常规亦明显好转。

大黄甘遂汤

【出处】《金匮要略·妇人杂病脉证并治第二十二》："妇人少腹满如敦状，小便微难而不渴，生后者，此为水与血俱结在血室也，大黄甘遂汤主之。"（十三）

【组成】大黄四两、甘遂二两、阿胶二两。

【功效】破血逐水。

【方义】方中大黄攻瘀，甘遂逐水，因两药性猛而峻，病又由产后所得，故佐以阿胶养血扶正，使之祛邪而不伤正。

【原治】妇人水与血结于血室。

【辨证要点】实热血瘀与水饮互结之证：症见腹部膨隆，腹壁静脉曲张，小便不利，大便不通，手足热，舌紫，脉沉滑有力，体质尚可，形气俱实者。

1. 水肿（肾病综合征）

病案 王某，男，40 岁，1994 年 5 月 6 日初诊。

病史：该患者因高度浮肿在黑龙江省中医研究院肾病科住院，患者周身浮肿、重度腹水、血浆白蛋白低、大量蛋白尿，经用多种利尿剂及激素皆无效，用白蛋白亦无效，诊断为难治性肾病综合征，故请张琪教授会诊。

初诊　症见周身浮肿，腹胀满，尿少，小便每日300ml，大便数日不行，手足心热，口干不欲饮，舌苔厚腻，脉沉有力。

辨证分析：此为邪热与水互结，三焦壅滞一证。宜用攻下泻热逐水法。方用大黄甘遂汤化裁。

方药：大黄15g　甘遂5g　二丑各20g　猪苓20g　泽泻20g　茯苓30g　槟榔20g　川朴20g　枳实15g　车前子30g　瞿麦20g　萹蓄20g。水煎，日1剂，分2次服。

二诊　1994年5月12日。服上方6剂，初服1剂无明显感觉，服2剂后腹痛，泻少量水样便约500ml，再服3剂后大便下泻数次皆水样，小便亦增至24h约1000ml，腹部宽松，全身浮肿见消，舌苔转薄。嘱继续服前方不变。

方药：大黄15g　甘遂5g　二丑各20g　猪苓20g　泽泻20g　茯苓30g　槟榔20g　川朴20g　枳实15g　车前子30g　瞿麦20g　萹蓄20g。水煎，日1剂，分2次服。

三诊　1994年5月18日。服上方5剂，大便反较前减少，小便亦未增，全身浮肿及腹水胀满仍停留在服前药阶段无进一步好转，因思前服药二便通利，肿胀减轻，继服则无效，此药对症但病重药轻，尤以逐水之剂药力不足，方中甘遂加至10g、大黄20g，原方继服。

方药：大黄20g　甘遂10g　二丑各20g　猪苓20g　泽泻20g　茯苓30g　槟榔20g　川朴20g　枳实15g　车前子30g　瞿麦20g　萹蓄20g。水煎，日1剂，分2次服。

四诊　1994年5月25日。服上方7剂，服药后腹中肠鸣漉漉作响，大便泻下日10余次、皆水样便，小便增至每日3000ml，从而浮肿及腹水全消。后以益气健脾和中之剂调治而缓解出院。

按语　大黄甘遂汤见于《金匮要略》"妇人少腹满如敦状，小便微难而不渴，生后者，此为水与血俱结在血室也，大黄甘遂汤主之"。敦为盛食之器皿，言少腹有形高起之状，生后谓产后乃水与血并结，故以大黄下血，甘遂逐水，用阿胶育阴养血。张琪教授应用此方并不局限于妇科水血结于血室，凡难治性肾病综合征症见高度浮肿属于水蓄血瘀之证用之皆可。甘遂炙法很多，张琪教授多用醋浸，晒干后用微火炒至黄色，不可炒至黑色，黑色则无效。甘遂不溶于水，多用粉末吞服，仲景之十枣汤、大陷胸汤即是用粉末，而大黄甘遂汤则是用煎剂。临床有的患者服用甘遂末后胃脘不适、恶心呕吐，用汤剂与他药配合则恶心呕吐的不良反应较小，因此治疗高度腹水与大黄等药同煎，用之亦效。更应注意甘遂有毒，峻药宜从小量开始，人体差异，有人服药3～5g即泄水甚多，有人用10g才能达到药效下泻水样便，小便亦随之增多。张琪教授曾治一妇女，患肾病综合征高度腹水，先用5g有小效，继续增至15g二便大通，水肿全消。

2. 鼓胀（肝硬化）

病案1　孔某，男，26岁，1982年11月初诊。

病史：患者因肝硬化高度腹水，在哈尔滨市某医院住院经中西医治疗均无效，邀张琪教授会诊。

初诊　高度腹水，腹胀满不能转侧，腹壁静脉曲张，小便无，大便秘，手足心热，面色青暗不泽，身体羸瘦，舌红苔黄，脉象沉滑。

辨证分析：该患者为血瘀与水热互结之实证，病势极重。宜用攻逐水瘀与热邪为主，辅以健脾益气和中法。予大黄甘遂汤治疗。

方药：大黄20g　甘遂10g　川连10g　玄参15g　川朴15g　枳实15g　二丑各20g　槟榔20g　白术20g　茯苓30g　西洋参15g　海藻30g。水煎，日1剂，分2次服。

二诊　服上方7剂，大便每日4～5次、所下皆水，小便增至每日1500～2000ml，腹部宽松，乏力明显。继续以此方化裁，加黄芪30g。

方药：大黄20g　甘遂10g　川连10g　玄参15g　川朴15g　枳实15g　二丑各20g　槟榔20g

白术 20g　茯苓 30g　西洋参 15g　黄芪 30g　海藻 30g。水煎，日 1 剂，分 2 次服。

三诊　服上方 5 剂，小便增至每日 3000~4000ml，腹水全消。后经柔肝健脾益气之剂调治而缓解。

随访：出院后不仅正常工作，并结婚生一男孩，远期观察良好。

病案 2　**于某，男，32 岁，1980 年 6 月初诊。**

病史：患者患脾大性肝硬化，高度腹水，腹壁静脉曲张，用中西医利尿治疗皆无效，慕名求治于张琪教授。

初诊　症见腹如抱瓮，臌胀难以忍受，小便涓滴不通，肢体羸弱，面色萎黄，舌红苔黄，脉象沉滑。

辨证分析：此为实热血瘀与水饮互结一证。治以泻热逐水化瘀、健脾，消补兼施。方用大黄甘遂汤加健脾益气药。

方药：大黄 15g　甘遂 10g　海藻 30g　牵牛 40g　白术 20g　茯苓 30g　桃仁 15g　党参 20g。水煎，日 1 剂，分 2 次服。

二诊　服上方 5 剂，初服尿微增，连服小便渐增，大便日行 2~3 次、所下皆污水，腹胀见松。前方继服。

方药：大黄 15g　甘遂 10g　海藻 30g　牵牛 40g　白术 20g　茯苓 30g　桃仁 15g　党参 20g。水煎，日 1 剂，分 2 次服。

三诊　服上方 15 剂，小便一昼夜增至 3000ml，腹水全消，基本缓解。

随访：此患者已上班半年，情况良好。

按语　水蓄可以导致血行瘀阻，血瘀亦可影响水液的运行分布，前人有"血不利则为水"之说，水与血相互瘀结，此类病多见于肝硬化之腹水，中医谓为单腹胀、蛊胀、血蛊等，临床表现腹部膨隆，腹壁静脉曲张，手足热，舌质紫，脉沉滑有力。审其体质尚可，形气俱实者，用大黄泻热开郁，甘遂逐水，伍以党参、白术、茯苓等益气健脾，攻补兼施。一般观察初服大便稍通、泄少量水，小便微增；继服则大便增、日数次、所下皆水样便，小便亦随之增加，连服药数剂肿胀消，可及时停药，中病即止，防其伤正。张琪教授用以大黄、甘遂为主的复方治疗此类肝硬化腹水皆腹水消退，病情缓解，但必须体质较壮，舌苔厚腻或舌质紫干，腹部肿胀坚硬拒按，大小便不通，脉实或沉滑数有力，辨证属于实热血瘀与水饮互结者方可用，否则不宜轻用。

3. 单腹胀（结核性腹膜炎）

病案　**张某，男，27 岁，1989 年 10 月初诊。**

病史：该患者因患结核性腹膜炎出现高度腹水，小便不利，曾用中药茯苓导水汤、五苓散及多种西药利尿剂后，小便稍增，但均无明显效果，在黑龙江省中医研究院肾病科住院治疗，特请张琪教授会诊。

初诊　患者腹胀满痛难忍，坚硬拒按，仰卧位，左右不能转侧，大便数日未行，小便不利，舌苔白厚少津。

辨证分析：此为水热互结，三焦壅塞，气滞壅瘀不得下行，必须泻热逐水方能收功，以大黄甘遂汤加味主治。

方药：大黄 15g　甘遂 5g　茯苓 30g　泽泻 20g　猪苓 20g　川连 15g　黄芩 15g　白术 20g　桃仁 15g　槟榔 20g　二丑各 20g（砸）。水煎，日 1 剂，分 2 次服。

二诊　服上方 7 剂，患者初服药后胃部有小痛，至夜间下泻水样便 2 次，腹部稍感宽松。继服药小便随之增多，大便亦下泻水样便数次，连服 7 剂后小便 24 小时达 3000ml，大便亦泻水样便甚多，患者腹水大消，腹胀满亦大减。

按语 腹水、腹胀为结核性腹膜炎常见症状，若出现高度腹水则病势较重，西药利尿剂常无用武之地，治疗棘手。本案患者曾用健脾温阳利水中药治疗，均无显效，皆因病案病机为水热互结之实证，实热不去，执著于补虚利水却无大功。本案大黄、甘遂、二丑合用为泻热逐水之良药，尤其是大黄、甘遂合用，仲景之大陷胸汤、大黄甘遂汤为泻热逐水之有效药，但均属峻剂有毒不可轻用，并非一见腹胀腹水就可用之，必须辨证确实属于水与热壅结之实证，方可用之。无论治疗肾病综合征、肝硬化、结核性腹膜炎腹水皆必须与补脾益气之药相伍，正邪兼顾，多方能取效，师仲景之方更要师仲景用药之法，方可谓得仲景之真谛。如大黄甘遂汤用大黄下瘀血，甘遂逐水邪，辅以阿胶补阴育阴；十枣汤用甘遂、大戟、芫花逐水辅以大枣汤以补脾，皆消补兼施之法。

肾 气 丸

【出处】《金匮要略·血痹虚劳病脉证并治第六》："虚劳腰痛，少腹拘急，小便不利者，八味肾气丸主之。"（十五）

【组成】干地黄八两，山药、山茱萸各四两，泽泻、茯苓、牡丹皮各三两，桂枝、附子（炮）各一两。

【功效】补肾助阳。

【方义】方中重用熟地黄滋阴补肾、填精益髓为君；因肝肾同源，故配山茱萸以补肝益肾；因补益后天可以充养先天，故配山药健脾以充肾，共同增强滋补肾阴的作用；加少量辛热之桂枝、附子，助命门以温阳化气，意在微微生长肾中阳气，上四味共为臣药。君臣相伍，补肾填精，温肾助阳，乃"阴中求阳"之意。方中配泽泻、茯苓渗湿利水，配丹皮清肝泻火，与补益药相伍，意在补中寓泻，补而不滞。诸药合用，温而不燥，滋而不腻，助阳之弱以化水，滋阴之虚以生气，使肾阳振奋，气化复常，诸症自除。

【原治】虚劳、消渴、痰饮。

【辨证要点】肾阳不足证：腰酸脚软，肢体畏寒，少腹拘急，小便不利或频数，夜尿增多，阳痿早泄，痰饮喘咳，水肿脚气，消渴，泄泻日久、舌淡而胖，脉虚弱，尺部沉细等。

1. 腰痛（慢性前列腺炎）

病案 张某，男，28 岁，2005 年 3 月 9 日初诊。

主诉：腰痛、会阴部不适、尿频 3 个月。

病史：患者 3 个月前无明显诱因出现腰痛，会阴部憋闷、胀感，尿频，经某医院诊断为慢性前列腺炎。

初诊 症见腰痛，会阴部憋闷、胀感，髋关节部位抽动，尿频，足跟痛，头昏，睡眠欠佳，健忘，舌质红，脉沉。

辨证分析：此为肾阴虚损及阳之腰痛。治以温补肾阳，养阴。予以八味肾气丸加疏肝活血之品。

方药：熟地黄 25g　山茱萸 20g　山药 20g　茯苓 15g　牡丹皮 15g　泽泻 15g　肉桂 10g　附子 10g　川楝子 15g　橘核 15g　金银花 30g　赤芍 20g　丹参 20g　川芎 15g　青皮 15g　乌药 15g　益智仁 15g　天花粉 20g　桔梗 15g　甘草 15g。水煎，日 1 剂，分 2 次服。

二诊 2005 年 3 月 23 日。服上方 14 剂，腰痛、会阴部胀感好转，仍尿频，睡眠欠佳、多梦，中午头昏胀，健忘，舌质红、少苔。继以前方加利尿通淋之瞿麦，去天花粉、桔梗。

方药：熟地黄25g 山茱萸20g 山药20g 茯苓15g 牡丹皮15g 泽泻15g 肉桂10g 附子10g 桃仁15g 赤芍15g 丹参15g 青皮15g 川芎15g 川楝子15g 橘核20g 瞿麦20g 车前子20g 益智仁15g 乌药15g 甘草15g。水煎，日1剂，分2次服。

三诊 2005年4月6日。服上方14剂，腰痛减轻，会阴部胀感、尿频均好转，现阴囊潮湿，睾丸牵拉感并伴有下坠感，足跟麻木，多梦，头晕，眼干，尿黄，舌质红、苔薄白。考虑为肾阴阳两虚，心肾不交，伴湿热下注，继以前方加清热利湿、养心安神之品。

方药：土茯苓30g 萆薢20g 瞿麦20g 萹蓄20g 石韦15g 橘核20g 丹参15g 桃仁15g 川楝子15g 赤芍15g 黄柏15g 知母15g 熟地黄20g 山茱萸20g 山药20g 茯苓15g 牡丹皮15g 泽泻15g 附子7g 桂枝15g 酸枣仁20g 龙骨20g 牡蛎20g 石菖蒲15g 远志15g。水煎，日1剂，分2次服。

四诊 2005年9月1日。以上方随证加减调治4个月，腰痛愈，会阴部胀感及阴囊潮湿和下坠感皆大减，睡眠亦明显改善，曾因劳累后症状反复1次，服药后旋即恢复，仅余尿痛、尿黄、目干症状，改用滋肾养阴、清热利湿、活血通淋、养心安神药继续调治21剂后，诸症基本消退而愈。

按语 本案慢性前列腺炎以腰痛为主症，伴见小便频，足跟痛，舌质红，脉象沉。辨证属肾阴虚，阴损及阳。肾阳亏虚，失于温煦、气化失司，故见小便频而不爽；足厥阴肝气郁结，故伴见会阴部胀痛、少腹闷胀；气郁日久必致血瘀。宜补肾温阳、疏肝气活血治疗。初以金匮肾气汤温补肾阳加橘核、川楝子、乌药、青皮以疏肝之气郁，气郁入络夹热，故用桃仁、赤芍、丹参活血通络，桔梗、天花粉以防温阳药助热伤阴。二诊服药后会阴部胀痛、憋闷大轻，但小便频而不畅，故加入车前子、瞿麦以清热利尿。三诊会阴部胀痛、小便频均明显好转，此患者有睡眠差、头昏不清、多梦等症为心肾不交，加用酸枣仁、茯神、远志、柏子仁以安神。以肾气丸加减调治4个月后，肾阳渐复，余有下焦湿热症状，继续补肾阴、清利湿热而诸症消失，追踪观察已愈。

2. 癃证（前列腺增生）

病案1 陆某，男，72岁，1999年3月16日初诊。

病史：既往前列腺增生病史20余年。1个月前出现排尿困难，逐渐加重。现小便点滴难下，24小时尿量100ml，在某院住院治疗，诊断为前列腺增生合并尿路感染。昼夜导尿方能排出500~800ml，停止导尿则小便不下。特邀张琪教授会诊。

初诊 小便点滴不下，尿道涩痛，小腹胀满难忍，24小时尿量100ml，舌质红苔薄，脉象沉滑。尿常规：白细胞30~40个/HP。

辨证分析：属于老年肾气亏虚，气化失司，湿热蕴蓄，本虚标实之证。当以补肾气滋肾助阳，清利湿热法治疗。予八味肾气丸合滋肾通关丸加减。

方药：熟地20g 山茱萸20g 山药15g 茯苓15g 丹皮15g 泽泻20g 肉桂10g 知母15g 黄柏10g 附子10g 瞿麦20g 萹蓄20g 大黄7g 桃仁15g 凤尾草20g 三棱10g 甘草10g 车前子20g。水煎，日1剂，分2次服。

二诊 1999年3月23日。服上方7剂，小便渐通，不用导尿管能自行排尿，但量仍不多，24小时仅能排出500~700ml，患者自觉小腹胀满感减轻，精神好转。药已对证，继服上方。

方药：熟地20g 山茱萸20g 山药15g 茯苓15g 丹皮15g 泽泻20g 肉桂10g 知母15g 黄柏10g 附子10g 瞿麦20g 萹蓄20g 大黄7g 桃仁15g 凤尾草20g 三棱10g 甘草10g 车前子20g。水煎，日1剂，分2次服。

三诊　1999 年 3 月 30 日。服上方 7 剂，尿量明显增多，24 小时尿量达 1000 ~ 1500ml，无腹胀、尿痛。继续调治而愈。

病案 2　谌某，男，73 岁，1999 年 1 月 13 日初诊。

病史：既往前列腺增生症病史，小便频数无度，曾保守治疗，症状减轻不明显，近 1 个月来小便不通，小腹胀满难忍，在某医院住院用导尿管小便始能排出，因年高体弱，不能手术，故求治于张琪教授。

初诊　小便涩痛不下，小腹胀满难忍，大便秘 2 ~ 3 日 1 行、滞涩不爽，舌苔白干，脉象沉。

辨证分析：此为肾阳亏虚，湿热下注之证。宜补肾温阳，清利湿热法。方用肾气丸加减。

方药：熟地 20g　山茱萸 15g　山药 15g　茯苓 15g　丹皮 15g　泽泻 15g　肉桂 10g　附子 10g　知母 15g　黄柏 15g　车前子 20g　瞿麦 20g　萹蓄 20g　桃仁 15g　大黄 10g　甘草 15g。水煎，日 1 剂，分 2 次服。

二诊　1999 年 1 月 30 日。服上方 10 剂，小便能自行排出，但仍缓慢，须等待，夜间睡中有遗尿，大便能日行 1 次、但仍不爽，脉弦滑，舌淡红白苔，下肢有轻度浮肿，此为老年肾阳不足，失于固摄，宜上方加固摄之品。

方药：熟地 20g　山茱萸 15g　山药 20g　茯苓 15g　丹皮 15g　泽泻 15g　肉桂 10g　附子 10g　益智仁 20g　桑螵蛸 20g　补骨脂 15g　瞿麦 20g　车前子 20g　知母 15g　川柏 15g　石韦 15g　大黄 7g　小茴香 15g。水煎，日 1 剂，分 2 次服。

三诊　1999 年 2 月 7 日。服上方 7 剂，小便通畅，未见有等待现象，大便日能排出 1 次、但仍便干，尿频好转、次数减少，仍有遗尿，右脚踝下有轻度肿，脉弦滑，舌淡红。继以上方增减。

方药：熟地 20g　山萸 20g　山药 20g　茯苓 15g　丹皮 15g　泽泻 20g　肉桂 10g　附子 10g　龙骨 20g　桑螵蛸 20g　益智仁 20g　覆盆子 20g　补骨脂 15g　大黄 10g　知母 15g　黄柏 15g　车前子 20g　石韦 15g　甘草 15g。水煎，日 1 剂，分 2 次服。

四诊　1999 年 2 月 27 日。服上方 15 剂，小便通利，已无缓慢现象，夜间已无遗尿，大便通畅日行 1 次，患者精神大好，自感全身较前有力。继以上方调治而愈。

按语　前列腺增生症又称前列腺肥大，以排尿困难为主要临床特征，为男性老年常见疾病之一。本病相当于中医癃闭证，张琪教授认为本病多因肾阳式微，肾气虚衰，湿浊痰瘀滞结不化，阻塞水道，小便不利，同时由于肾阳不足，气化功能失调，不能下达州都，而致小便不利，轻则涓滴不利为癃，重则点滴全无为闭，可知肾阳及肾元虚为致病之本，痰浊血瘀为致病之标，属本虚标实证。中医认为人体活动生、长、壮、老与肾气的盛衰密切相关，肾中的阴阳化合而产生肾气，人至老年肾气匮乏，肾元亏虚，肾与膀胱相表里，膀胱气化不利，痰浊瘀血内生。肾气为阴阳化合而成，本病以肾阳虚衰为多见，由于肾阳虚衰、下焦虚寒，致气凝血瘀，痰湿互结不化，久而成积，阻塞水道，酿而为癃闭。张琪教授用八味肾气丸化裁对此病治疗颇多，在改善排尿困难等方面疗效颇佳。

以上两例病案均在八味肾气汤原方补肾温阳助气化基础上，加小茴香、川椒、橘核温通阳气，辛开行气开窍；知母、黄柏滋肾阴，合肉桂为通关丸，以防无阴则阳无以化，有通关利水之效；萹蓄、瞿麦清热利水通淋，因癃闭，膀胱尿潴留，尿液兼夹湿热，故须以清热利水；辅佐桃仁、大黄化瘀血痰浊、消坚化积。治疗原则以补肾气为主，化瘀清利湿热为辅，标本兼治。病案 2 小便通利后则出现遗尿，夜间不敢入睡，常因睡中而遗尿不禁，乃因肾气虚不固所致，肾与膀胱相表里，肾虚膀胱不约而遗尿不禁，故用桑螵蛸、龙骨、益智仁、覆盆子以固摄。但膀胱气化不利，仍有余尿不尽，故又用车前子、石韦、瞿麦以通利，固摄与通利，相互拮抗，相辅相成，故能取得良好疗效。方中大黄应用颇为重要。临床观察，患小便频、遗尿之病，大便多秘结，为湿热蕴结、痰瘀阻滞之证。大黄性味苦寒，涤瘀结通腑泻浊，大便得通畅则小便频随之减少，小便不畅亦伴随不爽，盖因通后窍以利前阴之故，但大黄用量亦必须注意患者之体质禀赋，量小则难达到药效，量大又恐泻下过度，药过病所，张琪教授常用量为 7~15g。

3. 劳淋（慢性肾盂肾炎）

病案1　宋某，女，44 岁，1999 年 5 月 15 日初诊。

病史：20 年前于新婚时去海边度蜜月，在过凉海水中长时间游泳，患急性尿路感染，因当时条件所限，未予充分治疗，仅口服少量抗生素，症状基本控制。后妊娠分娩，尿路刺激症状时有发作，因当时急于哺乳，仍未予彻底治疗，逐渐转为慢性肾盂肾炎。近 3 年来发作次数增多，1 年前因过劳、受凉后而出现尿频、尿急、尿痛，用抗生素虽可缓解症状，但停药 1 周后必复发，且症状呈进行性加重。近日又作，患者十分痛苦，慕名求治于张琪教授。

初诊　自觉腰部冷痛如折，小腹坠胀冷痛，双足冰冷，虽时值初夏仍穿棉鞋，尿频、每半小时必排尿 1 次，手足及双下肢轻度浮肿，倦怠乏力，舌苔白滑，脉沉弱无力。尿常规：尿蛋白（+），白细胞 20~30 个/HP；中段尿细菌培养细菌数> 10^8/L。

辨证分析：此为肾阳虚衰，膀胱湿热之淋证（劳淋）。治以温补肾阳，清利湿热。方用八味肾气丸加减。

方药：熟地黄 25g　山茱萸 15g　肉桂 10g　附子 10g　小茴香 5g　杜仲 25g　续断 25g　补骨脂 15g　泽泻 15g　黄柏 15g　萹蓄 15g　瞿麦 20g　蒲公英 30g　益智仁 20g　山药 20g　石韦 15g　花椒 15g　威灵仙 15g　砂仁 15g　白花蛇舌草 50g　大黄 5g　甘草 10g。水煎，日 1 剂，分 2 次服。

二诊　1999 年 6 月 6 日。服上方 21 剂，尿频尿痛减轻，约 2 小时排尿 1 次，仍觉腰痛，小腹坠痛，但程度较前明显减轻，手足及双下肢仍有浮肿，于前方中去白花蛇舌草、黄柏，加入乌药 20g、车前子 15g、茯苓 20g。

方药：熟地黄 25g　山茱萸 15g　肉桂 10g　附子 10g　小茴香 5g　杜仲 25g　续断 25g　补骨脂 15g　泽泻 15g　茯苓 20g　车前子 15g　萹蓄 15g　瞿麦 20g　蒲公英 30g　益智仁 20g　山药 20g　石韦 15g　花椒 15g　威灵仙 15g　砂仁 15g　乌药 20g　大黄 5g　甘草 10g。水煎，日 1 剂，分 2 次服。

三诊　1999 年 7 月 11 日。服上方 35 剂，浮肿、尿频、尿急、尿痛消失，过劳后觉腰痛，小腹坠痛，舌苔薄白，脉沉滑，尿常规和中段尿培养正常。嘱其再服上方以巩固疗效。

四诊　1999 年 8 月 23 日。患者惟恐前症复发，自行服药 42 剂，遂自觉口苦咽干，心烦喜冷饮，尿道灼热疼痛，此为过服辛燥，化热伤阴所致，予八正散 5 剂，症状消失。随访年余，无复发。

病案2　南某，女，37 岁，1987 年 12 月 23 日初诊。

病史：既往患尿路感染病史 10 年，偶有发作，近 1 年发作次数明显增多。4 个月前因劳累、受惊而出现尿频、尿急、尿痛、小腹坠痛、腰痛，用抗生素治疗缓解。2 周前上述症状又作，用抗生素治疗无明显效果。

初诊　症见腰痛腰酸、小腹坠胀冷痛、尿频、尿急、尿痛、手足及双下肢浮肿、畏寒乏力、舌苔白滑、脉沉弱。尿常规：尿蛋白（+），白细胞 0~2 个/HP，中段尿细菌培养细菌数>10^4/mL。

辨证分析：此属肾阳虚衰，膀胱湿热证。治以温补肾阳，清热利湿。方用肾气丸加清利湿热药。

方药：熟地 20g　山茱萸 15g　肉桂 10g　附子 10g　小茴香 10g　补骨脂 10g　泽泻 15g　黄

柏 15g　瞿麦 20g　萹蓄 20g　蒲公英 30g　白花蛇舌草 30g　甘草 10g。水煎，日 1 剂，分 2 次服。

二诊　1988 年 1 月 3 日。服上方 10 剂，尿频、尿急、尿痛症状消失，腰痛及小腹坠痛仍较明显，手足及双下肢仍有较度浮肿。于前方减白花蛇舌草、黄柏，加乌药 15g、杜仲 15g。

方药：熟地 20g　山茱萸 15g　肉桂 10g　附子 10g　小茴香 10g　补骨脂 10g　泽泻 15g　瞿麦 20g　萹蓄 20g　蒲公英 30g　乌药 15g　杜仲 15g　甘草 10g。水煎，日 1 剂，分 2 次服。

三诊　1988 年 1 月 15 日。服上方 12 剂，小腹坠痛不明显，仅稍有小腹胀，腰痛减轻，尿量较多，浮肿消失，舌苔薄白，脉沉滑。1 月 12 日复查尿常规，尿蛋白（－），白细胞 0～2 个/HP，中段尿细菌培养阴性。嘱其继服前方 10～20 剂，以巩固疗效。

随访：半年未复发。

按语　劳淋即淋证之遇劳即发者。有肾劳、脾劳、心劳之分。《诸病源候论·淋病诸候》："劳淋者，谓劳伤肾气，而生热成淋也。"其证小便淋沥不断，涩痛不甚，遇劳即发。张琪教授通过临床观察，认为劳淋的特点是本虚标实、虚实夹杂，病邪常易起伏而致病情反复发作、缠绵难愈。淋之初多由湿热毒邪蕴结下焦，致膀胱气化不利；若治不得法，或病重药轻，显症虽除，余邪未尽，停蓄下焦，日久则暗耗气阴，转为劳淋；此时脏腑阴阳气血功能失调和机体防御机能减弱，更易因感冒、遇劳、情志不遂等因素而发作。劳淋反复发作，日久肾阳亏虚，而膀胱湿热留恋，病程迁延，临床则症见小便频数，尿道涩痛或不适，腰痛膝冷，畏寒，男子阴囊湿冷，女子白带量多清稀，尿色黄，舌苔白，脉沉。本两案综合脉证分析皆属此型劳淋，方用肾气丸加清利湿热药治疗而取效。病案 1 患者肾阳虚症状缓解后未遵医嘱，自行长时间服用八味肾气丸而出现口苦咽干，心烦喜冷饮，尿道灼热、疼痛等热盛伤阴之象，经用八正散清热利湿而愈。张琪教授临证多次强调久服温阳药易助热伤阴，出现口干、咽干等症，在治疗过程中应密切注意患者病情变化。若肾阳得复，仍需继续用药，则需减去大辛大热之附子、肉桂，防阳盛伤阴；若患者不能及时复诊，张琪教授未病先防，常在补阳药中少佐桔梗、天花粉等清热药物，防热药伤阴。病案 2 久病，湿热久羁伤阴，阴损及阳，或过用苦寒克伐之品，肾阳日亏，膀胱气化不利而见尿频、小腹冷痛；阳虚生外寒故见畏寒；阳气不能温运水湿，泛溢肌肤，则见手足及双下肢浮肿；尿急、尿痛为膀胱湿热未尽之症。二诊尿频、尿急、尿痛等膀胱湿热症状缓解，而仍小腹坠痛、腰痛，为肾阳未复，继续温补肾阳加乌药温肾散寒止痛、杜仲补肾强腰。

4. 喉痹（咽痛）

病案　程某，男，47 岁，1985 年 4 月初诊。

病史：咽痛 1 年余，咽峡部有溃疡灶，旧愈新生，不断出现，经年不愈，吞咽及发音皆痛，历经咽喉专科治疗及服中药清咽解毒之剂，皆未收效，特来张琪教授门诊求治。

初诊　咽峡部赤烂，口和多涎，身倦，下肢乏力，舌淡红，脉浮软无力。

辨证分析：脉证合参，当属肾元不足、龙火上燔、格阳喉痹症。宜补肾引火归原法。方用八味肾气丸合镇阴煎。

方药：熟地 40g　山茱萸 20g　山药 20g　茯苓 15g　泽泻 15g　丹皮 15g　肉桂 7g　附子 7g　牛膝 15g　甘草 10g。水煎，冷服。

二诊　服上方 6 剂，咽痛减轻，咽部溃疡灶面积缩小。效不更方，继服前方。

方药：熟地 40g　山茱萸 20g　山药 20g　茯苓 15g　泽泻 15g　丹皮 15g　肉桂 7g　附子 7g　牛膝 15g　甘草 10g。水煎，冷服。

三诊　服上方 10 剂，溃疡面愈合，未见有新的溃疡灶出现，自述为 1 年来罕见之现象，脉象浮而有缓象，口涎减少。继用上方加枸杞子 20g。

方药：熟地 40g　山茱萸 20g　山药 20g　茯苓 15g　泽泻 15g　丹皮 15g　肉桂 7g　附子 7g　牛膝 15g　枸杞子 20g　甘草 10g。水煎，日 1 剂，分 2 次服。

四诊　服上方 20 剂，咽未痛，未见有溃疡灶出现，全身有力，脉象左右弦缓。此肾元复、龙火敛之兆，前方继服。

方药：熟地 40g　山茱萸 20g　山药 20g　茯苓 15g　泽泻 15g　丹皮 15g　肉桂 7g　附子 7g　牛膝 15g　枸杞子 20g　甘草 10g。水煎，日 1 剂，分 2 次服。

五诊　服上方 10 剂，诸症皆愈，遂停药。远期观察未见复发。

按语　此案即张介宾所谓之格阳喉痹，其病机为火不归原、无根之火客于咽喉所致。张琪教授诊其脉浮而无力，两尺弱，身倦乏力，结合以前服寒凉药无效，因而辨证为虚火上扰之喉痹。张氏谓此证本为伤阴而起，又服苦寒之属，以致寒盛于下而格阳于上，使病情更为加剧，因予八味肾气丸合镇阴煎冷服，以补肾摄纳引火归原而安。镇阴煎出自《景岳全书》，方由熟地、牛膝、炙甘草、泽泻、肉桂、制附子组成，主治阴虚于下、格阳于上之大吐大衄，冷服亦治格阳喉痹上热。在此与八味肾气丸合用加强引火归原之功。

5. 消渴（尿崩症）

病案　杨某，女，13 岁，1979 年 10 月 25 日初诊。

病史：患者素体虚弱，2 个月前无明显诱因出现狂渴引饮，每日饮水量需 10 保温瓶，饮一溲一。经哈尔滨市某医院检查，尿比重为 0.004，尿糖（-）。颅脑 CT 示蝶鞍大小正常，未见破坏及增生。西医诊断为尿崩症，来张琪教授门诊治疗。

初诊　口渴，嗣后口渴加重，狂渴引饮，每日饮水量需 10 保温瓶，小便量与饮水量相等，饮一溲一，尿色清白，形体消瘦，舌质红苔干黄，脉象沉弱。

辨证分析：此为肾阳式微，上则不能蒸化，津不上升，下则关门不固，失于固摄一证。当以补肾助阳，固摄滋液法治疗。方用肾气丸加减。

方药：菟丝子 15g　五味子 15g　益智仁 15g　煅龙骨 20g　煅牡蛎 20g　麦冬 15g　附子 10g　熟地 20g　茯苓 15g　甘草 5g　石莲子 15g。水煎，日 1 剂，分 2 次服。

二诊　1979 年 11 月 3 日。服上方 8 剂，饮水减少，每日饮水量最多为 2 保温瓶，小便量亦随之减少，全身稍有力，头微痛，舌边赤苔黄稍润，脉沉细。宜前方增减治疗。

方药：菟丝子 15g　五味子 15g　益智仁 15g　生山药 20g　天花粉 15g　熟地 20g　附子 10g　茯苓 15g　煅龙骨 20　煅牡蛎 20g　麦冬 15g　肉桂 5g　石莲子 15g　甘草 5g。水煎，日 1 剂，分 2 次服。

三诊　1979 年 11 月 13 日。服上方 10 剂，每日饮水量减至 1 保温瓶，尿量亦相应大减，食欲睡眠均好转，但仍消瘦，头稍痛。继以前方增减。

方药：菟丝子 15g　五味子 15g　天冬 15g　山药 30g　补骨脂 10g　北沙参 15g　益智仁 10g　天花粉 20g　附子 10g　肉桂 5g　茯苓 15g　覆盆子 10g　熟地 15g　甘草 10g。水煎，日 1 剂，分 2 次服。

四诊　1979 年 12 月 3 日。服上方 20 剂，饮水量控制在每日清晨 3~5 茶杯，排尿次数及尿量明显减少，尿量一昼夜 1000ml，饭量增加，体重增加 2.5kg，精神及体力均有恢复，有时休息不好则饮水量及小便稍增，休息即恢复。自述服后方效果尤为明显，嘱继服若干剂以善后。

随访：6 年未见复发，完全治愈。

按语　本病现代医学谓下丘脑部脑垂体机能减退，血管升压素分泌过少，尿量增多，形成脱水，故狂渴引饮，身体消瘦；古人谓饮一溲一，饮一溲二，因此可知尿多为本病之症结，治疗的焦点在于多尿。张介宾说："阳不化气，则水精不布，水不得火，则有降无升，所以直入膀胱而饮一溲二，以致泉源不滋，天壤枯涸者，是皆真阳不足，火亏于下之消症也。"由此可知，本病之病机为命火式微，水津不能四布，肾关不固，故多尿狂渴而日趋羸瘦；肾阳式微，不能蒸化，津不上升，故口渴引饮；肾阳式微，关门不固，故小便频多。治法当以温肾助阳固摄为主，药用如附子、肉桂、益智、菟丝子、熟地、山药、龙骨、牡蛎等，肺为水之上源，多尿液脱则肺燥热，故又佐以五味子、麦门冬、天花粉、北沙参以润肺滋液。服药 40 剂，多尿与口渴诸症皆除，食纳增加，体重亦增，精神恢复正常，疗效较为理想，远期随访已痊愈。

6. 淋证（尿道综合征）

病案 田某，女，42 岁，2007 年 5 月 9 日初诊。

主诉：尿频、尿不净 1 月余，加重 2 周。

病史：患者 2 个月前出现发热、尿血、寒战，诊断为急性肾盂肾炎，住院经抗生素治疗后热退，尿化验正常，但总有尿意、尿不净。在某西医诊断为尿道综合征，近 2 周上述症状加重，故来张琪教授门诊求治。

初诊 尿频，总有尿意，尿不净，尿通畅、畏寒、小腹凉、手凉、足跟痛、左腿轻度浮肿，舌质淡，苔白滑润，脉沉。尿常规：红细胞 10 ~ 15 个/HP，潜血（2+），白细胞（-），细菌（-）。

辨证分析：此为肾阳不足之淋证，一则气化失司，一则失于固摄。应治以温肾固摄。方用肾气丸加固摄、利尿通淋药。

方药：熟地 25g 山芋 20g 山药 20g 丹皮 15g 茯苓 15g 泽泻 15g 附子 15g 肉桂 10g 车前子 10g 瞿麦 15g 萹蓄 15g 桑螵蛸 20g 补骨脂 15g 益智仁 15g 覆盆子 20g 龙骨 20g 牡蛎 20g 茜草 20g 侧柏叶 20g 小蓟 30g 甘草 15g。水煎，日 1 剂，分 2 次服。

二诊 2007 年 5 月 23 日。服上方 14 剂，尿频症状消失，尿不净基本消失，畏寒轻、浮肿消退，舌苔滑润。尿常规：红细胞 0 ~ 3 个/HP，潜血（1+），白细胞（-），细菌（-）。继以前方调治，附子减为 10g，去茜草、侧柏叶、小蓟。

方药：熟地 25g 山芋 20g 山药 20g 丹皮 15g 茯苓 15g 泽泻 15g 附子 10g 肉桂 10g 车前子 10g 瞿麦 15g 萹蓄 15g 桑螵蛸 20g 补骨脂 15g 益智仁 15g 覆盆子 20g 龙骨 20g 牡蛎 20g 甘草 15 g。水煎，日 1 剂，分 2 次服。

三诊 2007 年 6 月 7 日。诸症消失，尿常规未见异常，从而痊愈。

按语 本患者为无菌性尿频又称排尿不适综合征，是由非微生物引起的尿道综合征，多见于中年妇女。本病病因不明，可能与焦虑性神经症、尿液动力学的异常、过敏化学激惹等非特异性膀胱三角炎有关。目前西医对本病多采用对症治疗，效果并不理想。祖国医学认为，肾为先天之本，主水，藏真阴而寓元阳，下通于阴，职司二便，与膀胱相表里。肾气不足，则推动无力，温煦不足，不能蒸腾水液，水液下输膀胱，肾与膀胱相表里，肾阳衰微，不能温煦膀胱，膀胱气化失司，而作小便频数。《素问·灵兰秘典论》："膀胱者，州都之官，津液藏焉，气化则能出矣。"《素问·宣明五气论》："膀胱不利为癃，不约为遗溺。"方用肾气丸温补肾阳，同时方中佐以桑螵蛸、补骨脂、益智仁、覆盆子温肾缩尿，因有尿不净，故加萹蓄、瞿麦、车前子利尿通淋，尿检有少量镜下红细胞，故酌加凉血止血之茜草、侧柏叶、小蓟。二诊时患者镜下血尿已去，故去凉血止血之品，继以温补肾阳、缩尿通淋之法巩固，服药后肾阳振奋，气化复常，则诸症自除。

7. 腰痛（肾盂积水）

病案 苏某，女，35岁，1980年12月15日初诊。

病史：患者于半年前无明显诱因出现轻度腰痛，10余天后于午饭前突然出现肉眼血尿，无尿频、尿急、尿痛。当日深夜又出现右侧腰部牵引下腹剧痛，急以"肾绞痛原因待查"入当地医院治疗。尿常规红细胞满视野，白细胞（3+），尿蛋白（+）；腹部X线未见异常。给予消炎、止痛治疗后，肉眼血尿及腰痛、腹痛均消失，尿检（－）后出院。4个月前又出现肾绞痛，无肉眼血尿，予肾脏超声及排泄性尿路造影进一步检查诊断为右侧输尿管炎性狭窄并发肾盂积水，给予消炎、理疗等治疗，仍不见好转，西医院建议手术治疗，患者本人因不愿手术，故求治于张琪教授。

初诊 患者面色㿠白，神疲乏力，腰部不适，夜间手足心热，无尿频、尿急、尿痛，舌红润，脉沉。尿检（－）。

辨证分析：此为肾阳虚衰、气化不利、水蓄肾府、气血阻滞一证。治宜补肾助阳，化气行水，佐以活血之品。方用肾气丸加减。

方药：熟地25g 山药15g 茯苓15g 丹皮15g 泽泻15g 枸杞子15g 肉桂7.5g 附子7.5g 车前子15g（包） 怀牛膝15g 甘草7.5g 丹参15g 菟丝子15g。水煎，日1剂，分2次服。

二诊 1981年1月15日。服上方30剂，自觉腰部不适好转，力复，夜间手足心热已愈。继以前方加减治疗。

方药：熟地25g 山药15g 茯苓15g 丹皮15g 泽泻15g 枸杞子15g 肉桂7.5g 附子7.5g 车前子15g（包） 怀牛膝15g 甘草7.5g 丹参15g 菟丝子15g。水煎，日1剂，分2次服。

三诊 1981年2月16日。服上方30剂，做排泄性尿路造影示：右侧输尿管通畅、肾盂积水基本消失。效不更方，继用上法，巩固疗效。

随访：3年未复发。

按语 祖国医学并无肾盂积水病名及类似描述，但依其症状表现不同，可分别归属"腰痛"、"癃闭"、"水气"等病范畴中。然而不论其归属何病，水液停聚为其共同病机。其产生的病因又多责之于阳气不足。对于积水的治疗，《金匮要略》谓："病痰饮者当以温药和之。"张景岳谓："阳旺则气化，而水即为精，阳衰则气不化，而精即为水。"故《金匮要略》病痰饮分别用苓桂术甘汤和肾气丸主治，前者在脾，而后者在肾。正常水液的运行，有赖肺气宣降，脾气转输，肾之气化，三焦宣通功能的协调，在此过程中肾的气化功能贯彻始终。若肾阳虚衰，气化不利则水液停留，聚而生病。"肾者，胃之关也，关门不利，聚水而从其类也"。可见，肾中阳气充盛，方能蒸腾化气以行水。此患者曾用抗生素及清热利尿等中药无效果，根据脉证分析，本证属阳虚水停，应治以温肾利水，用肾气丸加味，补肾温阳利水，佐以活血之品。张琪教授治各种原因所致的肾积水时，认为水液停聚多致血行不畅，故在辨证的基础上，酌加活血行气之剂多能获满意疗效。服药30剂后，腰部不适大减，经排泄性尿路造影，右侧输尿管通畅，肾盂积水基本消除，继用上方以巩固疗效。

8. 鼻衄

病案 蔡某，男，39岁，1950年1月25日初诊。

病史：鼻出血病史1年半，呈周期性发作，大约每隔半月发作1次，出血量甚多，一般在

500ml，甚者可达 2000ml，色鲜红，出血时间约持续 2 小时，凝血时间长。血常规血小板 $16×10^9$/L，血红蛋白 140g/L。凝血功能出血时间 3min，凝血时间 8min。曾经哈尔滨某医院五官科检查，未发现异常，服凉血、止血功效的中药百余剂无效。该患者十分痛苦，特来张琪教授门诊求治。

初诊 鼻衄，出血前心烦不安，两腿酸软，步履艰难，舌润苔白，脉浮空豁。

辨证分析：属肾元亏损，虚阳浮越，龙火上奔，迫血妄行，势若涌泉。宜大补肾阴、潜阳，佐以引火归原，切不可见血止血。方用八味肾气丸合镇阴煎。

方药：熟地 50g 枸杞子 20g 生地 30g 女贞子 20g 玄参 25g 怀牛膝 15g 代赭石 30g 丹皮 10g 甘草 10g 附子 7.5g 肉桂 5g。童便一盅，热服后，服汤剂。

二诊 1950 年 3 月 28 日。服上方 7 剂，2 个月鼻未出血，精神甚好，全身有力，心烦不安亦未出现，但鼻腔干燥，舌干头痛，脉弦较有力。继以前方增味主治。

方药：熟地 50g 生地 30g 枸杞子 20g 天冬 20g 知母 15g 玄参 25g 怀牛膝 15g 代赭石 30g 丹皮 10g 甘草 10g 附子 7.5g 肉桂 5g 童便一盅。服法同前。

三诊 1950 年 5 月 5 日。患者来门诊告知，鼻一直未出血，体力已恢复，一切甚好。

按语 本例鼻衄，周期发作，出血量多，顽固不愈。曾用大量中、西药止血而不效。据其脉象浮而空豁，舌白苔润，两下肢酸软难支，属于虚阳上越、迫血妄行之证。前人张介宾云："衄血有格阳证，以阴亏于下，而阳浮于上，但察其六脉细微，全无热证，或脉见浮虚豁大，上热下寒而血衄不止，皆其证也。治宜益火之源，古有八味地黄汤，得其对证之剂，余复有镇阴煎之别，其效尤捷。"张氏所论格阳衄血与本案病机相符，属龙雷之火上奔者，清热凉血不能奏效，故用八味地黄汤与镇阴煎两方化裁，加代赭石以引血下行，新鲜童便咸寒以滋阴降火止血，取得了显著效果。张琪教授师其意而不泥其方，用此方加减治愈数例顽固性鼻衄患者。

9. 喘证（哮喘）

病案 齐某，男，25 岁，1993 年 9 月 14 日初诊。

病史：既往哮喘病史近 10 年，每至冬季则加重，最初静脉滴注抗生素、应用激素可缓解，但近 3 年来，应用中西药均无明显疗效，故求治于张琪教授。

初诊 发作时喘息抬肩，面目虚浮，畏寒肢冷，小便频数，腰部酸楚冷痛，舌质淡苔白而稍厚，脉沉弱。

辨证分析：此为肺肾阳虚一证。治以清肺补肾，温肾助阳纳气，宣肺化饮止咳。方用八味地黄汤合小青龙汤。

方药：附子 7g 肉桂 7g 熟地 25g 山萸肉 20g 山药 15g 丹皮 15g 茯苓 15g 泽泻 15g 麻黄 10g 细辛 7g 干姜 10g 五味子 15g 款冬花 25g 紫菀 25g 苏子 20g 甘草 15g。水煎，日 1 剂，分 2 次服。

二诊 1993 年 12 月 2 日。服上方 70 余剂，全身有力，已无畏寒腰痛诸症，基本不喘，偶有过劳，仍小有发作。继以前方加减调治。

方药：附子 7g 肉桂 7g 熟地 25g 山萸肉 20g 山药 15g 丹皮 15g 茯苓 15g 泽泻 15g 麻黄 10g 细辛 7g 干姜 10g 五味子 15g 款冬花 25g 紫菀 25g 苏子 20g 黄芪 15g 太子参 10g 甘草 15g。水煎，日 1 剂，分 2 次服。

三诊 1994 年 1 月 2 日。服上方 30 余剂，仅发作 1 次，甚轻。按此方配制丸药嘱其坚持久服。

随访：1994 年入冬至春季未发作，身体健壮，体重增加 4kg，竟获康复。

按语 喘证分虚实两类，虚则属于肾，实则属于肺，或因风寒外袭，或因痰热内羁，或因水饮蕴蓄，自有方书可查，只要辨证准确，治疗多能获效。张琪教授临床观察此病多见肺实肾虚，虚实夹杂证候，治疗颇为棘手，必须肺肾虚实兼顾方能取效。如属风寒之邪袭肺，肺气不宣，肾气虚不纳，上实下虚而喘，宜用麻黄、细辛、款冬花与熟地、山茱萸、枸杞子、女贞子、五味子配伍合用；兼肺热者加黄芩、沙参、桑皮、鱼腥草等，或麻杏石甘汤与都气丸合用亦可。亦有肺阳虚寒饮不化，肾阳虚腰酸痛、尿频、下肢肿者，张琪教授常用小青龙汤与八味肾气丸温肾助阳取效甚佳。本案为肺肾阳虚，予以八味地黄汤合小青龙汤，温肾助阳纳气，合麻黄、细辛、干姜、五味子、款冬花、紫菀、苏子宣肺化饮止咳，上下兼顾。连服70剂，效果明显，因过劳偶有发作，故二诊加补益肺气之参、芪，继服30剂，未再发作，为巩固疗效，防止冬季复发，配丸药长期服用。

黄芪建中汤

【出处】《金匮要略·血痹虚劳病脉证并治第六》："虚劳里急，诸不足，黄芪建中汤主之。"（十四）

【组成】黄芪一两半、桂枝三两（去皮）、甘草三两（炙）、大枣十二枚、芍药六两、生姜三两、胶饴一升。

【功效】温中补虚，和里缓急。

【方义】方中饴糖甘温质润入脾，益脾气养脾阴，温中焦而缓急止痛，故为君药。芍药养阴而缓肝急，桂枝温阳而祛虚寒，两味为臣。炙甘草甘温益气，既助饴糖、桂枝辛甘养阳、益气温中缓急，又合芍药酸甘化阴、柔肝益脾合营；生姜温胃；大枣补脾；合用以升腾中焦生发之气而调营卫，共为佐使。六味配合，于辛甘化阳之中，又具酸甘化阴之用，共奏温中补虚、缓急止痛之功。

【原治】虚劳里急证。

【辨证要点】中焦虚寒证：腹中时时拘急疼痛，喜温喜按，少气懒言；或心中悸动，虚烦不宁，劳则愈甚，面色无华；或伴神疲乏力，肢体酸软，手足烦热，咽干口燥，舌淡苔白，脉细弦。

1. 虚劳（再生障碍性贫血）

病案 匡某，男，77岁，2013年7月3日初诊。

病史：患者2009年于中国医学科学院经骨髓穿刺及活检诊断为再生障碍性贫血，予ATG联合环孢素A治疗，并输血维持，后因血肌酐上升，遂停用环孢素A。曾四处寻治，服益气健脾补肾类药、参茸等未效。目前每10余日即需输注红细胞及血小板维持，不堪其苦，慕名至张琪教授门诊处求治。既往前列腺增生病史。

初诊 言语气短，头晕，怕冷，尿频多，双下肢浮肿，暂无出血，无发热，眠差，凌晨2～3时仍难以入睡，手心热，纳可无腹胀，大便正常，舌嫩红滑润，苔中部略黄浊，脉稍数偏沉。血常规：白细胞$1.71×10^9$/L，红细胞$1.86×10^{12}$/L，血红蛋白66g/L，血小板$8×10^9$/L。

辨证分析：此为脾肾不足，气血亏损之虚劳。治以健脾温肾，益气养血。方用黄芪建中汤加味。

方药：黄芪50g 西洋参25g 白芍30g 当归20g 桂枝15g 甘草20g 菟丝子20g 枸杞20g 何首乌20g 巴戟天15g 肉苁蓉15g 女贞子20g 生姜15g 大枣5枚 龙眼肉20g。水煎，日1剂，分2次服。

二诊 2013年7月24日。服上方14剂，输血间隔时间延长（红细胞间隔20日，血小板已40

日未输注），精神好转，双下肢轻度浮肿，舌嫩红苔薄白少，脉缓。7月18日复查血常规：白细胞 $2.01×10^9$/L，血红蛋白75g/L，血小板 $9×10^9$/L。于上方加以玉竹护阴分，天花粉、桔梗防温药伤阴。

方药：黄芪50g　西洋参25g　白芍20g　当归20g　桂枝15g　甘草20g　菟丝子20g　枸杞20g　何首乌20g　巴戟天15g　肉苁蓉15g　女贞子20g　生姜15g　大枣5枚　龙眼肉20g　玉竹20g　天花粉15g　桔梗15g。水煎，日1剂，分2次服。

三诊　2013年8月21日。服上方28剂，现症见下肢浮肿，头晕，前列腺增生故有尿不尽感，舌淡嫩苔薄少脉较前有力。患者已48日未输注红细胞，68日未输血小板，血常规示：白细胞 $1.68×10^9$/L，红细胞 $1.86×10^{12}$/L，血红蛋白67g/L，血小板 $10×10^9$/L。因无热象，故于上方去天花粉、桔梗，加以黄精、桑螵蛸、益智仁益肾固涩。

方药：黄芪50g　西洋参25g　白芍30g　当归20g　桂枝15g　甘草20g　菟丝子20g　枸杞20g　何首乌20g　巴戟天15g　肉苁蓉15g　女贞子20g　生姜15g　大枣5枚　龙眼肉20g　玉竹20g　黄精20g　桑螵蛸20g　益智仁15g。水煎，日1剂，分2次服。

四诊　2013年9月11日。服上方20剂，症见头晕气短，双下肢轻度浮肿，大便正常，尿不尽，怕冷，睡眠好，舌嫩红苔根部有苔，脉缓和稍弱。患者至今已70日未输红细胞，90日未输血小板，复查血常规：红细胞 $1.86×10^{12}$/L、血红蛋白67g/L、血小板 $10×10^9$/L。参、芪、归加量以助扶正益血，加仙灵脾以助温肾、阿胶益血。

方药：黄芪70g　西洋参30g　白芍30g　当归30g　桂枝15g　甘草20g　菟丝子20g　仙灵脾15g　何首乌20g　巴戟天15g　肉苁蓉15g　女贞子20g　生姜15g　大枣5枚　龙眼肉20g　玉竹20g　黄精20g　阿胶15g　桑螵蛸20g　益智仁15g　枸杞20g。水煎，日1剂，分2次服。

按语　再生障碍性贫血属中医学中虚劳范畴，多由各种原因导致的先后天生化乏源而致。《灵枢》谓"中焦受气取汁，变化而赤是谓血"，《金匮要略》谓"诸虚劳不足者，黄芪建中汤主之"，中州健运则精微能灌溉全身。张琪教授治疗此例病案，以黄芪建中汤健运中焦、益气血，同时以菟丝子、枸杞、何首乌、巴戟天、肉苁蓉、女贞子平补肾阴肾阳。血之先天生成在于肾，后天之源在于脾，脾肾调和，则气血得生。

2. 肌衄（过敏性紫癜）

病案　代某，男，24岁，2013年4月10日初诊。

病史：患者自2008年开始出现皮肤过敏性紫癜，四肢尤甚，色暗红，曾四处求医，但紫癜反复发作不能消退，尿中偶有少量蛋白。为求彻治，故来张琪教授门诊。

初诊　稍有腰酸，无关节痛无腹痛，舌紫暗苔滑润脉弱。尿常规示蛋白（-），潜血（±），红细胞5个/HP；血常规示血小板 $285×10^9$/L。

辨证分析：此为脾气虚失于统摄、血不循经、溢于肌肤之肌衄。治以建中固涩。方用黄芪建中汤加味。

方药：黄芪30g　桂枝10g　白芍15g　甘草15g　生姜15g　大枣5枚　太子参20g　败酱草20g　侧柏叶20g　三七10g　阿胶15g　五味子10g　牡蛎20g　龙骨20g。水煎，日1剂，分2次服。

二诊　2013年4月24日。服上方14剂，双下肢紫癜较前明显减少，舌紫暗无苔脉弱，尿检呈阴性。上方黄芪加量，去五味子之收涩，加以仙鹤草、蒲公英凉血。

方药：黄芪40g　桂枝10g　白芍20g　甘草15g　生姜15g　大枣5枚　太子参20g　败酱草20g　侧柏叶20g　三七10g　仙鹤草20g　龙骨20g　牡蛎20g　蒲公英20g　阿胶15g。水煎，日

1剂，分2次服。

三诊 2013年8月5日。连服上方近百剂，紫癜逐渐减少，近1周已无新发紫癜，偶有乏力自汗，舌淡红苔薄白，脉稍滑。

方药：黄芪50g 桂枝10g 白芍15g 甘草15g 生姜15g 大枣5枚 龙骨20g 牡蛎20g 阿胶15g 茜草20g 海螵蛸20g 侧柏叶20g 三七10g 女贞子20g 菟丝子15g 蒲公英30g 金银花20g 仙鹤草20g 小蓟30g。水煎，日1剂，分2次服。

按语 张琪教授认为此病其标在血热，其本乃脾虚运化失职，营卫生化匮乏而致表虚不固，血热即外溢肌肤成为紫癜。此属虚实夹杂以虚为主之证，如只顾一味地清热凉血止血，当更伐中气而病不能愈，必须扶正固表为主，兼以凉血止血之剂方能收效。本例治疗前期以黄芪建中汤为基础方，加以龙骨、牡蛎固涩收敛，以败酱草、侧柏叶、三七、仙鹤草、蒲公英、金银花等凉血清热解毒，后期治疗加以女贞子、菟丝子以平补肾之阴阳巩固疗效。

3. 虚劳腹痛（贫血）

病案 李某，女，1978年7月初诊。

病史：该患者体质瘦弱，贫血病史，经治后血红蛋白维持在正常范围。近2个月患者无明显诱因出现腹痛，呈间断性，经某医院消化科检查未发现器质性病变，血红蛋白从120g/L下降到70g/L，经会诊诊断为贫血性腹痛。患者拒绝输血，故来张琪教授门诊求治。

初诊 腹痛，挛缩痛，与进食无关，喜暖喜按，畏寒，四肢不温，乏力，消瘦，大便不成形，无腹胀，舌质淡苔白滑，脉沉缓。

辨证分析：此为中焦阳衰脾胃虚寒、运化及温煦失司一证。治以温中补虚，缓急止痛。方用黄芪建中汤。

方药：黄芪30g 桂枝20g 白芍40g 甘草15g 生姜25g 红枣8枚 白术15g。水煎，日1剂，分2次服。

二诊 连续服上方12剂，腹痛止，畏寒、乏力皆大好，血红蛋白逐渐上升。继续用本方而治愈。

按语 本案腹痛由贫血所致，相当于祖国医学之"虚劳"腹痛，《金匮要略》所谓之"虚劳里急"，由中焦阳虚所致。中焦主要功能为辅助脾胃，主腐熟水谷，泌糟粕，蒸津液，化精微，是血液生化的来源。本案中焦阳衰脾胃虚寒则运化失职，生化乏源，故见消瘦、乏力；阳虚不能温煦，导致脘腹挛缩痛，喜暖喜按，畏寒，四肢不温，脘痛，便溏，舌淡苔白滑，脉象沉迟或弦缓。方用黄芪建中汤加白术。黄芪益气，桂枝、生姜温中驱寒，芍药、甘草、红枣缓中止痛，白术健脾，合之为治中气不足、脾胃虚寒之有效方剂。方中重用芍药，因其有柔肝止痛、缓解痉挛之作用。本证特征为脘腹挛缩痛，此挛缩盖因"虚寒"而成。张琪教授常用本方治慢性胃炎，胃、十二指肠溃疡属于虚寒者，具有卓效。本方去黄芪、白术为桂枝加芍药汤，《伤寒论》用以治太阴病腹满时痛者，实际乃胃肠虚寒痉挛而痛。如腹满痛兼大便燥结，则为实热内结、虚中夹实之证，宜用本方加大黄，如桂枝加大黄汤。

4. 虚寒腹痛

病案 范某，女，49岁，1975年4月19日初诊。

病史：该患者2年前无明显诱因出现少腹胀满，经当地医生误诊为妊娠，误做人流手术刮漏子宫后出现持续性下腹胀痛，白带淋漓不断，经用中药数百剂，有谓寒证，有谓热证，皆未收效，慕名从外地来哈尔滨求张琪教授诊治。

初诊　下腹胀痛，怕惊，终日似风吹样，腰酸痛，呻吟不敢直腰，白带淋漓不断，稠黏臭秽，阴道内如辣样刺激，全身倦怠乏力，难以支持，舌润，脉沉。

辨证分析：思此患者始为冲任虚寒，又误用手术刮漏子宫，引起脓疡，因而少腹痛，白带稠黏奇臭，终年不愈，故方用黄芪建中汤以补虚祛寒，合薏苡附子败酱散益气血生肌、助阳以化脓疡，再加茯苓、白术以健脾除湿止带。

方药：白芍40g　当归20g　桂枝15g　甘草15g　生黄芪25g　薏苡仁30g　附子10g　败酱草30g　茯苓15g　白术15g　生姜10g　红枣6枚。水煎，日1剂，分2次服。

二诊　1975年9月28日。服上方40剂，病情大好，全身较有力，少腹痛大减，似风吹样感亦大轻，白带明显减少，腰酸小随之大好，舌苔渐化，脉沉滑，患者喜形于色，以为病愈有望。分析此为虚寒渐除，脓疡见复，病有转机，再用上方增减治疗。

方药：桂枝15g　白芍50g　甘草15g　生姜15g　红枣5枚　当归20g　黄芪30g　附子15g　败酱草50g　白术15g　丹参20g。水煎，日1剂，分2次服。

三诊　1975年12月11日。服上方50剂，少腹亦不痛，怕风症状消除，已无白带，腰已不痛，全身有力，脉沉有力，病已痊愈，遂停药。

按语　本案病情复杂，下腹胀痛畏冷、腰酸倦怠乏力为冲任虚寒之证，白带稠黏恶臭、阴道内灼热痛，得之于刮宫之后，又为温热溃疡，因此在治疗上以当归建中汤补虚温中祛寒，薏苡仁、附子、败酱草温化寒湿清热以治脓疡，黄芪益气排脓，苓、术以除湿，连服50剂，积年沉疴，竟获痊愈。

5. 食㑊（神经性贪食症）

病案　汪某，女，50岁，2001年8月5日初诊。

病史：患者素体健康，近2个月来突患饥饿嗜食证，经某医院系统检查血糖及甲状腺功能均正常，西医诊断为神经性贪食症。经治无效，慕名来张琪教授门诊求治。

初诊　患者自述食后似未入胃，移易而过，于是胃中空虚饥饿，似腹中空馁，2小时必须食物，否则难耐，烦躁心悸，全身乏力，面色不荣，伴有舌润，口和，脉象沉弱，二便正常。

辨证分析：此为脾胃气虚，中宫虚馁，求食以资励之食㑊证。治以温中补虚。宜黄芪建中汤加味。

方药：黄芪50g　桂枝15g　白芍30g　生姜15g　红枣5枚　龙骨20g　牡蛎20g　甘草25g　小麦30g　石斛15g。水煎，日1剂，分2次服。

二诊　2001年8月12日。服上方7剂，心中悸烦、饥饿感较前减轻。继以上方不变治之。

方药：黄芪50g　桂枝15g　白芍30g　生姜15g　红枣5枚　龙骨20g　牡蛎20g　甘草25g　小麦30g　石斛15g。水煎，日1剂，分2次服。

三诊　2001年8月19日。服上方7剂，诸症大减，心中悸烦虚馁感大为轻减，饥饿感明显减轻，食后3~4小时始有饥饿感，面色转润泽，唯大便每日2~3次，稍有不消化便，脉象滑而有力，舌苔白。

方药：黄芪50g　桂枝15g　白芍30g　甘草25g　小麦30g　红枣5枚　生姜15g　白术20g　茯苓20g　山药20g。水煎，日1剂，分2次服。

四诊　2001年8月26日。服上方7剂，诸症皆除，饥饿感已无，大便日1行，全身有力，精神愉快，嘱停药观察。

随访2个月，病已痊愈。

按语　神经性贪食症是一种以暴食为主导行为的精神性进食障碍。西方流行病学调查显示，该病的发病率为 0.15%～1%，年轻女性发病率偏高。近年来随着社会上以瘦为美时尚风潮的兴起，节食成为众多女性塑造完美体型的重要手段之一，许多人在节食减肥的过程中会引起进食功能的障碍，出现节食后暴食的恶性循环，严重的将会导致神经性贪食症等心理问题。此病在祖国医学中早有记载，首见于《素问·气厥论》："大肠移热于胃，善食而瘦，谓之食㑊"。食㑊谓患者能食易饥而瘦，《黄帝内经注评》曰："胃移热于胆，亦作食㑊。㑊，作怠惰解，虽善食反消瘦，而倦怠无力，叫做食㑊。"此证盖因胆胃热，故消谷易饥，与中消病机相同。张琪教授临床治疗此证除因胃热而清胃治疗取效外，认为亦有属于脾气虚者，谢利恒谓："脾虚故食物入腹即移易而过不能充泽肌肤也。"

本病例即为脾胃气虚之食㑊，沈金鳌解释食㑊说："㑊者易也。饮食移易而过，不生肌肉也，治与中消同。"此患者自述食物入腹中自觉未入胃中，从旁处而过，胃中空虚无物，于是饥饿难忍，与沈氏所谓饮食移易而过极为相同。本病例无舌红苔干、口干苦、胃脘嘈杂、脉弦数等脾胃热证候，而出现中虚气馁、心中悸烦、舌润口和、脉象虚弱等一系列脾气虚证候，前贤张锡纯认为："中消多食，犹饥者，多系脾胃蕴有实热，然间或有中气不足者，此系胸中大气下陷，中气亦随之下陷。所致脾胃蕴热，有实热者，当用调胃承气汤下之……如其人饮食甚勤，一时不食即心中怔忡，且脉象微弱者……宜升补气分之药，而佐以收涩之品与健脾补脾胃之品。"张琪教授用黄芪建中汤即针对中宫虚馁而来，而中宫虚馁常兼脾胃阴阳失调，如心悸烦躁不安，亦为病例特征。方用黄芪建中汤与甘麦大枣汤加入龙骨、牡蛎治疗，小麦与甘草、大枣补益心气，龙骨、牡蛎以收敛，与张锡纯用升陷汤益气升阳治法尚不相同。服药后心中悸烦、怔忡及饥饿感均大减，继而消除。三诊时诸症基本消除，唯大便溏、日行2～3次，伴不消化便，故去龙骨、牡蛎，加白术、茯苓、山药以健脾助消化而愈。

6. 中消（Graves 病）

病案 张某，女，27 岁，2013 年 1 月 13 日初诊。

病史：心慌乏力半年余，至北京协和医院查 FT_3 19.18pmol/L，FT_4 6.089pmol/L，TSH 0.005U/L，抗甲状腺球蛋白抗体（ATG）（+），抗甲状腺过氧化物酶抗体（A-TPO）13.07U/ml，促甲状腺激素受体抗体（TRAb）6.81U/L，B 超提示甲状腺弥漫性病变左叶伴囊性结节性改变，双侧颈部淋巴结可见，诊断为 Graves 病，予甲巯咪唑 30mg/d、普萘洛尔 30mg/d。服甲巯咪唑后，血白细胞下降，并易感冒。

初诊 喜食易饥，周身燥热，心烦，心热心慌，易腹泻失眠，手颤，体重下降 5kg 左右，易乏力，出虚汗，舌淡红苔薄少脉稍数。

辨证分析：此为中焦虚损之中消。治以建中州，安神定志，予小建中汤治疗。

方药：黄芪 30g 西洋参 15g 白芍 25g 当归 20g 甘草 15g 桂枝 15g 茯神 20g 远志 15g 酸枣仁 20g 五味子 15g 龙骨 20g 牡蛎 20g。水煎，日 1 剂，分 2 次服。

二诊 2013 年 1 月 28 日。服上方 14 剂，FT_3 8.92pmol/L，FT_4 28.41pmol/L，TSH<0.01U/L，谷丙转氨酶 38U/L，谷草转氨酶 24U/L。患者精神好转，无心慌，仍手颤，体重上升 1～1.5kg，全身燥热减，2～3 日腹泻 1 次，舌红苔薄白脉细。

方药：黄芪 40g 西洋参 15g 白芍 30g 当归 20g 甘草 20g 桂枝 15g 茯神 20g 远志 15g 酸枣仁 20g 五味子 15g 龙骨 30g 牡蛎 20g 白术 20g 夜交藤 30g 生姜 15g 大枣 5 枚。水煎，日 1 剂，分 2 次服。

三诊 2013 年 2 月 18 日。服上方 21 剂，患者甲巯咪唑减量至 25mg/d，精神及睡眠明显好转，纳食正常，体重上升 5kg，偶有腹泻，手心热，月经提前，胃胀，舌红苔薄少脉细。患者取药返北京工作。

方药：白芍 30g 甘草 20g 桂枝 15g 白术 20g 枳壳 15g 川朴 15g 陈皮 15g 西洋参 15g 当归 20g 砂仁 15g 香附 15g 神曲 15g 夜交藤 30g 远志 15g 五味子 15g 生姜 15g 大枣 5 枚。水煎，日 1 剂，分 2 次服。

按语 Graves 病又称毒性弥漫性甲状腺肿，是一种自身免疫性甲状腺疾病。本病多见于女性，以 20～40 岁者最多见。典型的临床表现主要包括高代谢症群、甲状腺肿大和眼病三个方面。常见症状为怕热、多汗、皮肤潮湿，低热；心慌、气短，活动后明显，常表现为窦性心动过速，部分患者可有心律失常如期前收缩、心房颤动；胃肠蠕动增加，食欲亢进，大便次数增加等。该患者病机为脾虚中空，引食自救，故喜食易饥；脾虚中气不足，全身脏器空虚，濡养不足，虚热内生则乏力、心悸烦慌、周身燥热；脾虚健运失职故见腹泻、体重下降。《金匮要略》黄芪建中汤治疗诸虚劳里急，旨在于建中州则四旁强，与此患者病机契合。因患者有虚热之征，故先去姜枣之温，并加人参、当归以益气血生化之源，用茯神、远志、酸枣仁、五味子、龙骨、牡蛎等安神潜阳定志。复诊效显，虚热已除，故黄芪加量，并以白术、生姜、大枣助建中之力，同时加白芍用量防黄芪等温药伤津。三诊时，诸症已减，继自中焦入手调理善后。因其胃胀，故去黄芪之壅滞，即以小建中汤去饴糖，并加用枳壳、川朴、香附行气理气，陈皮、砂仁、神曲醒脾防滞，去枣仁之酸以防碍胃，睡眠好转则减龙骨、牡蛎、茯神。

厚朴七物汤

【出处】《金匮要略·腹满寒疝宿食病脉证治第十》："病腹满，发热十日，脉浮而数，饮食如故，厚朴七物汤主之。"（九）

【组成】厚朴半斤、甘草三两、大黄三两、大枣十枚、枳实五枚、桂枝二两、生姜五两。

【功效】行气除满，泻热去积，表里双解。

【方义】本方用小承气汤行气消满以治里实，厚朴独倍他药温通芳化、泄浊除满。合桂枝汤去芍药解表而和营卫。去白芍之酸收，不致引邪入犯营血。虽同用桂枝、甘草，与桂枝汤泾渭攸分。

【原治】外感表证未罢，里实已成。

【辨证要点】阳明腑实，兼有表邪未解：脘腹胀满，大便不通，身热，舌质微红，苔黄厚，脉浮而数。

1. 腹胀（实胀）

病案 贾某，女，40 岁，1980 年 3 月 8 日初诊。

病史：患者半年前无明显诱因出现腹胀大，伴便秘，经检查肝肾功能均正常，用改善胃肠动力药及中药行气通便之剂无效，患者十分痛苦，慕名求治于张琪教授。

初诊 腹膨大、按之痛，轻度浮肿、周身酸痛、沉重难支，大便量少而干，脉象弦劲有力，舌苔燥。

辨证分析：此为实热阻滞气机之腹胀（实胀）。当治以泻热行气除满。予厚朴七物汤加味。

方药：厚朴 40g 枳实 20g 大黄 7.5g 桂枝 15g 生姜 25g 大枣 5 枚 甘草 10g 槟榔 20g 茯苓 20g 泽泻 35g。水煎，日 1 剂，分 2 次服。

二诊 1980 年 3 月 13 日。服上方 5 剂，大便通畅日 1 行，腹膨胀减去 80%，浮肿消，全身沉重感已除，仍有轻微酸痛。继用上方去泽泻，桂枝改为 20g。

方药：厚朴 40g　枳实 20g　大黄 7.5g　桂枝 20g　生姜 25g　大枣 5 枚　甘草 10g　槟榔 20g　茯苓 20g。水煎，日 1 剂，分 2 次服。

三诊　1980 年 3 月 19 日。服上方 6 剂，腹胀全消，大便通畅日 1 行，全身酸痛亦随之消除。

按语　腹胀有寒热虚实之别，《金匮要略·腹满寒疝宿食篇》谓"病者腹满，按之不痛为虚，痛者为实，可下之"。以按之不痛为虚，按之痛者为实。实系指痰水、宿食、燥屎、瘀血、实热壅滞等，如属实热燥屎宿食者，可用厚朴三物汤、厚朴七物汤、大承气汤等下之即愈；如属瘀血者，则宜用桃核承气汤、抵当汤丸等；若属水与热内结者，可用大陷胸汤、大黄甘遂汤，攻遂其水热即愈。针对其邪之性质，用药施治则鲜有不效者。本案之腹胀、按之痛，应属实证，同时大便量少而干，脉象弦劲有力，舌苔燥，此为实热壅滞、阻滞气机，方用厚朴七物以泻实热，加槟榔助行气消胀，茯苓、泽泻健脾利水消肿。服药后腹胀大减，大便通畅，肿消，仍有身酸痛，实热已去大半，仍以原方加减，去泽泻，增加桂枝用量调和营卫，身酸痛随之亦除。

2. 臌胀（肝硬化腹水）

病案　**王某，男，44 岁，1989 年 11 月初诊。**

病史：患者既往慢性乙型病毒性肝炎、肝硬化病史，近日出现高度腹水、尿少，查体一般状态较差，腹部膨隆；血常规白细胞 $3.2×10^9$/L，红细胞 $2.61×10^{12}$/L，血红蛋白 82g/L，血小板 $79×10^9$/L；肝功能白蛋白 18.8g/L，谷丙转氨酶 104.2U/L，谷草转氨酶 69.7U/L，总胆红素 125.2μmol/L，直接胆红素 58.3μmol/L，间接胆红素 67.9μmol/L；肾功能血清肌酐 203.6mmol/L，尿素氮 10.24mmol/L；B 超示肝脏已明显缩小，脾大位于肋下 3 横指。诊断为肝硬化失代偿期，肾功能不全。

初诊　症见脘腹胀满，难于行动，身体羸瘦不支，面色鳖黑，巩膜黄染，口唇干燥，不能饮食，大便不爽、3 日 1 行，小便量少，尿色黄赤，舌红，舌苔白厚而干，脉沉弦滑。

辨证分析：为肝胆血瘀，湿邪困脾，郁而化热，水湿与邪热交互为患。治以泻热逐水消瘀。方用厚朴七物汤加逐水化瘀之品。

药用：海藻 40g　厚朴 30g　黑丑 30g　白丑 30g　木香 15g　生姜 25g　生晒参 15g　焦白术 20g　茯苓 30g　知母 20g　天花粉 20g　茵陈 50g　郁金 20g　赤芍 20g　虎杖 20g　姜黄 25g　板蓝根 20g　蒲公英 30g　败酱草 30g　当归 15g。水煎，日 1 剂，分 2 次服。

二诊　服上方 7 剂，尿量有所增加，腹部略觉宽松，大便 1～2 日 1 行，可进少量饮食。前方加槟榔，甘遂末（冲服）。

方药：海藻 40g　厚朴 30g　黑丑 30g　白丑 30g　木香 15g　生姜 25g　生晒参 15g　焦白术 20g　茯苓 30g　知母 20g　天花粉 20g　茵陈 50g　郁金 20g　赤芍 20g　虎杖 20g　姜黄 25g　板蓝根 20g　蒲公英 30g　败酱草 30g　当归 15g　槟榔 20g　甘遂末 5g（冲服）。水煎，日 1 剂，分 2 次服。

三诊　服上方 7 剂，腹胀大减，24h 尿量显著增加至 2500ml，巩膜黄染大消，大便基本 1 日 1 行，能进饮食，可下地活动。前方去甘遂，茵陈减至 30g。

方药：海藻 40g　厚朴 30g　黑丑 30g　白丑 30g　木香 15g　槟榔 20g　生姜 25g　生晒参 15g　焦白术 20g　茯苓 30g　知母 20g　天花粉 20g　茵陈 30g　郁金 20g　赤芍 20g　虎杖 20g　姜黄 25g　板蓝根 20g　蒲公英 30g　败酱草 30g　当归 15g。水煎，日 1 剂，分 2 次服。

四诊　服上方 20 余剂，腹水全消，又以鳖甲煎丸之类加减，服药半年余，肝功能基本正常，可以正常工作。

按语　本案肝硬化腹水根据脉证辨为实热与水蓄，兼有血瘀，张琪教授用厚朴七物汤化裁加海藻，行气化瘀、逐水消肿。方中海藻为治疗腹水的有效药物，《本草纲目》记载其治大腹水肿，有软坚散结之作用，但治疗本证用量宜大，一般用 25～50g 为佳。黑白丑苦寒有毒，有泻下作用，逐水消肿，为治肝硬化腹水有效药物，配合厚朴、槟榔、木香行气利水，诸药合用，相辅相成。但肝硬化腹水患者体质日耗，气血不足，一味攻下则正气不支，故须掌握消补兼施之大法，正邪兼顾方能取效，于方中加人参、茯苓、白术益气健脾。此外，肝硬化腹水多出现肝阴亏耗、阴虚内热证候，如舌红绛、五心烦热等，故方中加知母、天花粉，亦可加白芍以敛阴，防止燥热耗伤阴液。诸药合用，共成逐水行气、益气养阴之剂。本案以牵牛子荡涤胃肠实热，泻下攻积，用量多少根据患者体质强弱以及蓄水轻重程度而定，但是要注意，中病即止，适时减量。二诊腹水无明显消退，故以甘遂攻逐脘腹之水，临床应用先以醋炙后冉入药，以减少对胃肠道的刺激。临证观察有大量患者，用药之后排出大量水样便，随后小便通利增多，此时再用茯苓导水汤或鳖甲煎丸之类健脾行气、活血化瘀，尿量逐渐增加，腹水也随之逐渐消除。

薏苡附子败酱散

【出处】《金匮要略·疮痈肠痈浸淫病脉证并治第十八》："肠痈之为病，其身甲错，腹皮急，按之濡，如肿状，腹无积聚，身无热，脉数，此为肠内有痈脓，薏苡附子败酱散主之。"（三）

【组成】薏苡仁十分、附子二分、败酱草五分。

【功效】排脓消痈，振奋阳气。

【方义】重用薏苡仁排脓开壅利肠胃，轻用附子振奋阳气、辛热散结，佐以败酱草破瘀排脓。

【原治】肠痈。

【辨证要点】阳气不足，湿浊停聚，气血壅塞：症见腰酸痛，恶寒，全身倦怠，尿中脓细胞、白细胞、细菌长期不除；女性白带清稀，男性阴囊湿冷，前列腺中大量白细胞，卵磷脂小体减少。脉象沉，舌润。

1. 劳淋（慢性泌尿系感染）

病案 1　金某，女，54 岁，2007 年 3 月 12 日初诊。

病史：既往尿路感染病史 30 年，2 型糖尿病史 10 年，尿频、急、痛反复发作，最频时半年发作 4 次，反复使用各类抗生素及抑菌疗法均无效，痛苦异常。1 周前上述症状又发作，在黑龙江省中医研究院住院，查尿常规白细胞满视野；尿细菌培养肺炎克雷伯菌，诊断为再发性尿路感染，给予抗生素同时配合中药治疗，应患者要求请张琪教授查房会诊。

初诊　尿频、尿急、尿热缓解，小腹凉，劳累、着急、遇凉即作，足凉，腰酸畏寒，脉象沉缓，舌润口和。尿常规：白细胞 10～20 个/HP，潜血（1+）。

辨证分析：此为阳气虚夹膀胱热毒成脓所致，单纯清热解毒，不扶助阳气，正不胜邪所以不愈。故予薏苡附子败酱散化裁。

方药：薏苡仁 30g　附子 15g　败酱草 30g　白花蛇舌草 30g　黄芪 40g　太子参 20g　石莲子 20g　茴香 15g　桂枝 10g　甘草 15g。水煎，日 1 剂，分 2 次服。

二诊　2007 年 3 月 19 日。服上方 6 剂，无尿频、尿热，着凉后有轻度尿急、尿痛，腰酸畏寒减轻，小腹凉稍轻。尿常规示白细胞 10～15 个/HP，潜血（-）。继续上方化裁加乌药 15g。

方药：薏苡仁 30g　附子 15g　败酱草 30g　白花蛇舌草 30g　黄芪 40g　太子参 20g　石莲子 20g　茴香 15g　桂枝 10g　乌药 15g　甘草 15g。水煎，日 1 剂，分 2 次服。

三诊　2007 年 3 月 29 日。服上方 10 剂，尿路刺激症状皆除，小腹转暖，腰痛畏寒亦随之消除，尿白细胞转阴，从而痊愈。

病案2 刘某，女，40岁，2012年2月15日初诊。

病史：既往尿路感染病史4个月，经治尿常规转阴，但症状始终不消除，尿不净、尿痛。彩超示膀胱壁毛糙，膀胱残余尿10ml。

初诊 尿不净，尿痛，手心热，足凉，胃不适，小腹凉，大便不成形，月经有血块，白带清稀，小腹下坠，舌红而干。尿常规阴性。

辨证分析：此为下元虚寒，膀胱湿热留恋，夹有血瘀。应治以温暖下元，清利湿热。予以薏苡附子败酱散合瓜蒌瞿麦丸加温经活血化瘀之品。

方药：败酱草30g 附子15g 薏苡仁20g 天花粉20g 瞿麦30g 萹蓄20g 车前子30g 土茯苓30g 泽泻15g 茴香15g 桃仁15g 赤芍15g 熟地20g 山茱萸20g 萆薢20g 甘草15g。水煎，日1剂，分2次服。

二诊 2012年2月22日。服上方7剂，尿痛消失，尿不净大好，小腹凉、下坠已愈，白带正常，大便成形。继以前方治疗，去土茯苓、泽泻、萆薢。

方药：败酱草30g 附子15g 薏苡仁20g 天花粉20g 瞿麦30g 萹蓄20g 车前子30g 茴香15g 桃仁15g 赤芍15g 熟地20g 山芋20g 甘草15g。水煎，日1剂，分2次服。

三诊 2012年3月6日。服上方14剂，排尿无不适，白带正常，从而痊愈。继续调以温经活血药治疗月经。

按语 慢性泌尿系感染常见于复杂性尿路感染和再发性尿路感染，此类患者长期应用抗生素、八正散之类，初有效，继用则无效，缠绵不愈，所见比比皆是。上两则病案皆是如此，病案1患者初用抗生素有效，白细胞亦减少，继续反复长期使用各种抗生素，仍留有少量白细胞不消除，遇劳、遇凉或情志变化则作。病案2用抗生素后虽尿白细胞消除，但尿路刺激症状缠绵难愈，盖因阳气不足、下元虚寒、正气不能驱邪外出故也。薏苡附子败酱散为《金匮要略》治疗肠痈之方，其病机为阳气不足、湿浊停聚气血壅塞而成痈脓，不可用苦寒下药。张琪教授用此方化裁治疗慢性泌尿系感染尿中脓细胞、白细胞、细菌长期不除，辨证属于下元阳虚者，莫不奏效。如兼气虚可加黄芪30g，热邪甚者加木通、瞿麦、萹蓄等。总之应权衡正邪之轻重变通化裁，以适合病机，若女性白带清稀、畏寒、脉象尺沉弱，辨证属阳虚兼热邪者，用附子配清热解毒药皆效，则可药到病除。病案1患者用后尿路刺激症状大减，但小腹凉缓解不明显，故加乌药温暖下元。病案2患者月经有血块，夹有血瘀，故酌加桃仁、赤芍活血祛瘀。

2. 淋证（慢性细菌性前列腺炎）

病案 朱某，男，21岁，1991年4月初诊。

病史：该患者近半年来出现腰酸痛、继则会阴部痛胀，逐渐加重，疼痛连及尿道。查前列腺液大量白细胞，经某医院诊断为慢性细菌性前列腺炎，使用几种抗生素治疗数月均无效果，患者疼痛加重，影响学习和睡眠，故慕名求治于张琪教授。

初诊 症见会阴部连尿道痛胀，腰酸痛，睾丸湿冷，畏寒，舌质红苔滑润，尺脉沉弱。前列腺液大量白细胞，卵磷脂小体减少。

辨证分析：此为阳气虚夹有下焦湿热一证。治以温阳为主，辅以清利湿热。治以薏苡附子败酱散加清热利湿药。

方药：薏苡仁30g 附子15g 败酱草30g 白花蛇舌草30g 蒲公英30g 肉桂10g 甘草15g。水煎，日1剂，分2次服。

二诊 服上方7剂，会阴部连尿道痛胀大减，腰酸不痛，睾丸湿冷好转，无畏寒，前列腺液白细胞较前减少。继以前方化裁治疗。

方药：薏苡仁30g 附子15g 败酱草30g 白花蛇舌草30g 蒲公英30g 肉桂10g 甘草15g。水煎，日1剂，分2次服。

三诊 服上方14剂，诸症消失，前列腺液白细胞转阴，卵磷脂小体中量。

按语 前列腺炎分为慢性前列腺炎和急性前列腺炎，慢性前列腺炎病程超过3个月，又分为细菌性和非细菌性两种。本案为慢性细菌性前列腺炎，临证表现为反复发作的下尿路感染症状，不仅有尿道痛胀、可连及会阴部的湿热之象，伴有腰酸痛、睾丸湿冷、畏寒等虚寒之象。患者长期应用抗生素无效，因抗生素寒凉，会进一步加重虚寒。张琪教授用薏苡附子败酱散化裁治疗，祛邪同时更注重扶正，不仅症状消除，白细胞亦随之消失。张琪教授常用本方治疗男性前列腺炎伴见男性阴囊湿冷、腰痛，辨证属于下元阳虚夹有湿热者，莫不奏效。

3. 石淋（泌尿系结石）

病案 丁某，男，39岁，1992年7月4日初诊。

病史：患者6个月前因腰痛起病，做肾脏超声示右侧肾盏部位有结石2块，直径分别为2.6mm、3.2mm，右侧肾盂积水。经用消石素排出结石1块，但肾盂积水不除，尿检白细胞满视野，后在某医院住院使用抗生素治疗，尿白细胞仍不消失，肾盂积水无好转，医院拟做肾盂造影，患者畏惧未同意，遂来张琪教授门诊求治。

初诊 现症见腰酸痛，两腿酸软无力，尿黄，舌苔白腻，脉象数。尿常规示白细胞30～35个/HP，红细胞8～10个/HP。

辨证分析：病程日久，结石不下，积水不除，感染日久不愈，当属肾阳不足，正气虚衰，湿热蕴蓄，血络瘀阻。治以温肾阳助气化，清热解毒利湿，通络排石，正邪兼顾法。予薏苡附子败酱散加活血化石通淋药。

方药：附子10g 败酱草30g 薏苡仁30g 金钱草30g 蒲公英30g 金银花30g 连翘20g 桃仁15g 赤芍20g 丹参20g 泽泻20g 桂枝15g 茯苓15g 瞿麦20g 萹蓄20g 甘草15g。水煎，日1剂，分2次服。

二诊 1992年7月17日。服上方13剂后，小便排下血块1块，尿色转淡，食欲及精神俱佳，腰仍有酸痛，脉象滑，舌苔白，尿常规示白细胞（−）、红细胞3～5个/HP。继续上方化裁。

方药：附子10g 败酱草30g 薏苡仁30g 金钱草30g 蒲公英30g 金银花30g 连翘20g 桃仁15g 赤芍20g 丹参15g 泽泻20g 茯苓20g 桂枝15g 石韦20g 瞿麦20g 甘草15g。水煎，日1剂，分2次服。

三诊 1992年8月3日。服上方14剂，精神体力均好转，脉象滑，舌苔白，尿常规示白细胞（−），红细胞5～7个/HP，肾脏超声示肾积水减少、输尿管扩张度明显缩小。继续上方化裁。

方药：附子10g 败酱草30g 薏苡仁30g 金钱草30g 金银花30g 连翘20g 桃仁15g 赤芍20g 丹参20g 茯苓20g 桂枝15g 石韦20g 三棱15g 鸡内金15g 甘草15g 青皮15g。水煎，日1剂，分2次服。

四诊 1992年8月19日。服上方15剂，期间有1次尿红细胞满视野，腰痛，随即尿出结石1块，而后尿红细胞消失，腰部稍酸，考虑此为结石排出后之佳兆。继续治以温阳通络、清热利湿以除其积水。

方药：附子10g 败酱草30g 薏苡仁25g 白茅根30g 牡丹皮15g 三棱15g 莪术15g 鸡内金15g 金银花30g 连翘20g 桃仁15g 赤芍20g 丹参20g 桂枝15g 石韦20g 甘草15g。

水煎，日1剂，分2次服。

　　五诊　1992年9月5日。服上方15剂，症状消除，经肾脏超声复查，肾积水消失，从而痊愈。

　　按语　本案为肾结石伴肾盂积水，泌尿系统感染长期不愈。虽经中药化石清利湿热、西药抗生素抗感染之剂等治疗，皆无效。综合病情脉证分析，结石长期不下，当属于肾阳式微、气化功能不足，于是积石不下以致积水感染不除，选用附子、桂枝温阳助气化；用金钱草、鸡内金、莪术、桃仁、丹参以活血化石通络；更用薏苡仁、败酱草，合附子为薏苡附子败酱散以温阳清热解毒；金银花、连翘等助败酱草清热解毒之功，相辅相成，扶正除邪，故能收到较好的效果。

瓜蒌薤白半夏汤

　　【出处】《金匮要略·胸痹心痛短气病脉证并治》："胸痹不得卧，心痛彻背者，栝蒌薤白半夏汤主之。"（四）

　　【组成】瓜蒌实一枚、薤白三两、半夏半升、白酒一斗。

　　【功效】行气解郁，通阳散结，祛痰宽胸。

　　【方义】瓜蒌降肺气以利膈宽胸为主，薤白通阳气以化浊阴为辅，半夏辅瓜蒌降逆化饮，白酒助薤白升发阳气。

　　【原治】胸痹。

　　【辨证要点】痰盛瘀阻证：症见胸中满痛彻背，背痛彻胸，不能安卧者，短气，或痰多黏而白，舌质紫暗或有暗点，苔白或腻，脉迟。

1. 心悸（心律失常）

病案　崔某，女，54岁，2011年2月21日出诊。

主诉：心悸，心前区疼痛半年余。

病史：患者半年前开始出现心慌，行走时心前区疼痛，曾于北京阜外医院就诊。彩超示心脏扩大，左心房扩大，二尖瓣、三尖瓣关闭不全；心电图示偶发室性期前收缩，阵发性房性心动过速。既往原发性高血压病史5年，平素血压190/110mmHg。曾用多种中西药治疗无效，故来求诊。

初诊　心慌，行走时心前区疼痛，伴有下肢浮肿，舌苔白，脉滑。

辨证分析：此为气阴两虚，血瘀痰湿阻滞之心悸。治以活血益气，行气豁痰散结。予以瓜蒌薤白半夏汤加生脉散加活血剂。

方药：瓜蒌20g　薤白15g　半夏15g　丹参20g　当归20g　桃仁15g　赤芍15g　柴胡15g　川芎15g　枳壳15g　青皮15g　石菖蒲15g　太子参20g　五味子15g　麦冬15g　黄芪30g。水煎，日1剂，分2次服。

二诊　2011年3月28日。服上方28剂，心悸、心前区痛、下肢浮肿均好转，急走仍觉胸痛、气短。现心率正常，无期前收缩，血压有波动。治宜益气活血，豁痰散结止痛。续用前方黄芪增至50g。

方药：黄芪50g　太子参20g　麦冬20g　五味子15g 石斛20g　丹参20g　当归20g　桃仁15g　赤芍15g　柴胡15g　川芎15g　瓜蒌20g　薤白20g　半夏15g　枳壳15g　石菖蒲15g　郁金15g　茯苓15g　柏子仁20g　甘草15g。水煎，日1剂，分2次服。

　　按语　该患者心律失常，曾用多种中西药治疗无效来中医治疗。心慌、心痛，气短，下肢浮肿，舌质紫，苔白腻，脉沉小数。辨证为心之气阴两虚、血瘀痰湿阻滞之症，气血亏虚则心无所养，"不通则痛"，宜益气滋阴、豁痰活血通络法治疗，使心之气阴得补，痰湿祛，心之血脉通畅。服药28剂，心悸、心前区痛、下肢浮肿均明显好转，现心率慢，未出现期前收缩，行走急时仍胸痛、气短，血压有波动，药已对症，加大黄芪重用量，以益气为主，戒过劳，注意调摄饮食，不宜过饱，更不宜恼怒，以保病情稳定。

2. 胸痹（冠心病、心绞痛）

病案 王某，女，54岁，1995年5月15日初诊。

主诉：胸闷憋气，心前区疼痛1个月。

病史：患者既往冠心病史5年，经用西药治疗病情稳定。近来1个月因情志不遂，出现胸闷憋气，心前区疼痛发作频繁。心电图示 V_3 导联 S-T 段下移，Ⅱ、Ⅲ导联 T 波倒置，西医诊断为冠心病、心绞痛。曾用诸多西药如注射用环磷腺苷等均无明显效果，故来张琪教授门诊求治。

初诊 症见胸闷憋气，心前区疼痛、夜间加剧不能入睡，气短，全身衰弱，脉象沉短促，舌边缘紫，苔白腻。

辨证分析：此为心气虚、心阳不振、痰湿痹阻之胸痹。治以益气通阳，宽胸化痰。方予瓜蒌薤白汤加味。

方药：人参15g 黄芪30g 瓜蒌20g 薤白20g 桂枝15g 半夏15g 石菖蒲15g 郁金10g 茯苓15g 五味子15g 丹参20g 甘草15g。水煎，日1剂，分2次服。

二诊 1995年5月24日。服上方7剂，心前区疼痛程度大减，发作次数减少，3天未发作，夜间仍胸闷憋气，活动后偶尔有诱发现象，全身较前有力，脉象沉。效不更方，继用上方治之。

方药：人参15g 黄芪30g 瓜蒌20g 薤白20g 桂枝15g 半夏15g 石菖蒲15g 郁金10g 茯苓15g 五味子15g 丹参20g 甘草15g。水煎，日1剂，分2次服。

三诊 1995年6月5日。服上方10剂，心绞痛10余天未发作，全身有力，精神亦恢复正常，但胸中仍有不适感，脉象沉有力，舌苔转薄，经复查心电图 V_5 导联 S-T 段已恢复，Ⅱ、Ⅲ导联 T 波倒置已转低平。嘱继服前方以巩固。

按语 本案不稳定型冠心病、心绞痛发作频繁诸治不效，根据其舌苔白腻，脉象沉短弱，全身极度衰弱，虽属胸阳为痰湿痹阻，仍以气虚为主，故用张琪教授自拟方加味瓜蒌薤白汤治疗。本方在瓜蒌薤白半夏汤通阳散结、祛痰宽胸基础上加人参、黄芪以补气，加石菖蒲、茯苓化湿豁痰，痰阻气机郁滞加郁金行气解郁助散结，久病入络加丹参活血，通与补兼用之，故更收到良效。

3. 喘证（支气管哮喘）

病案 武某，女，53岁，2005年11月2日初诊。

主诉：气短、喘促反复发作14年，加重伴胸闷2周。

病史：患者14年开始无明显诱因出现气短、喘促，诊断为支气管哮喘，经治后病情缓解，此后每于劳累即作。近2周上述症状加重，伴胸闷，测血压140/90mmHg；心电图示多发室性期前收缩。为求中医诊治故来张琪教授门诊。

初诊 患者时有喘促，气短，颜面浮肿，乏力，头晕，腰痛，关节疼痛，咳嗽，痰白，胸闷，汗多，肢体麻木，舌质紫暗，苔白，脉沉。

辨证分析：此为肺气失宣、肾失摄纳、心脉痹阻之喘证。治以宣肺补肾纳气，活血通痹。方用瓜蒌薤白半夏汤加活血、补肾之品。

方药：瓜蒌20g 半夏15g 薤白20g 丹参15g 赤芍15g 生地黄15g 桃仁15g 柴胡15g 川芎15g 桔梗15g 当归20g 红花15g 枳壳15g 白芥子15g 石菖蒲15g 太子参20g 麦门冬15g 五味子15g 山茱萸20g 熟地黄20g 枸杞子20g 菟丝子15g 甘草15g。水煎，日1

剂，分 2 次服。

二诊 2005 年 11 月 16 日。服上方 14 剂，喘促及气短明显好转，其他症状如前，舌质淡紫，苔薄白，脉沉细。继续前方化裁。

方药：瓜蒌 20g 半夏 15g 薤白 20g 丹参 15g 赤芍 15g 生地黄 15g 桃仁 15g 柴胡 15g 川芎 15g 桔梗 15g 当归 20g 黄芩 15g 枳壳 20g 太子参 25g 麦门冬 15g 白芥子 15g 五味子 15g 山茱萸 20g 熟地黄 20g 枸杞子 20g 菟丝子 15g 甘草 15g。水煎，日 1 剂，分 2 次服。

三诊 2005 年 12 月 14 日。服上方 28 剂，喘促明显减轻，浮肿减轻，咳痰减少，晨起咳清痰，嗳气频频，右胁下胀痛，两目干涩，舌质紫，苔白厚，脉沉。

方药：瓜蒌 20g 半夏 15g 薤白 20g 杏仁 15g 桔梗 15g 麦门冬 15g 五味子 15g 白芥子 15g 石菖蒲 15g 丹参 15g 桃仁 15g 生地黄 15g 柴胡 15g 川芎 15g 太子参 20g 枳壳 15g 山芋 20g 熟地黄 20g 枸杞子 20g 菟丝子 15g 甘草 15g。水煎，日 1 剂，分 2 次服。

四诊 2006 年 1 月 11 日。服上方 28 剂，喘促减轻，嗳气好转，胃痛不适，便秘，咽干，舌质紫，苔白。继以四逆散合越鞠丸调治而愈。

按语 本证为支气管哮喘宿疾，频繁发作，喘促短气，面浮肿，咳嗽，腰痛，乏力，舌紫，苔白，脉沉。病在肺、肾。肺经痰气郁而不降，失于清肃下行。肾经阴虚不能纳气归元，"肺为气之主，肾为气之根"为本病病理机制所在。其中又夹有期前收缩为心经气血瘀滞，又与肺肾相关。故治疗用瓜蒌、半夏、白芥子、麦门冬、枳壳化痰清肺降气，复用熟地黄、枸杞子、山茱萸、菟丝子、五味子补肾阴以纳气，俾肺肾之气相互接应则喘息可平矣。其中又有期前收缩（心电图）（脉未见结代），故用归、芎、桃、红、丹参、薤白等以活血化瘀，服药后诸症明显好转，经三诊喘促、气短明显缓解，后出现肝经郁热之象，予以四逆散加越鞠丸加减而愈。

4. 胸痹（病毒性心肌炎）

病案 李某，女，34 岁，1991 年 3 月 21 日初诊。

主诉：胸闷气憋、心前区疼 2 个月余。

病史：患者 2 个月前出现胸闷气憋、心前区痛，心率 52 次/min；心电图示心律失常，窦性心动过缓，ST 段及 T 波改变；经市某医院系统检查诊断为病毒性心肌炎，用抗生素、能量合剂等治疗 2 个月余，病情反而日渐加重。

初诊 症见胸闷、胸痛、咳嗽、少痰、气短、心悸，周身乏力，伴有头晕、腹胀、纳呆，大便不爽，舌质暗红，舌苔白稍腻，脉沉缓。

辨证分析：证属胸阳不振，痰浊瘀血阻滞脉络。治以温振心阳，化痰消瘀。宜瓜蒌薤白半夏汤合血府逐瘀汤。

方药：丹参 20g 瓜蒌 15g 半夏 15g 薤白 15g 桃仁 15g 桂枝 15g 红花 15g 赤芍 15g 柴胡 15g 川芎 15g 川朴 15g 枳壳 15g 陈皮 15g 党参 15g 甘草 15g。水煎，日 1 剂，分 2 次服。

二诊 1991 年 3 月 28 日。服上方 7 剂，胸闷、气憋、心悸、胸痛诸症明显减轻，咳嗽、眩晕等亦有所好转，但仍纳呆、腹胀明显，舌苔白腻，脉沉缓。前方加紫苏、莱菔子各 15g，木香 7g。

方药：丹参 20g 瓜蒌 15g 半夏 15g 薤白 15g 桃仁 15g 桂枝 15g 红花 15g 赤芍 15g 柴胡 15g 川芎 15g 川朴 15g 枳壳 15g 陈皮 15g 党参 15g 紫苏 15g 莱菔子 15g 木香 7g 甘草 15g。水煎，日 1 剂，分 2 次服。

三诊 1991 年 4 月 21 日。服上方 21 剂，患者除微感乏力外，余无明显症状。脉稍沉，舌质转润，舌苔变薄白。心率：62 次/min，心电图复查心律齐，ST 段、T 波基本正常。遂投香砂六君子汤以善其后。

按语 本案为病毒性心肌炎所致胸闷、心悸，病毒性心肌炎迁延期或慢性期，临床表现为胸闷气憋、心悸、气短、胸中时有刺痛、纳差、手足欠温、舌质暗红、苔薄白或白腻、脉沉迟或结代，辨证属心阳不振、痰瘀互阻者，张琪教授常用瓜蒌薤白半夏汤合血府逐瘀汤加减。基本方药有当归、丹参各20g，瓜蒌、薤白、半夏、桂枝、桃仁、赤芍、枳壳、红参各15g，制附子、甘草各10g。本方有温振心阳、化痰消瘀之功，若气虚加红参、黄芪，心下有寒饮加茯苓、白术。本案初用瓜蒌薤白半夏汤合血府逐瘀汤心悸、胸痛明显缓解，但气滞症状明显，故加行气除胀之品，三诊后实邪已去大半，体虚乏力，故以香砂六君子汤健脾化痰行气。

大黄附子汤

【出处】《金匮要略·腹满寒疝宿食病脉证并治第十》："胁下偏痛，发热，其脉紧弦，此寒也，以温药下之，宜大黄附子汤。"（十五）

【组成】大黄三两、附子三枚（炮）、细辛二两。

【功效】温里散寒，通便止痛。

【方义】方用附子之辛热以温里散寒，止腹胁疼痛为君。寒实内结，固然需要温里药以去其寒，同时需用泻下药才能去其结，故又用大黄泻下通便，以荡涤里实积滞为臣。细辛辛温宣通，散寒止痛，助附子温里散寒止痛为佐药。方中大黄性虽苦寒，但得大量附子之辛热，则苦寒之性被制，而泻下之功犹存。三药合用，共奏温下之功。

【原治】寒实内结。

【辨证要点】寒积里实证：腹痛便秘，胁下偏痛，发热，手足厥冷，舌苔白腻，脉弦紧。

1. 淋证（前列腺炎）

病案 周某，男，28岁，1991年9月初诊。

主诉：小便频数半年，加重1个月。

病史：患者半年前出现尿频数，尿灼热，伴腰酸痛，前列腺液检查示白细胞（1+），诊断为前列腺炎，诸治乏效，近1个月上述症状加重，夜间排尿10余次，影响睡眠和工作，故求治于张琪教授。

初诊 尿频数，夜尿10余次，不能入睡，尿灼热，尿黄赤，腰酸痛，少腹寒时痛，畏冷，舌质淡红苔白，脉紧。

辨证分析：此为肾经寒湿、膀胱热郁、寒热交错之淋证。治以温肾阳祛寒湿，清利膀胱湿热。予以大黄附子汤加减。

方药：大黄7g 附子10g 细辛5g 益智仁15g 橘核20g 小茴香15g 蒲公英15g 白花蛇舌草15g 瞿麦15g 甘草10g。水煎，日1剂，分2次服。

二诊 服上方3剂，尿频大减，夜尿3～4次，能入眠，尿灼热减轻，少腹转暖，畏寒轻。继以上方加减。

方药：大黄7g 附子10g 益智仁15g 橘核20g 小茴香15g 瞿麦15g 甘草10g。水煎，日1剂，分2次服。

三诊 服上方6剂，腰痛少腹冷等亦明显减轻，小便夜间减为2次。继续调治而愈。

按语 本案前列腺炎症见小便频数，尿灼热，尿黄赤，腰酸痛，少腹寒时痛，畏冷，属寒热交错之证。膀胱与肾相表里，膀胱热郁，故见尿频数、尿灼热、尿赤，肾经寒湿，故见少腹冷痛、腰酸痛、畏寒，方用大黄附子汤一方面温肾阳祛寒湿，一方面清泻膀胱湿热，收效颇佳。张琪教授常用此方化裁治疗小便频数，屡屡取效。方药如下：大黄7g、附子10g、益智仁15g、橘核20g、小茴香15g、瞿麦15g、甘草10g。妙在大黄与附子合用，温与清并举。此方除治小便频数外，亦治前列腺炎，妇女带下症见小便黄灼热、尿急痛等，凡符合上述寒热交错病机者皆有效。

2. 寒积腹痛

病案 杨某，男，42岁，1989年9月初诊。

病史：腹痛、便秘病史1年余，近1个月加重，服泻下药后大便暂时可下、量不多，腹痛不减，旋即仍便秘。

初诊 脐腹痛拒按，每逢阴雨气候或遇寒则腹痛加剧，大便数日不行，手足厥冷，脉象沉紧，口干，舌苔厚腻。

辨证分析：此非实热，乃寒积之证。应治以温里散寒，通便止痛。予大黄附子汤化裁。

方药：附子15g 大黄10g 干姜15g 芒硝5g 川朴15g 枳实15g 广木香7g。水煎，日1剂，分2次服。

二诊 服上方3剂，脐腹阵痛，大便下行如猪油样便，痛大减，遇冷仍有腹痛，舌苔较前变薄。继以前方大黄减量治疗。

方药：附子15g 大黄5g 干姜15g 芒硝5g 川朴15g 枳实15g 广木香7g。水煎，日1剂，分2次服。

三诊 继进3剂，大便正常，腹痛止，手足转温从而痊愈。

按语 本案腹痛、遇冷则剧，伴手足厥冷，为寒积内停之证。张琪教授临证时凡辨证属寒积腹痛者常给予大黄附子汤治疗，此类患者多表现为便秘腹痛、舌干口燥、腹部寒凉拒按、脉见沉紧，非附子不足以除寒，非大黄不足以下其积，方中附子与大黄合用，大黄苦寒荡涤实热，与附子合用则借其荡涤之力下其寒积，斯乃中药配伍之妙。必须说明寒积腹痛，非大黄、芒硝适应证。但与附子、干姜合用，辛热驱寒则调剂其苦寒性味，而发挥其荡涤通下之力，此寒热并用之妙。仲景有附子泻心汤与本方治法相同，皆寒热合用可资借鉴。

乌 头 汤

【出处】《金匮要略·中风历节病脉证并治第五》："病历节不可屈伸，疼痛，乌头汤主之。"（十）

【组成】麻黄、芍药、黄芪各三两，甘草三两（炙），川乌五枚（㕮咀，以蜜二升，煎取一升，即出乌头）。

【功效】温经散寒，祛湿止痛。

【方义】方中乌头温经散寒、除湿止痛，麻黄宣散透表，以祛寒湿；芍药宣痹行血，并配甘草以缓急止痛；黄芪益气固卫，助麻黄、乌头温经止痛，亦治麻黄过散之性；白蜜甘缓，以解乌头之毒。诸药相伍，使寒湿去而阳气宣通，关节疼痛解除而屈伸自如。

【原治】寒湿历节病。

【辨证要点】寒邪偏盛之痛痹：关节疼痛不可屈伸，遇冷加剧，痛有定处，畏寒喜热，局部皮色不红，触之不热，舌苔白，脉弦紧。

1. 痛痹（类风湿关节炎）

病案　王某，女，55 岁，2006 年 10 月初诊。

病史：患者既往类风湿关节炎病史 10 年余，发作时四肢关节疼痛，活动受限，天气变凉或阴雨天加重，尤其入冬时昼夜疼痛，得热痛缓，长期服用雷公藤等祛风湿药只能得到暂时缓解，不能根治，且出现肝肾功能改变。近日天凉，上述症状又作，夜间痛剧，不能入睡，十分痛苦，慕名求治于张琪教授，患者坐轮椅就诊。

初诊　四肢关节疼痛，以下肢为重，拒按，不能下地行走，夜间疼痛加重，不能入眠，得热痛减，膝关节皮肤冷，舌苔白，脉弦紧。

辨证分析：此为寒邪阻络之痛痹。治以驱寒止痛，佐以祛风胜湿。予乌头汤加散寒祛风除湿药。

方药：炙川乌 20g　麻黄 15g　白芍 20g　黄芪 20g　附子 10g　甘草 20g　干姜 10g　羌活 15g　独活 15g　威灵仙 15g　苍术 15g　茯苓 20g　防己 20g。水煎，日 1 剂，分 2 次服。

二诊　服上方 1 剂痛即大减，继以上方调治，前后连用 20 剂，疼痛愈，手足温暖，可以下地行走，患者欣喜异常。

随访：冬季未发作。

按语　本案根据脉证合参，辨证属祖国医学之"痹症（痛痹）"。痹症最早见于《黄帝内经》，《素问·痹论》谓："风寒湿三气杂至合而为痹。"言三气大都合并而来，但其中有偏重于风，偏重于寒，或偏重于湿的区别。如偏重于寒邪为病者为"痛痹"，其特点是肢体关节痛有定处，疼痛较剧，得热痛减，遇寒痛剧，局部寒冷，关节不能屈伸，舌苔白，脉弦紧等。因寒为阴邪，其性凝滞，阻碍气血流通，不通则痛，故痛有定处；寒性收引，故关节不可屈伸。治法宜驱寒止痛，佐以祛风胜湿。张琪教授在临床上喜用《金匮要略》乌头汤治疗此类痹症，效果较佳。炙川乌常用 15～20g，寒重者可加附子。

2. 尪痹（类风湿关节炎）

病案　梁某，女，28 岁，于 1997 年 12 月 3 日初诊。

病史：该患者于 12 年前去外地读书，住宿条件差，感受寒湿而起病。手足关节肿痛变形 5 年余，伴有颈肩及双下肢关节疼痛，每值阴雨天则周身关节疼痛难忍。晨起周身关节僵硬，活动不利，周身肌肉酸痛，腰酸痛，倦怠乏力，类风湿因子阳性，西医诊断为类风湿关节炎。经中西医多方治疗，均无明显效果，曾服激素，效亦不显。

初诊　现症手足关节肿痛变形，遇冷痛剧，得热则减，周身关节遇阴雨天则疼痛难忍，手足凉，畏寒严重，月经量少，经色暗，伴有大量紫黑色血块，舌质淡紫苔白稍厚，脉沉而无力。

辨证分析：寒湿之邪闭阻经络，经络气血长期不得通畅则产生瘀血，发为尪痹。故治以祛寒除湿通络兼以活血化瘀之法。宜乌头汤加减。

方药：炙川乌 15g　全虫 10g　乌蛇 15g　穿山甲 15g　土鳖虫 10g　蜈蚣 2 条　地龙 15g　鸡血藤 30g　青风藤 30g　秦艽 15g　独活 15g　桂枝 15g　白芍 20g　当归 20g　黄芪 30g　甘草 15g。水煎，日 1 剂，分 2 次服。

二诊　1997 年 12 月 17 日。服上方 14 剂，关节疼痛明显减轻，体力增加，畏寒状态明显好转。以前方加威灵仙 15g、狗脊 20g，加强温阳散寒祛风通络之力。

方药：炙川乌 15g　全虫 10g　乌蛇 15g　穿山甲 15g　土鳖虫 10g　蜈蚣 2 条　地龙 15g　鸡血藤 30g　青风藤 30g　秦艽 15g　独活 15g　威灵仙 15g　狗脊 20g　桂枝 15g　白芍 20g　当归 20g

黄芪30g　甘草15g。水煎，日1剂，分2次服。

三诊至八诊　患者前后又6次复诊，共服上方90余剂，周身关节疼痛偶作，发作时痛轻，畏寒已愈，月经基本恢复正常。继以原方加减调治。

九诊　1998年3月24日。周身关节痛基本消失，唯晨起仍觉手足胀，月经量正常、经色暗红、血块消失，舌质淡红苔薄白，脉沉而稍数。遂减前方中虫类搜剔之品，加养血补肾之品。

方药：熟地15g　山芋20g　巴戟天20g　肉苁蓉20g　杜仲20g　川断15g　寄生30g　地龙15g　鸡血藤30g　青风藤30g　秦艽15g　独活15g　威灵仙15g　狗脊20g　桂枝15g　白芍20g　当归20g　黄芪30g　甘草15g。水煎，日1剂，分2次服。

十诊　1998年4月8日。服上方14剂，除手足关节变形外，患者觉一切如常，遂停药。

随访：追踪1年，再无复发。

按语　尪痹多由风寒湿痹反复迁延、反复发作而致，除关节疼痛、活动不利外，伴有关节变形僵直。本案尪痹由感受寒湿之邪所致，遇冷加剧，畏寒，寒重于湿。方予乌头汤治疗，川乌、草乌、附子、细辛用于治疗沉疴痼冷之寒痹均有较好的止痛效果。川乌、草乌散寒止痛作用尤胜于附子，但回阳救逆之力不及附子，这四味药均为毒性药物，治疗沉疴痼疾时，必须应用峻烈有毒药物，方有起效之可能。临床见症，寒湿偏盛，每遇寒则周身关节疼痛难忍，且病史多年，多方求治无效者必用乌头、附子，一般用量10～20g，因其药有毒，要注意叮嘱患者先煎30～60分钟；细辛辛温香窜，善能发散风寒之邪，故寒邪入里而在阴经，欲使其外达者，则必用细辛。古有"细辛不过钱"之说，据临床长期观察验证及现代药理研究，细辛单用研末吞服，不可多于5g，多于5g可令人气闭塞致死。入汤剂则不必拘泥于1钱，张琪教授多年前曾用细辛15g入汤剂治疗一类风湿关节炎患者，不仅起效迅速，而且止痛效果明显，并无任何不良反应及毒性反应。细辛为治疗类风湿疼痛之良药。

3. 寒痹

病案　崔某，女，28岁，1985年7月初诊。

病史：患者两腿冒冷风病史2年，即使炎夏酷暑季节，下肢亦不觉温，遍用祛风寒之药不效。

初诊　两腿冒冷风，现正夏季，下肢畏寒，手足冷，乏力，舌苔白。

辨证分析：此为寒湿之邪痹阻关节、气血运行阻滞而致。治当温经散寒，除湿宣痹。治以乌头汤和肾着汤化裁配祛风药治疗。

方药：炙川乌25g　附子30g　麻黄10g　白芍20g　桂枝20g　干姜10g　白术20g　茯苓20g　羌活15g　独活15g　威灵仙15g　甘草20g。水煎，日1剂，分2次服。

二诊　服上方7剂，两腿冒冷风减轻，下肢畏寒稍减，手足渐温，乏力，舌苔白。继以上方伍以当归、黄芪益气养血，附子减量，减祛风药。

方药：炙川乌25g　麻黄10g　黄芪20g　当归20g　白芍20g　桂枝20g　干姜10g　白术20g　茯苓20g　附子10g　甘草20g。水煎，日1剂，分2次服。

三诊　服上方7剂，两腿冒风大减，下肢冷亦大减，乏力好转。继续治疗而愈。

按语　张琪教授治疗痹症寒湿偏盛者，喜用乌头汤和肾着汤化裁。临床表现为腰腿肢节冷痛，脉沉迟或弦紧，舌润口和，畏寒，少腹及腰冷，妇女白带清稀、月经衍期；男子则出现少腹凉、阴囊潮湿等寒湿下注者，即可用之。肾着汤出自《金匮要略·五脏风寒积聚病脉证并治》，由甘草、白术、干姜、茯苓组成，用于肾虚寒湿内著所致之身重、腰以下冷痛。在此与乌头汤合用，取其温肾祛散寒湿之功。寒湿痹阻则血脉凝涩，麻黄、川乌合用善驱筋骨间之寒湿，桂枝辛开温通血脉，寒湿除，血脉通则痹证愈。茯苓、白术、干姜治寒湿弥漫三焦，身重腰冷，与麻、乌合用，共治表里之寒湿。凡风寒偏重之痹证，灸川乌为必用之药。麻黄开毛孔，逐在表之寒邪，为治寒痹之要药。但也有个别患者服麻黄后，心跳加快，呼吸短促，血压升高。因此麻黄一般用量不宜大，常用量为 5~10g 即可。本案为寒邪偏盛之寒痹，遍用祛风寒之药不效。初用附子片 30g 配祛风之药有好转，但不能根治，乃因气血不足，血行阻滞，虽用大量温阳药寒湿难以速去。后改伍以当归、黄芪益气养血，血行通畅，虽减附子用量，但祛风散寒力量大增，此为扶正以祛邪之意。

桂枝加龙骨牡蛎汤

【出处】《金匮要略·血痹虚劳病脉证并治第六》："夫失精家，少腹弦急，阴头寒，目眩，发落，脉极虚芤迟，为清谷亡血，失精。脉得诸芤动微紧，男子失精，女子梦交。桂枝加龙骨牡蛎汤主之。"（八）

【组成】桂枝、芍药、生姜各三两，甘草二两，大枣十二枚，龙骨、牡蛎各三两。

【功效】调阴阳，和营卫，兼固涩精液。

【方义】方用桂枝汤调和阴阳，加龙骨、牡蛎潜镇固涩，如此则阳能固，阴亦能守，则精不致外泄。

【原治】虚劳失精。

【辨证要点】阴阳两虚证：妇女见崩漏下血，男子见失精，兼见头昏目眩潮热，口干唇燥，自汗盗汗，心悸烦惊，多梦，舌质淡嫩，苔薄白微干，脉阳浮阴弱，或弦大芤动微紧。

1. 崩漏

病案1　刘某，女，47岁，1983年5月15日初诊。

主诉：月经淋漓不断半年。

病史：患者既往月经正常，半年前因生气诱发月经先后不定期，量多行经淋漓已半年，4月10日来潮量多不止，已出现贫血，血常规示血红蛋白 7.5g/L，为求治疗来张琪教授门诊就诊。

初诊　月经量多不止，色鲜红，无血块，伴有心慌气短，手足热，口干唇燥，身倦无力，自汗，腰腿酸软，食纳差，舌淡苔白干，脉弦大按之软。

辨证分析：此为阴阳两虚，营卫不和，冲任不固一证。宜调和阴阳，收敛固脱。予以桂枝加龙骨牡蛎汤。

方药：桂枝 10g　白芍 20g　甘草 15g　生姜 10g　红枣 5 枚　煅龙骨 25g　煅牡蛎 25g　海螵蛸 20g　茜草 15g　山茱萸 20g　熟地 20g　黄芩 15g　棕榈炭 15g。水煎，日 1 剂，分 2 次服。

二诊　1983年5月22日。服上方 6 剂，月经已止，脉人见缩，略有缓象，仍全身无力，自汗，心慌气短。继用上方加黄芪 20g。

方药：黄芪 20g　桂枝 10g　白芍 20g　甘草 15g　生姜 10g　红枣 5 枚　煅龙骨 25g　煅牡蛎 25g　海螵蛸 20g　茜草 15g　山茱萸 20g　熟地 20g　黄芩 15g　棕榈炭 15g。水煎，日 1 剂，分 2 次服。

三诊　1983年5月29日。服上方 6 剂，诸症皆除，脉缓而愈。

病案2　邵某，女，29岁，1983年3月11日初诊。

病史：经期延长 10 年，最多时月经持续 15~70 天，周期不规律，先后不定期，末次月经为 2 月 10 日，迄今未净，特求治于张琪教授。

初诊　月经淋漓不断，色红，有血块，伴头晕，多梦，烦急，胸闷，手足心热，口干，舌质暗，尖红，脉弦滑。

辨证分析：此为阴虚血热、冲任不固一证。治宜清热和营，安冲调经。予以桂枝加龙骨牡蛎汤加凉血止血药。

方药：桂枝 15g　青蒿 20g　白芍 20g　生姜 10g　红枣 3 枚　甘草 10g　丹皮 15g　黄芩 15g 煅牡蛎 40g　煅龙骨 30g　海螵蛸 20g　茜草 15g。水煎，日 1 剂，分 2 次服。

二诊　1983 年 3 月 16 日。服上方 3 剂，月经即止，头晕、多梦、心烦亦减轻，手足心热大减。继以前方调治。

方药：桂枝 15g　青蒿 20g　白芍 20g　生姜 10g　红枣 3 枚　甘草 10g　丹皮 15g　黄芩 15g 煅牡蛎 40g　煅龙骨 30g　海螵蛸 20g　茜草 15g。水煎，日 1 剂，分 2 次服。

三诊　1983 年 4 月 16 日。服上方 16 剂，于 4 月 10 日经复来潮，行经 6 天，周期血量均恢复正常。

按语　《素问·生气通天论》云"阴阳之要，阳密乃固"，阳失阴的涵养，浮而不敛；阴失阳的固摄，走而不守。因而在男子有失精亡血，在女子有半产漏下证的发生，实际是心肾不交、气血失依的局面。徐洄溪云："脱血脉大者气亦外脱也。"根据此机制，张琪教授用桂枝龙牡汤与张锡纯之回冲汤加减化裁，治疗崩漏下血不止、脉虚大或弦芤者屡用屡效。回冲汤原方为黄芪、白术、龙骨、牡蛎、山茱萸、生姜、海螵蛸、茜草、棕榈炭、五倍子，治疗血下脱气亦随之下脱，方中芪术益气，龙牡、山茱萸、海螵蛸、茜草收敛固脱，棕榈炭、五倍子敛涩止血，相须相使，故能奏效迅捷。此方龙牡常用至 8 钱，皆煅用，张氏善用龙牡，实渊源于仲景之用龙牡。

本案属于营卫不和，冲任不固，阴虚血热，故用桂枝加龙牡汤合固冲汤。重用白芍以敛阴和营，复加青蒿、丹皮、黄芩以清热凉血，敛与清合用故能收效迅捷。在《金匮要略》方剂中有 63 处应用芍药，芍药味苦微酸寒，入肝、脾、肺经，其功能为养血敛阴、柔肝止痛，用于血虚肝旺、头晕目眩、胁肋疼痛、四肢拘急、腓肠肌痉挛、肝脾不和、腹中挛急作痛、泻利腹痛、营卫不固、自汗及月经不调、崩漏等症。在妇科中应用尤多，本方之用芍药，其义与桂枝汤同。

根据张琪教授经验体会，凡因阴虚而阳不固密所致的崩漏、遗精、自汗诸证，投用本方均可收捷效。根据辨证可以灵活加减，如兼脉数发热为阴虚甚，可加生地黄、龟板、阿胶；更甚者加白薇；如兼脉迟而手足冷者宜加附子之类；如下血过多可加刺猬皮炭、鸡冠花炭、莲房炭之类。龙骨具有翕收之力，故能收敛元气、镇安精神、固涩滑脱。

2. 阳痿

病案　王某，男，30 岁，2012 年 7 月 11 日初诊。

病史：既往阳痿病史 6 年，多方求治罔效，服用补肾药物则腹泻，慕名求治于张琪教授。

初诊　现症见阳痿，勃起困难，伴遗精，自汗，多梦，头昏，心烦心悸，口干，舌淡苔白，脉浮大中空。

辨证分析：此为肾阴阳俱虚一证。治以调和阴阳，强阴益精。予桂枝加龙骨牡蛎汤化裁。

方药：桂枝 15g　白芍 15g　甘草 15g　生姜 15g　大枣 5 枚　龙骨 20g　牡蛎 20g　白术 20g 茯苓 20g　仙茅 15g　巴戟天 15g　仙灵脾 15g　菟丝子 20g　肉苁蓉 15g　阳起石 20g　枸杞 20g 山萸肉 20g　山药 20g　女贞子 20　五味子 15g　蚕蛾 10g。水煎，日 1 剂，分 2 次服。

二诊　2012 年 7 月 11 日。服上方 7 剂后，患者自觉症状改善明显，能勃起、但时间短，遗精减少，自汗少，多梦减少，头昏轻，心烦大减，心悸未作，脉较前有力。继续前方化裁，蚕蛾加量。

方药：桂枝 15g　白芍 15g　甘草 15g　生姜 15g　大枣 5 枚　龙骨 20g　牡蛎 20g　白术 20g　茯苓 20g　仙茅 15g　巴戟天 15g　仙灵脾 15g　菟丝子 20g　肉苁蓉 15g　阳起石 20g　枸杞 20g　山萸肉 20g　山药 20g　女贞子 20　五味子 15g　蚕蛾 20g。水煎，日 1 剂，分 2 次服。

三诊　2012 年 10 月 12 日。连续以上方化裁服用 80 余剂，已能正常勃起，未再出现遗精，余症皆愈。继以温肾固精药物调治以善后。

按语　《金匮要略·血痹虚劳病脉证并治篇》云："脉弦而大，弦则为减，大则为芤，减则为寒，芤则为虚，虚寒相搏，此名为革，妇人则半产漏下，男子则亡血失精。"又云："夫失精家，少腹弦急，阴头寒，目眩，发落，脉极虚芤迟，为清谷，亡血，失精。脉得诸芤动微紧，男子失精，女子梦交，桂枝龙骨牡蛎汤主之。"以上两条皆阴阳两虚的证候及治法。值得注意的是脉象，前条是弦大而芤的革脉，后条是芤动微紧，即或则芤动，或则微紧。本案患者脉浮大中空，即芤象，为极虚之征。此脉的病机为阴阳失调。阳失去阴的涵养，则火浮不敛，阴得不到阳的固摄则精血不能内守，桂枝加龙骨牡蛎汤基于"阴阳之要，阳密乃固"而立方，方用桂枝汤调和阴阳，加龙牡以收敛固涩。张琪教授在此方基础上加肉苁蓉、巴戟天、仙茅、仙灵脾等温肾固精之品，五味子里收敛固精，尤其加入蚕蛾、阳起石壮阳之品。《本草纲目》记载："雄原蚕蛾益精气，强阴道，交接不倦，亦止精。壮阳事，止泄精、尿血、暖水脏……"蚕蛾性淫，出茧即媾，至于枯槁而已，故强阴益精用之；阳起石入肾经，主治肾阳虚衰、阳痿、遗精。

3. 遗精

病案　孙某，男，24 岁，1984 年 9 月 2 日初诊。

病史：该患者从 14 岁始遗精，且逐年加重，愈发愈频。现每夜遗精 3~4 次，曾用六味地黄丸等滋肾之品治疗效不佳，遂来张琪教授门诊就治。

初诊　每夜遗精 3~4 次，伴小腹隐痛，腰背酸痛，头昏乏力，尿色黄，舌质红，脉弦。

辨证分析：此为阴损及阳、肾虚不固一证。治宜调补阴阳，固肾涩精。方予桂枝加龙骨牡蛎汤。

方药：煅龙骨 20g　煅牡蛎 20g　桂枝 15g　白芍 20g　甘草 10g　生姜 10g　大枣 5 枚　金樱子 20g　石莲子 15g　芡实 15g　山药 20g。水煎，日 1 剂，分 2 次服。

二诊　1984 年 11 月 4 日。服上方 20 剂，腰痛减轻，遗精次数减少、每夜 1~2 次，舌红，脉弦。继以前方加黄柏 15g、知母 15g、土茯苓 25g。

方药：煅龙骨 20g　煅牡蛎 20g　桂枝 15g　白芍 20g　甘草 10g　生姜 10g　大枣 5 枚　金樱子 20g　石莲子 15g　芡实 15g　山药 20g　黄柏 15g　知母 15g　土茯苓 25g。水煎，日 1 剂，分 2 次服。

三诊　1984 年 11 月 18 日。服上方 10 剂，自觉身体较前有力，小腹痛减轻，背酸及头昏消失。1 周内遗精 1~2 次，舌尖红，脉弦，前方加蒺藜 15g。

方药：煅龙骨 20g　煅牡蛎 20g　桂枝 15g　白芍 20g　甘草 10g　生姜 10g　大枣 5 枚　金樱子 20g　石莲子 15g　芡实 15g　山药 20g　黄柏 15g　知母 15g　土茯苓 25g　蒺藜 15g。水煎，日 1 剂，分 2 次服。

四诊　1985 年 1 月 2 日。连续服上方 40 余剂，近 1 个月来遗精 1 次，偶有小腹疼痛，余症消失，舌质淡红，脉微弦。已见大效，于前方加熟地、黄芪等益气养阴之药，以巩固疗效。

按语　遗精患者，初起多因阴虚火旺、心肾不交而致，用滋阴降火之剂可收效；但遗精日久，阴精过耗，致阴阳两虚，此时单用补阴之品则难以奏效，当以调补阴阳，佐以收涩之品，方可达补虚涩精之功。本案即属此类，故以桂枝龙骨牡蛎汤加收涩之品，取得满意疗效。桂枝汤不仅可解肌发汗、调和营卫，用于治外感，亦可通调气血以和阴阳而治内伤，加龙骨、牡蛎、芡实、金樱子之类收敛涩精之品，本案用于治阴阳虚损的顽固性遗精获得满意疗效。患者遗精日久，肾经亏虚，故以补肾益气药善后。

4. 汗证

病案 刘某，男，15岁，2013年1月13日初诊。

病史：患者诉因幼时发热，使用抗生素后易出汗，反复感冒、盗汗。

初诊 眠差多梦、健忘、手足心热，抚之则凉，纳差喜呕、喜食凉，任性易发怒，头发焦黄，易咽痛、咽红、舌体大，舌红苔薄少，脉软。

辨证分析：属阴阳失和一证。应治以调和阴阳。宜桂枝加龙骨牡蛎汤加减主治。

处方：桂枝15g　白芍15g　龙骨20g　牡蛎20g　甘草15g　生地15g　麦冬15g　石斛15g　玄参15g　桔梗15g　金银花20g　连翘20g　黄芪30g　山茱萸15g　枸杞子15g。水煎，日1剂，分2次服。

二诊 2013年1月28日。服上方14剂，自述诸症俱减，仍有自汗（盗汗亦减），舌体大苔白脉细小稍数。上方山茱萸、枸杞加量以助肾阴。

方药：桂枝15g　白芍15g　龙骨20g　牡蛎20g　甘草15g　生姜15g　大枣5枚　生地15g　麦冬15g　石斛20g　玄参15g　桔梗15g　金银花20g　连翘20g　黄芪30g　山茱萸20g　枸杞子20g。水煎，日1剂，分2次服。

三诊 2013年3月18日。服上方14剂，患者未至，家属代诉服上药已无盗汗，停药还易出，平素性格内向、喜生闷气、眠差。上患已失，以柴胡加龙骨牡蛎汤加减。

方药：柴胡20g　黄芩15g　半夏15g　龙骨20g　牡蛎20g　桂枝15g　茯神20g　生地15g　百合20g　麦冬15g　石斛20g　白芍20g　代赭石30g　酸枣仁20g　远志20g　五味子15g　石菖蒲15g　炙甘草15g。水煎，日1剂，分2次服。

按语 桂枝加龙骨牡蛎汤在《金匮要略》中治疗虚劳，病机为阴液耗失、劳伤心阳、阴阳失和。此患者所诉症状较多，但可归纳为阴阳不和、上热、中虚。咽痛、咽红为上热，纳差、喜呕为中虚，其余的自汗、盗汗、健忘失眠、烦躁、手足心热俱为阴阳失和的体现。桂枝汤治疗内伤可补虚以和阴阳，更以龙骨、牡蛎收敛浮阳。张琪教授遣方加以生地、麦冬、石斛、玄参养肺胃之阴，桔梗、金银花、连翘解上热，黄芪扶中固表，山茱萸、枸杞子助滋肾液。

麻黄加术汤

【出处】《金匮要略·痉湿暍病脉证治第二》："湿家身烦疼，可与麻黄加术汤，发其汗为宜，慎不可以火攻之。"（二十）

【组成】麻黄三两（去节）、桂枝二两（去皮）、甘草一两（炙）、杏仁七十个（去皮尖）、白术四两。

【功效】发汗解表，散寒除湿。

【方义】本方由麻黄汤加白术组成。麻黄汤是发汗峻剂，善能攻在表之风寒，方中重加白术，既能缓解麻黄汤之峻烈出汗，又有除肌表之湿的作用，使风湿之邪得微汗而解。术得麻黄汤，能并行表里之湿，不仅适合寒湿的病情，而且亦是湿病解表微微汗出的具体方法。

【原治】寒湿在表。

【辨证要点】湿停于肌表，兼夹风寒之邪：恶寒发热，身体烦疼，无汗不渴，苔白腻，脉浮紧。

1. 湿痹

病案　曹某，女，37 岁，2006 年 10 月初诊。

主诉：患者周身关节疼痛、身体困重 4 年。

病史：患者 4 年前无明显诱因出现周身关节疼痛，伴身体困重，遇冷或阴雨天加重，特来张琪教授门诊求治。

初诊　患者周身关节疼痛，身体困重，颜面浮肿，手肿胀，自述天热亦不出汗，恶寒，手足欠温，心烦，舌苔白。

辨证分析：此为湿邪阻滞肌表、气血运行迟滞所致。当治以发汗解表，散寒除湿。予以麻黄加术汤辅以行气活血之品。

方药：麻黄 15g　桂枝 15g　白术 30g　杏仁 15g　当归 20g　川芎 15g　甘草 15g。水煎，日 1 剂，分 2 次服。

二诊　服上方 20 剂，周身关节疼痛减轻，手足转温，手心微汗出，浮肿大减。继以前方加黄芪 20g。

方药：麻黄 15g　桂枝 15g　白术 30g　杏仁 15g　当归 20g　川芎 15g　黄芪 20g　甘草 15g。水煎，日 1 剂，分 2 次服。

三诊　连续服用上方 40 余剂，疼痛愈，身肿胀亦好转，诸症皆除从而治愈。

按语　痹证之以湿邪偏胜者名湿痹。因风寒湿之邪尤其水湿更盛，蕴于肌表经络致使气血阻塞，运行不利，故发生疼痛。且体表之阳虚，阳不能化湿故微肿、湿留肌肉而烦疼。此证发病急剧，症见周身烦疼，四肢面目轻微浮肿，肢体沉重，阴雨天寒尤甚，间或有小便欠利者。湿在肌表，当以汗解，以麻黄加术汤治疗此病，一方面祛除在表之风湿，另一方面益气扶正。麻黄、桂枝可通阳助阳，阳盛则能旺盛血脉运行，使肌表之气血比较充沛，既可抗邪，也可濡养温煦肌肉筋脉，以资邪去正复；重用白术健脾燥湿，白术配麻黄能尽去表里之湿，白术能培补正气，标本同治。诸药配合，扶正祛邪，达到治愈的目的。湿性黏滞，难以速去，此类痹症多病势缠绵。张琪教授在方中加入当归、川芎行气活血之品助血脉运行以除湿；二诊加黄芪益气固表祛湿。

2. 筋痹

病案　段某，女，51 岁，2013 年 11 月 13 日初诊。

主诉：颜面、四肢肿胀伴关节疼痛 10 余年。

病史：患者颜面、四肢肿胀伴关节疼痛 10 余年，久治不愈。慕名来张琪教授门诊求治。初见其颜面、四肢肿胀，关节疼痛、下肢麻木感，尿量少，畏寒恶风，以五苓散治疗后，身肿大减，尿量增多，仅余眼睑轻度浮肿，四肢关节症状仍在，又予以清热祛湿、祛风活血通络药物治疗，初服症状减轻，继服则无明显变化，复又来诊。

初诊　自觉关节有湿气，手指及膝关节疼痛，下楼时膝关节痛重，屈伸不利，左足胀，足趾痛，喜热恶寒，鼻干，后背或手遇凉则流涕、打喷嚏，大便每日 2 ~ 3 次、不成形，小便灼热，口干，舌质红、滑润。

辨证分析：此为风湿之邪侵犯关节筋膜，气血阻滞，发为痹证（筋痹）。应治以散寒祛风除湿，活血通络止痛。予麻黄加术汤化裁加活血通络药。

方药：麻黄 10g　桂枝 15g　苍术 15g　薏苡仁 20g　秦艽 15g　独活 15g　穿山龙 30g　地龙 30g　青风藤 30g　川芎 15g　白芷 15g　当归 20g　土鳖虫 10g　全蝎 10g　天花粉 15g　知母 15g

牛膝 15g　葛根 15g　土茯苓 30g　车前子 20g　泽泻 15g　甘草 15g。水煎，日 1 剂，分 2 次服。

二诊　2013 年 11 月 27 日。服上方 14 剂，手指及关节疼痛好转，上下楼自如，可盘腿下蹲，时有膝关节凉，鼻干好转，时有面肿胀，排尿欠畅，舌质红苔白。继续前方化裁。

方药：麻黄 10g　桂枝 15g　苍术 15g　薏苡仁 30g　桃仁 15g　全蝎 10g　地龙 15g　穿山龙 30g　青风藤 30g　川芎 15g　白芷 15g　僵蚕 15g　钩藤 15g　土鳖虫 10g　葛根 15g　当归 20g　白芍 20g　生地 15g　泽泻 20g　猪苓 15g　土茯苓 30g　甘草 15g。水煎，日 1 剂，分 2 次服。

按语　筋痹指筋膜受风寒湿邪所浸而致之痹证。《素问·长刺节论》："病在筋，筋挛节痛，不可以行，名曰筋痹。"临床表现为筋脉拘急，关节疼痛而难以伸张。因筋聚于关节，风寒湿邪气侵于筋所致。《内经》曰："风寒湿三气杂至，合而为痹。"本案综合脉证辨为风湿伤筋之筋痹。风邪袭表，肺卫不固，故症见恶寒，遇凉流涕、喷嚏；湿性重浊，湿滞经络，流注关节，故则关节疼痛、活动不利、痛处不移；湿流下焦，故见大便不成形。因之前使用温药化热伤阴，故口干。方用麻黄加术汤使湿邪从汗而解，行身里之湿；薏苡仁具有健脾祛湿除痹之功，治风湿身疼，合薏苡仁取麻杏甘石汤之意，祛在表之风湿；秦艽、独活、穿山龙等祛风除湿止痛；张琪教授善用虫类药治疗痹证，加地龙、土鳖虫、全虫通络止痛；葛根、川芎活血助祛风散寒通络；因小便灼热，故加土茯苓、车前子、泽泻清利湿热，天花粉、知母养阴清热，防热药伤阴；全方共奏散寒除湿、祛风活血、通络止痛之功。服后关节疼痛、不利明显好转。因湿犯肌表故面肿胀，湿性黏滞故小便不畅，酌加猪苓利湿通淋；加养血之白芍、生地，既防燥药伤阴，又能营筋缓急止痛。因湿性黏滞，故病情迁延，缠绵难愈，用药后风湿之邪逐渐消退，不可操之过急。此类疾病日久多致肝肾不足，根据张琪教授经验，当邪去大半时则需加补肝肾强筋健骨药。

3. 风水（慢性肾小球肾炎）

病案　宋某，女，40 岁，2007 年 3 月 21 日初诊。

病史：该患者 3 年前无明显诱因出现眼睑及双下肢浮肿，查尿常规示尿蛋白（2+）、红细胞 30 ~ 40 个/HP、潜血（3+），诊断为慢性肾小球肾炎，经治后尿蛋白转阴，下肢浮肿消除，但余少量尿红细胞及潜血持续不消，反复眼睑浮肿，长期服用补肾凉血止血中药，近日尿红细胞增多，故来张琪教授门诊求治。

初诊　眼睑浮肿、劳累或走路多则加重，恶风，腰痛，乏力，便秘、大便 2 ~ 3 日 1 行，咽痛，舌质红，苔薄白。尿常规示尿蛋白（−）、潜血（3+）、红细胞 20 个/HP。

辨证分析：上肿多风，此为风湿在表之风水。宜用汗法，风湿之邪得微汗而解。方予麻黄加术汤合麻杏薏甘汤加减化裁。

方药：麻黄 10g　杏仁 10g　苍术 15g　薏苡仁 20g　桔梗 15g　连翘 20g　熟地 25g　山萸 20g　山药 20g　茯苓 15g　丹皮 15g　泽泻 15g　冬瓜皮 20g　五加皮 15g　荆芥 10g　仙鹤草 30g　小蓟 30g　地榆 20g　藕节 15g　麻子仁 20g　郁李仁 20g　甘草 15g。水煎，日 1 剂，分 2 次服。

二诊　2007 年 4 月 4 日。服上方 14 剂，仅有晨起眼睑浮肿，咽痛愈，不恶风，身觉较前有力，腰不痛，大便日 1 次，便质正常，尿常规示尿蛋白（−）、潜血（2+）、红细胞 3 ~ 5 个/HP。继以前方化裁。

方药：麻黄 10g　杏仁 10g　苍术 15g　薏苡仁 20g　熟地 25g　山萸 20g　山药 20g　茯苓 15g　丹皮 15g　泽泻 15g　荆芥 10g　仙鹤草 30g　小蓟 30g　地榆 20g　藕节 15g　甘草 15g。水煎，日 1 剂，分 2 次服。

三诊　2007 年 4 月 18 日。服上方 14 剂，患者晨起亦无眼睑浮肿，力复，复查尿常规示尿蛋白（−）、潜血（1+）、红细胞 1 ~ 3 个/HP。

按语　本案患者发病时表现为下肢浮肿和蛋白尿、血尿，经治后下肢浮肿消除，但眼睑浮肿反复不消，此种情况常见于慢性肾小球肾炎恢复期，因湿性黏滞不易速去，湿邪留恋泛于肌表，故水肿时消时作，同时湿邪滞于下焦，尿中蛋白及红细胞亦难以完全消除。风水为水肿病的一种，《内经》云："上肿曰风，足胫肿曰水。故风水之证，面与胫足同肿也。"风水之浮肿好发于眼睑、头面，伴有恶风、发热等表证。本案以眼睑浮肿为主证，伴有恶风，故辨证属"风水"范畴，其病机为风湿在表、湿邪化热伤阴。因病久伤肾，肾精不足，腰府失养，故见腰痛、乏力；湿邪化热伤阴，故见咽痛、便秘；热邪灼伤经络，故尿血。治当发汗解表、祛风除湿，兼清热凉血止血。方用麻黄加术汤合麻杏苡甘汤加补肾养阴、清热凉血止血药，麻黄加术汤与麻杏苡甘汤均为《金匮要略》中治疗湿邪在表的方剂，两者合用发汗解肌、祛风除湿。方中用苍术易白术，祛风湿、发汗解表之力更强；薏苡仁健脾清热利湿；冬瓜皮、五加皮善行在表之水，为张琪教授治疗眼睑浮肿的常用药；加荆芥取风能胜湿之意；加麻子仁、郁李仁润肠通便；加六味地黄汤补肾养阴；加仙鹤草、小蓟、地榆、藕节凉血止血。用后眼睑浮肿大减，便通，尿红细胞亦随之减少，故继以前方去二皮、二仁调治而愈。

射干麻黄汤

【出处】《金匮要略·肺痿肺痈咳嗽上气病脉证治第七》："咳而上气，喉中水鸡声，射干麻黄汤主之。"（六）

【组成】射干十三枚，麻黄四两，生姜四两，细辛、紫菀、款冬花各三两，五味子半升，大枣七枚，半夏（大者洗）八枚。

【功效】宣肺祛痰，下气止咳。

【方义】方中麻黄宣肺散寒，射干开结消痰，并为君药；生姜散寒行水，半夏降逆化饮，共为臣药；紫菀、款冬花温润除痰、下气止咳，五味子收敛耗散之肺气，均为佐药；大枣益脾养胃，为使药。诸药相配，共奏宣肺散寒、化饮止咳之功。

【原治】哮喘病。

【辨证要点】寒饮郁肺证：痰多清稀、咳重、胸闷、不渴；喉中有水鸡声，不得卧，卧则喘甚；舌苔白腻或滑，脉或弦或滑或濡。

1. 肾咳（支气管哮喘）

病案1　梁某，男，28岁，1992年11月初诊。

病史：既往支气管哮喘3年余，入冬必发气喘，胸闷气憋，久服化痰止咳平喘药无显效，慕名来张琪教授门诊求治。

初诊　入冬必发气喘，胸闷气憋，痰声漉漉，腰酸，体瘠瘦，小便清长，咳剧则遗尿，舌滑润，脉沉弱。

辨证分析：此为下虚上实之候。治以下则补肾纳气、上则温化寒饮，肺肾合治。予射干麻黄汤与八味肾气丸加减。

方药：麻黄10g　射干15g　紫菀15g　款冬花15g　半夏15g　细辛5g　熟地20g　山茱萸15g　山药10g　茯苓20g　丹皮10g　泽泻15g　制附子10g　肉桂10g　五味子10g　桑螵蛸15g　益智仁15g。水煎，日1剂，分2次服。

二诊　服上方10余剂，痰鸣音减少，气喘减轻，小便清长转好。继以上方调治，加川贝10g。

方药：麻黄10g　射干15g　紫菀15g　款冬花15g　川贝10g　半夏15g　细辛5g　熟地20g

山茱萸 15g　　山药 10g　　茯苓 20g　　丹皮 10g　　泽泻 15g　　制附子 10g　　肉桂 10g　　五味子 10g　　桑螵蛸 15g　　益智仁 15g。水煎，日 1 剂，分 2 次服。

三诊　连续服药 70 剂，体力增强，哮喘缓解。

随访：1993 年与 1994 年冬季哮喘均未发作，体重增加 5kg，巩固远期疗效。

病案 2　王某，男，11 岁，1994 年 10 月初诊。

病史：既往支气管哮喘病史，稍遇风寒或烟气即发作，发作时喘息不得卧，发作重时用氨茶碱类可暂缓解，其后又复发作，而且发作次数逐渐频繁，长期用药不能根除，慕名求治于张琪教授。

初诊　喘促气短，遇风寒或烟气即发，发作时喘息不得卧，伴有咳嗽、咳痰，舌苔白，尺脉沉弱。

辨证分析：此为肾虚不纳、无力抵御外邪、肺有寒饮一证。治以补肾温肺化饮。予射干麻黄汤温化寒饮，都气丸补肾纳气归原，二方化裁。

方药：麻黄 7g　　射干 10g　　紫菀 15g　　款冬花 15g　　川贝 15g　　半夏 10g　　苏子 10g　　桑皮 10g　　熟地 20g　　山茱萸 15g　　山药 10g　　茯苓 15g　　丹皮 10g　　泽泻 10g　　枸杞子 15g　　女贞子 15g　　五味子 10g。水煎，日 1 剂，分 2 次服。

二诊　连续复诊 4 次，服药 20 余剂，哮喘已控制，自觉全身有力，听诊哮鸣音消失，遂上学，随诊半年未复发。

按语　以上两则病案均为支气管哮喘，均长期用中西医止咳平喘药而不能根除。盖之前皆从肺治，虽症状一时缓解，但难以根治，殊不知此为治标不治本之法。《类证治裁》："肺为气之主，肾为气之根。肺主出气，肾主纳气。"肾为一身之气的根本，具有摄纳呼吸之气，保持呼吸深度，防止呼吸表浅的作用。由于肾藏精，为"封藏之本"，而足少阴肾经"其直者，从肾上贯肝膈，入肺中"、"肾上连肺"，故肾的封藏作用能纳气由肺吸入的自然界之清气，以使呼吸调匀，深长有力。《医碥》云："气根于肾，亦归于肾。故曰肾纳气，其息深深。"肺居上焦而司呼吸，肾位下焦而主纳气，肺肾相合，吸纳相因，则呼吸深长、节律调匀。若久咳、久喘迁延不愈，由肺及肾，则肺肾俱虚。或劳欲伤肾，精气内夺，根本不固，皆使气失摄纳，出多入少，逆气上奔而发喘。此类咳喘，临床上常见于慢性支气管炎、喘息性气管炎、哮喘日久不愈者，祖国医学称之为"肾咳"，张琪教授治疗时多肺肾合治，采取补肾纳气平喘之法，屡有良效。以上两则病案肺肾合治，用射干麻黄汤加补肾纳气药而愈。病案 1 咳剧则遗尿，此为肾精不足失于固涩，伴见小便清长，舌滑润，为肾阳不足之证，故予八味肾气丸化裁加温肾缩尿药；病案 2 发作时喘息不得卧，故加桑白皮泻肺平喘，配伍于大队温药中取其化痰平喘之功，而无助寒之弊。此类患者亦多体质消瘦，此因肾精亏虚加之吸入清气不足、水谷精微化生乏源，往往在补肾喘止后体重亦随之增长、体力恢复。

2. 喘证（过敏性哮喘）

病案　王某，男，9 岁，于 1994 年 8 月 4 日初诊。

病史：该患者于 5 年前诊断为过敏性哮喘，遇冷即作，反复发作，发作时喘息抬肩，三凹征明显，静脉滴注抗生素配合地塞米松有所缓解，但停药一段时间又复发。近半年来发作频繁，每个月发作 1 次，已影响正常生长发育，慕名求治于张琪教授。

初诊　患儿形体瘦小，面色晦暗无泽，自觉胸闷，气短、咳嗽，喉中痰鸣，偶尔咯出少量白痰，质地黏稠，腰凉尿频，畏寒肢冷，时值盛夏季节，却必穿毛衣毛裤，舌质紫暗苔白厚而滑润，脉沉而无力。听诊：双肺有广泛干湿啰音，哮鸣音。

辨证分析：此为肺肾阳虚，肺阳虚则寒饮不化，肾阳虚则畏寒明显。治以温肺补肾，温化肺中寒饮，温补肾中元阳。方用射干麻黄汤。

方药：射干 10g　麻黄 10g　紫菀 15g　款冬花 15g　半夏 15g　细辛 5g　干姜 7g　五味子 10g　枸杞 15g　熟地 20g　山萸肉 15g　肉苁蓉 15g　川贝 15g　麦冬 15g　甘草 15g。水煎，日 1 剂，分 2 次服。

二诊　1994 年 8 月 25 日。服上方 20 剂，畏寒明显好转，可脱去毛衣毛裤，体力明显增加，胸闷、气短、喉中痰鸣明显减轻，唯食纳欠佳。于前方中加入焦白术 20g、焦三仙各 15g、鸡内金 15g。

方药：射干 10g　麻黄 10g　紫菀 15g　款冬花 15g　半夏 15g　细辛 5g　干姜 7g　五味子 10g　枸杞 15g　熟地 20g　山萸肉 15g　肉苁蓉 15g　川贝 15g　麦冬 15g　焦白术 20g　焦三仙各 15g　鸡内金 15g　甘草 15g。水煎，日 1 剂，分 2 次服。

三诊　患儿先后服药近百剂，诸症消失，体力增加，双肺听诊未闻及异常，遇冷哮喘基本不发作，服药期间，生长迅速，身高增加 10cm，体重增加 5kg。此为沉疴痼疾，故将上方配为丸药，嘱其常服，以巩固疗效。

随访：3 年，未闻复发。

按语　本案西医诊断为过敏性哮喘，但按中医辨证，其咳嗽、胸闷、气短、喉中痰鸣正符合《金匮要略》之"咳而上气，喉中有水鸣声，射干麻黄汤主之"。形寒肢冷，脉沉而无力，尿频，腰凉，其他症状均为肾阳虚失于温煦之象。故治以射干麻黄汤加补肾助阳之品，收效满意。小儿为"纯阳"之体，所谓"纯阳"是说小儿阳气活泼，旺达，活力充沛，生长发育迅速，小儿在阴充阳长过程中，阳占优势，故儿科病多易阳化、热化。现实生活中，独生子女往往过食肥甘厚味，极易导致胃热动火生痰，反复咳嗽、肺感染，迁延不愈，或治疗不彻底，久而久之则发为哮喘。这类哮喘初期大多表现为实证，症见舌红苔黄、大便秘结、心胸灼热、脉数等，这时必须清胃以治本，治以泻热和胃、消食化痰。若哮喘日久，久咳久喘，既伤肺气，又影响脾肾，使脾虚生痰，肾不纳气，则由实转虚，虚实错杂。这时要注意观察肾虚情况，儿科五脏发育有"三不足，两有余"之特点，肝常有余，心常有余，肺常不足，脾常不足，肾常虚。五脏之中肾发育速度最慢，成熟最晚，"八岁以前，真水未旺"肾藏精，是维持人体生长发育，温养脏腑的物质基础，哮喘日久，伤及于肾，"五脏之真，惟肾为根"，"五脏伤，穷必及肾"，则势必影响儿童正常生长发育，肾阳虚不能正常助胃腐熟水谷，助脾化气行水，则更进一步加重哮喘，形成恶性循环，造成哮喘多年不愈，反复发作。患儿发育迟缓，这时要注意温补肾阳，同时健脾开胃，增进饮食，补后天以治本。